疫警時空

那些糾纏名人的傳染病

譚健鍬 著

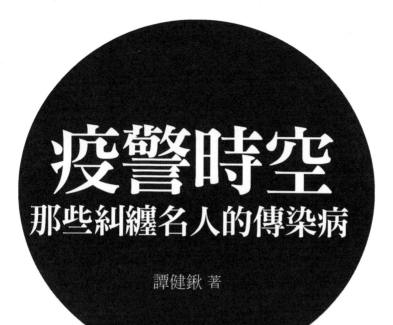

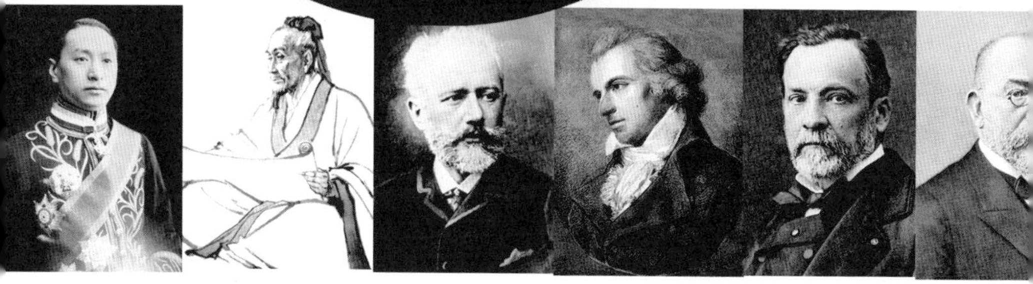

臺灣商務印書館

萬卷書籍，有益人生

——「新萬有文庫」彙編緣起

台灣商務印書館從二〇〇六年一月起，增加「新萬有文庫」叢書，學哲總策劃，期望經由出版萬卷有益的書籍，來豐富閱讀的人生。

「新萬有文庫」包羅萬象，舉凡文學、國學、經典、歷史、地理、藝術、科技等社會學科與自然學科的研究、譯介，都是叢書蒐羅的對象。作者群也開放給各界學有專長的人士來參與，讓喜歡充實智識、願意享受閱讀樂趣的讀者，有盡量發揮的空間。

家父王雲五先生在上海主持商務印書館編譯所時，曾經規劃出版「萬有文庫」，列入「萬有文庫」出版的圖書數以萬計，至今仍有一些圖書館蒐藏運用。「新萬有文庫」也將秉承「萬有文庫」的精神，將各類好書編入「新萬有文庫」，讓讀者開卷有益，讀來有收穫。

「新萬有文庫」出版以來，已經獲得作者、讀者的支持，我們決定更加努力，讓傳統與現代並翼而翔，讓讀者、作者、與商務印書館共臻圓滿成功。

台灣商務印書館董事長 王學哲

自序

在一個被瘟疫包圍的星球上，人活著，容易嗎？

答案必定是多種多樣。很多人，每天在上下班的路上汗流浹背地奔波，在顧客挑剔的眼光中陪著曲意逢迎的笑容，勉強拿一份口糧養家餬口。也有不少人，白天開著寶馬車在開闊的車道上絕塵而去，晚上泡在燈紅酒綠之中，數著天上有多少顆星星，數著酒杯中還剩多少醉人的陳年老釀。更有一些人，事業有成，卻突遭飛來橫禍，倒在病榻上，一蹶不振，一睡不起。

生命對每個人都只有一次機會，真是吝嗇，也真是無情。而人的一生則充滿著無數的機會和陷阱，這其中，傳染病正是在人們毫無察覺的時候，悄悄把許多人的命運鎖定。因為，人畢竟是大自然的滄海一粟。

這三個月，我每天比同事們早四十五分鐘到達醫院，為的就是盡早瞭解呼吸科病患的病情變化和新入院者的第一手資料。對著電腦平臺，我不知不覺地打量著那一個個熟悉而陌生的名字，病患的名字，還有那些疾病的名字。他們在互相抗衡，我們醫者，則力所能及地站在人類的一方。這些被細菌和病毒折磨得苦不堪言的人，大多都存在肺部的感染，他們有的風燭殘年，有的風華正茂，他們有的已經在棺材的邊上歇息，有的卻還在事業的加速道上飛馳。

我常常站在那幢很高的樓上遠眺、俯視著海空一色、水天環抱的小城，從不感到一絲的平靜。從日出到日落，從孤月繁星，到旭濤紫霞，生活的壓力，生命的重負，竟然是那樣的沉甸甸，以至於無法體會到收穫的滋味，甚至一絲清新暢快的空氣帶來的短暫愉悅。

這是一個什麼世界？人類可能在突如其來的恐怖天災面前，就像被一記重拳用力擊中頭部，眼花繚亂，鮮血淋漓，身體搖搖晃晃，滿腦子天旋地轉，遂慢慢倒下，好像自己已經靈魂出竅。我可能總是看到汙穢，看到危險，看到黑暗，因為這個世界上不但只有可惡的病菌和病毒，在大自然的驅使下，偷偷向我們人類發起一輪又一輪的進攻，更可怕的是，人類自身的缺陷和醜惡，也在不自覺地與陰險、愚昧沆瀣一氣，甚至互相發酵，於是，在一處處的黑暗角落裡，惡毒自私的詭計、懦弱無能的意念、夜郎自大的慾望……都在醞釀。

災禍和不幸，病原微生物固然難辭其咎。但是，總有那麼一些人，因為缺乏智慧、理性和良心，把這些災難無限制地擴大化，直到把自己也徹底毀滅，害人害己。

二〇一三年春天，中國大陸爆發了新型禽流感。許多人紛紛把目光集中在新病毒的變異上，卻不去想想這些變異可能幾千年、幾萬年都在重複，這只是大自然自古原有的規律。有識之士，應該把更多的目光放在人類與環境的關係上，看看人們的養殖行為，看看人們的貪欲不斂，看看人們永不填飽的私囊。這個地球上，科學不是神話，科學家和醫生，畢竟是少數，也沒有必要讓所有人都成為科學家和醫生。

傳染病如果是紅顏禍水的話，人類就是這禍水背後的昏君，荒淫無道，窮奢極欲，殘暴不仁。

因為人性的弱點已經習慣於推諉，習慣於把災難的信號無窮放大。

瘟疫，是在執行人類的罪與罰。

前車之鑑，是人類最好的自省材料。

那些花樣年華是怎樣地傷感消逝？那些壯志雄心是怎樣地灰飛煙滅？那些本該繼續精彩的人生是如何地黯然落幕？那些本來殘缺無助的軀體是如何地絕地反擊？

誠然，這裡面，不全是黑暗，光明也不時照耀你我的心。

只有讓歷史告訴未來。

我是一名醫師，把傳染病魔細細地解剖是我的天職。但，我不想讓自己只是一名醫師，因為醫師的視角畢竟太狹窄。扁鵲的神技，的確可以醫治一個時代的病患，但司馬遷的神筆，卻可以影響我們民族在西元前二百年之後的全部歷史和思想。

就在這個令人悶悶不樂的夏天，我把自己封鎖起來，就是為了讓一縷光芒，一束「正能量」，從瘟疫歷史的暗處，劃破沉夜，堂堂正正地發出，傳達給每一個需要幫助的人，每一個需要打救的靈魂。孤寂而無人理解，不是痛苦，而是快樂，從兩千多年前那位飽受凌辱和迫害的史學家那裡，體會災難的地獄磨練，獲得靈感和生命的感動，尋求前行的動力支持，這於我，簡直就是其樂無窮。

名人、瘟疫、歷史，交織在一起，有巔峰墜落，有披荊斬棘，有功成名就，也有遺憾終身；有帝王，有醫家，有文人，也有政客；有戰爭瘟疫，有黑色瘟疫，有白色瘟疫，也有美色瘟疫。

可謂五味雜陳，權當我是胡說八道，但我相信胡說八道也總能擠出一點營養，總比紙醉金迷、醉生夢死的糊塗日子孵化出來的腐臭，強一些、好一些。

苦澀而欣慰之餘，耳邊時時響起日本詞人阿木燿子為《假面黑騎士》作的主題歌詞：

你是不是看到了真愛　紅顏燒殆著
黑暗的底層　有人策畫著什麼
……
夢中看到的　是我的幻覺
喜歡活著的感覺　天空間漂浮湛藍的世界
為了這個星球　超越時空　翱翔天空
為了明日　灑下熱淚
……

是為序。

譚健鍬　二〇一三年七月二十六日夜

目錄

引言
大流感，小生命

西元一九一八至一九一九年，注定是極其不平凡的一年。

巴黎，注定是一個瀰漫著狂喜、憤懣、壓抑和抗爭的城市。第一次世界大戰，像一臺恐怖絞肉機，史無前例地把無數人的生命化作成河的血流。一九一八年十一月，戰爭終結，勝者為王，敗者為寇。

次年一月，那些所謂的戰勝國代表雲集香榭麗舍，一邊爾虞我詐地謀畫著瓜分戰敗國的財產，一邊雄心勃勃地規畫著戰後的勢力劃分和秩序制定。中國，幸運地站在戰時的協約國一方，成為了巴黎和會的戰勝國之一；然而，非常不幸地，中國是以一個積貧積弱的「東亞病夫」形象，站在趾高氣揚的列強中間，成為了大國博弈的犧牲品。

中國代表團的全權代表之一，顧維鈞博士，代表中國慷慨陳詞，提出戰敗國——德國歸還山東問題，演講取得巨大成功。然而，早在中國參戰之前，英法就已私下與日本達成協定，將德國在山東的特權交給日本，雖然此後顧維鈞多次義正詞嚴地據理力爭，但列強依舊視若無睹、我行我素。六月中旬，外交總長陸徵祥以生病為由請辭並躲進了醫院。顧維鈞臨危受命，挺身而出，成為代表團的實際負責人。六月二十八日，中國代表團毅然拒簽合約。面對列強，顧維鈞以出色的外交能力和昂揚的愛國情懷，勇敢說「不」，贏得了世人的敬仰，書寫了「弱國也有外交」的神話。

但是，有誰知道，顧維鈞當時正處在傷心欲絕之中，臨去巴黎前還一度遞交了辭呈。正是憑藉著一腔愛國熱忱，他才擦乾眼淚，銘記著四億中國人的囑託，肩負起維護國家尊嚴的重任。到底是什麼導致了意氣風發的顧維鈞如此痛不欲生呢？

一、流感一九一八

顧維鈞，生於一八八八年，一九一二年在哥倫比亞大學獲得法學博士學位，回國任袁世凱的英文祕書兼外交祕書。一九一四年他與唐紹儀之女唐寶玥結婚。唐家顯赫，唐紹儀為清朝郵傳部尚書、民國第一任國務總理。唐寶玥受過良好的西方教育，端莊大方，性情溫柔。兩人可謂郎才女貌，實乃天作之合。

一九一五年，二十七歲的顧維鈞奉命出任駐美公使，賢內助唐寶玥同往。他們育有一子一女，生活幸福美滿。然而天有不測之風雲，一九一八年十月的一天，產後不久的唐寶玥外出歸來，竟染上當時橫掃美國的大流感，幾日後便撒手人寰。顧維鈞心如刀割，他厚殮愛妻，將她的遺體置於玻璃棺中，運回國內，停放於老家嘉定的顧氏宗祠內。

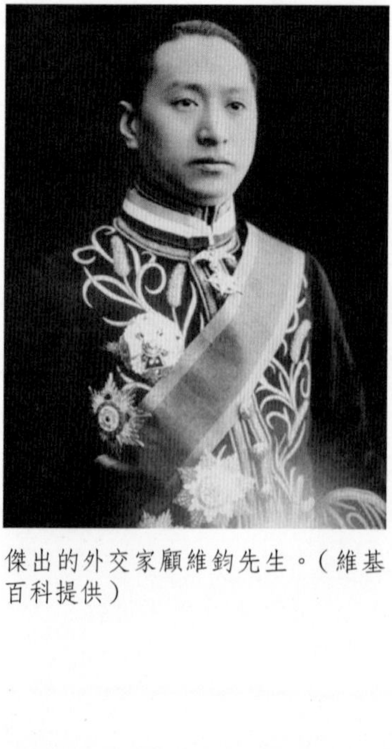

傑出的外交家顧維鈞先生。（維基百科提供）

天妒良緣！愛妻之死，對顧維鈞而言猶如晴天霹靂。為此，他曾萬念俱灰……

當年唐寶玥所罹患的大流感，就是令人聞虎色變的「西班牙流感」，是一九一八年至一九一九年席捲全球的、人類歷史上最致命的傳染病。世界十七億人中約十億受感染，約兩千至五千萬人死亡！而一戰中的死亡人數也不過一千萬左右。一九一八年秋季爆發的正是死亡率最高的一波。僅十月份就有二十萬美國人死去。是年，美國人平均壽命驟減十二年。這場流感也是第一次世界大戰提前結束的原因之一。無論它的確切死亡數字是多少，有一點是毋庸置疑的：這場瘟疫在這麼短的時間裡殺死的人數，超過了人類歷史上任何一種疾病。

今天，一九一八年在人們的記憶中是模糊的。那年頭，一戰造成了生靈塗炭，人們流離失所。在經歷了四年之久的慘烈自相殘殺後，人們盼望著和平寧靜的生活。然而就在此刻，一場更大規模的災難使得一戰的死亡幽靈相形見絀。

「西班牙流感」，也被稱作「西班牙女士」（Spanish Lady），不過它卻名不符實。首先，它並不源於西

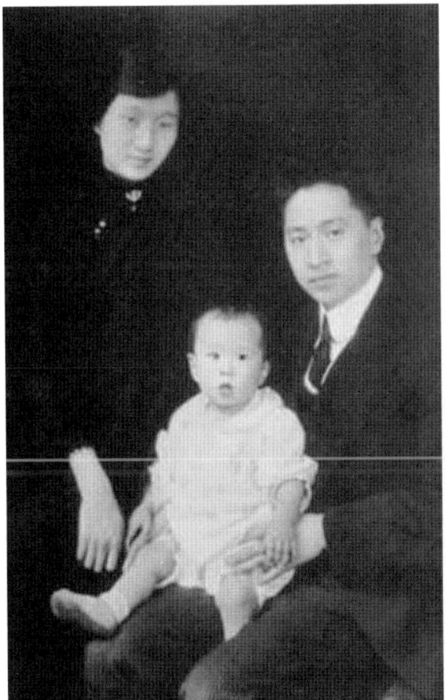

曾經幸福美滿的顧維鈞一家。（維基百科提供）

班牙。其次，這場流感絕對沒有它的名稱那樣溫柔。

現有的醫學資料證明，「西班牙流感」最早出現在美國堪薩斯州的 Funston 軍營。一九一八年三月十一日午餐前，這個軍營的一位士兵感到發燒、喉嚨疼和頭痛，就去部隊的醫院看病，醫生認為他患了普通的感冒。然而，接下來的情況出人意料：到了中午，一百多名士兵都出現了相似的症狀。幾天之後，這個軍營裡已經有了五百名以上這樣的「感冒」病人。

之後幾個月裡，美國各地都出現了這種「感冒」的蹤影。在一場世界大戰尚未結束時，軍方很少有人注意到這次流感的爆發——儘管它幾乎傳遍了整個美國的軍營。流感肆虐的方便之門，就這樣不知不覺地被打開了。更沒有人意識到，在這寒意逼人的日子裡，一場最可怕的瘟疫悄然降臨世間。

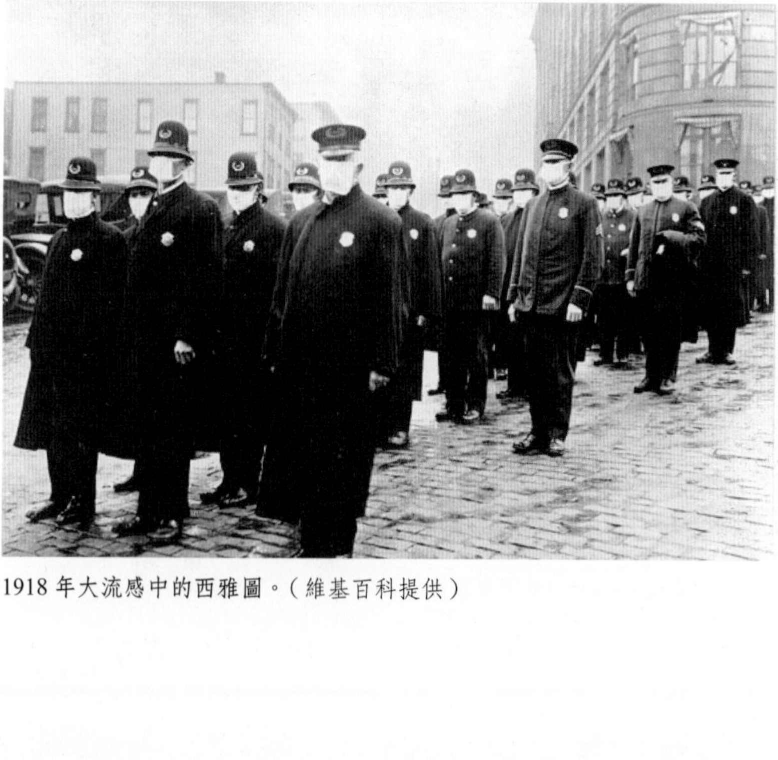

1918 年大流感中的西雅圖。（維基百科提供）

隨著美軍加入歐洲戰場，如影隨形的流感也迅速登陸。不久，流感傳到了西班牙，總共造成約八百萬西班牙人患病，這次流感也就得名「西班牙流感」。九月，流感出現在美國波士頓，這是「西班牙流感」最嚴重階段的開始。十月，美國國內流感的死亡率竟達到了創紀錄的五%。戰爭中軍隊大規模的調動為流感的傳播火上澆油。當時有人懷疑這場疾病是德國人策畫的細菌戰。

這次流感呈現出了一個相當奇怪的特徵。以往的流感總是容易殺死年老體衰的人和兒童，死亡曲線為「U」形，而這次的死亡曲線卻呈現出一種詭異的「W」型——二十歲到四十歲的青壯年人成為了死神追逐的主要目標。

在那些恐怖的日子裡，幾乎誰也難以倖免。美國死亡人數約五十萬，僅十月十日費城就有七百五十九人死於流感。無人認領的屍首散布數日，馬車穿行在街上，呼喚活著的人走出家門，帶走親人的遺體。在西班牙，包括國王阿方索十三世在內，馬德里三分之一的市民都受到感染。英格蘭和威爾斯死亡人數達二十萬。英國國王喬治五世也因此臥病在床。皇家艦隊三週無法入海，嚴重影響作戰計畫。傳奇五星上將道格拉斯・麥克阿瑟（Douglas MacArthur），當時的美軍旅長，也被流感折磨得奄奄一息，只好讓四名傳令兵用擔架抬著他指揮戰鬥。加拿大渥太華有軌電車沒有乘客；學校、歌舞廳、電影院毫無燈光；游泳池和保齡球館空無一人。南非一個小鎮由於缺乏棺木，屍體被裹著毛毯草草下葬，白天滿街出殯，夜晚救護車穿梭。阿拉斯加的原住民部落出現了整村整村的集體死亡。在大洋彼岸的中國，疫情也廣泛蔓延，從南到北，由西向東，商店關門，學校停課，人心惶惶。大流感甚至入侵了寶島臺灣，造成約四萬餘人的死亡。

倖存者回憶，美國費城醫院的院子裡擺滿了一排又一排的病人，他們身子蜷成一團，痛苦地躺著。無論多厚的毛毯都無法讓他們感到暖和。很多人渾身是血，可怕而奇特。這些血不是外傷所致，大部分是鼻血。有些人還咳血，另一些人是耳朵出血。有的人咳嗽異常劇烈，死後屍體解剖顯示，劇咳甚至導致他們的腹肌和肋軟骨撕裂。很多人受發燒折磨而亂語，幾乎所有尚能交流的人都抱怨說頭痛欲裂，就像有人在他們眼睛後方拚命將一根楔子敲進腦袋似的。他們還覺得全身劇痛無比，似乎連骨頭都快要痛斷了。

死神步步逼近，病患們瘋狂地喘息，只為苟延殘喘，嘴裡吐出血色的液沫。他們最後死於窒息。醫生解剖屍體時發現，本該鮮嫩的肺臟如同肝臟切面一般，又暗紅又腫脹，還充滿了紅色的渾濁液體。一些人皮膚顏色出現異常，有些唇邊或指尖發青，還有少數人渾身發黑，以至於根本無法分辨出他到底是白人還是黑人。他們看上去幾乎就是黑色的。

一名護士日後被噩夢苦苦糾纏，她記得「停屍房內的屍體像薪柴垛一樣從地板一直堆放到天花板」。

大流感更讓一戰中你死我活的交戰雙方沒法繼續打下去，士兵們的槍械已經成了拐杖。德國在協約國和流感的雙重夾擊下，筋疲力竭，只好舉手投降。

在全球肆虐了十八個月之後，大流感悄然隱退。許多國家，屍體早已堆積如山，無數人家破人亡、妻離子散。然而病魔不曾死亡，它只是潛入地下，就像殘留在樹根處燃燒的林火，慢慢變化，伺機死灰復燃、捲土重來。而這病魔也並非首次大開殺戒，它換掉的也許只是盔甲和兵刃。

二、大魔頭的前世今生

流感，全稱是流行性感冒。也許有人覺得，不就是區區一個「感冒」嗎？有何能耐？有什麼值得大驚小怪的？誰沒有感冒過呢？但是，正是這不起眼的小毛病，卻釀成了人類歷史上最慘重的災難。其實，人的一生可能患過很多次普通感冒，俗稱「傷風」。它多由鼻病毒引起，出現打噴嚏、鼻塞、流鼻涕等症狀，大約七天痊癒，極少引起流行。流感與普通感冒是完全不同的，它由流感病毒引起，是較嚴重的急性呼吸道傳染病；潛伏期短，傳染性強，傳播迅速。一般突然發病，出現全身明顯不適，合併高燒（多攝氏三十九度以上）、畏寒、頭痛、乏力、肌肉酸痛、咽喉痛、乾咳等，體弱者會發生併發症（如肺炎）而死亡。一旦爆發，往往一大片人都會倒下。

流感是一種古老的疾病。翻開人類傳染病流行史，早在西元前四世紀就有類似流行性感冒發生的記載，這出現在古希臘時代「醫學之父」希波克拉底斯（Hippocrates）的著作中。一六五八年，義大利威尼斯城的一次流感大流行便使六萬人死亡。驚恐的人們認為這是上帝的懲罰，是行星帶來的厄運所致，所以將這種病命名「influenza」，意即「魔鬼」。今天，雖然科學已經證明流感病毒是罪魁禍首，但這個名稱一直沿用至今。

由於流感症狀和白喉、肺炎、傷寒、登革熱以及斑疹傷寒等其他流行病較為相似，當時的醫學技術還不足以將這些流行病一一鑑別開來，因此，十九世紀以前關於流感的記錄都不夠確切和詳盡。但是，流感病毒和其他病毒、細菌一樣，在自然界早已存在，它的逞兇發難肯定是人類誕生以來長期揮之不去的夢魘。

經過多年的潛心研究，科學家初步揭開了「西班牙流感」神祕的面紗。二〇〇五年，美國公布的報告說，一九一八至一九一九年肆虐全球的兇手正是A型H1N1型流感病毒，其本身就是一種傳染給人的禽流感病毒，該病毒亞型與近年在亞太地區流行的禽流感H5N1病毒擁有同樣的基因變異。

二十世紀，繼「西班牙流感」之後，先後由H2N2亞型病毒導演了一九五七年「亞洲流感」（最初發現於中國貴州南部，全球至少一百萬人在此次大流行中喪生），由H3N2亞型病毒導演了一九六八年「香港流感」（全球約七十五萬人喪生），由變異的H1N1亞型病毒導演了「俄羅斯流感」，三次表演均稱得上世界級。而級別低一點的表演，在世界範圍內幾乎每隔幾年就上演一次。一九九七年，香港爆發家禽H5N1禽流感的同時，有十八個人感染了這種H5N1禽流感病毒，六人死亡。禽流感病毒竟然跨過了種屬屏障，感染了人類，這個事件震驚了世界！

二〇〇三年末，高致病性H5N1禽流感席捲整個亞洲和部分歐洲國家。儘管採取許多積極的措施，但H5N1禽流感病毒已在亞洲頑固地生存下來，禽傳人導致發病的個案不斷出現。雖然迄今尚無確鑿證據證明H5N1禽流感病毒可以發生直接人傳人，但已經出現受感染者傳染給接觸者的跡象與可能，新流感大流行的腳步正步步逼近。

二〇〇九年三月，一種新A型H1N1流感病毒向人類發起突襲。在兩個月左右的時間裡，這個一度被稱為「豬流感」的惡魔入侵了七十四個國家。同年六月十一日，世界衛生組織（WHO）四十一年來首次宣布將流感大流行的警戒級別升至最高級別——第六級，這意味著繼二十世紀的三次流感大流行之後，二十一世紀的首次「流感大流行」爆發了。截至二〇一〇年八月一日，在全球二百一十四個國家和地區出現了至少一萬八千四百四十九例死亡病例。金融危機尚未遠走，大流感又來騷擾。A型H1N1這類變異流感病毒，讓人們心驚肉跳。

每次流感的大流行都給人類生命財產和經濟發展帶來災難性打擊，中國是流感的多發地，每年的流感發病數估計可達上千萬人，幾次大流行的病毒毒株均首發於中國。一九八八年以來，WHO每年公布的流感疫苗病毒株約一半來自中國。中國已成為世界流感監測的前哨。

一波未平一波又起。

二〇一三年三月三十一日，春節的鞭炮聲剛剛散去，中國對外通報：上海市和安徽省發現三例人類感染H7N9禽流感病例。上海市發現的兩名病例，一名為八十七歲男性，二月十九日發病，三月四日死亡；另一名為二十七歲男性，二月二十七日發病，三月十日死亡。安徽省發現的病例為一名三十五歲女性，三月十五日發病，病情危重。三病例的臨床表現均為早期出現發熱、咳嗽等呼吸道感染症狀，進而發展為嚴重肺炎和呼吸困難。三月二十九日下午，中國疾病預防控制中心從相關病例的標本中分離到H7N9禽流感病毒。三月三十日，三名患者被確診為人感染H7N9禽流感病例！

幾天後，上海十多萬隻羽禽被連夜撲殺，標誌性的白鴿已不見蹤影，而H7N9的底細在當時依然是一個謎。華東的病例逐漸增多，甚至連臺灣都出現了個案；在遙遠的廣東，人們在雞身上檢測出疑似的H7N9！世界又一次緊張得屏住了呼吸。潘朵拉盒子即將被打開了嗎？世界級的流感大流行即將把人類推向萬劫不復的深淵嗎？

真是一個多事之秋！當人們還沒來得及細細回想十年前與ＳＡＲＳ的抗爭時，一場新的禽流感疫情，像一隻兇惡而貪婪的餓鬼，已經站在人們的家門口。當年窮兇極惡的ＳＡＲＳ在大流感面前，簡直連「小巫見大巫」的資格都談不上。

流感病毒到底藏著什麼祕密武器，讓它如此的頑劣、狡詐而兇悍？什麼是禽流感？什麼是豬流感？有沒有Ｂ型和Ｃ型？為什麼有那麼多Ｈ和Ｎ的奇怪組合？這代表著什麼？我們有何高招可以避免束手待斃？這，正是本書需要一一解答的問題。

歷史告訴我們：傳染病的危害絕不亞於戰爭，至今，傳染病仍是造成全世界未成年人死亡的首位病因。雖然大部分致病菌在十九世紀的後三十年被發現，人類在二十世紀三〇年代發明了磺胺類藥物，四〇年代把青黴素應用於臨床，以後不斷研製出新的抗生素，但八〇年代以後，抗藥的細菌也隨之增多。在二十一世紀的今天，像流感這樣道高一尺、魔高一丈的傳染病慣犯，現代醫學仍沒有找到可以把它一網打盡的特效藥。

在分享流行病的相關知識前，我們有沒有想過，為什麼人類已經消滅了天花，降伏了小兒麻痺症，遏制了結核，卻依舊對流感如此疲於奔命呢？為什麼人類總是和這些病毒、細菌糾纏不清呢？為什麼我們的流行病譜裡，不速之客越來越多呢？

三、流行病，上帝之鞭

無論是初出茅廬的ＡＩＤＳ和ＳＡＲＳ，還是倚老賣老、花樣百出的流感，它們幾乎都是原來只在動物間感染或傳播的疾病，現在為什麼卻改頭換面、粉墨登場，開始向人類發起挑戰呢？其實，這種狀況和我們的地球生態環境變化有著千絲萬縷的聯繫。

目前人類罹患的傳染病，主要有這兩種情況：一是原來就存在於動物或環境中的病原體（病毒或細菌等微生物），由於人類活動的廣度和深度大大超越以往，破壞和接觸自然界和生物的機會大大增多，因此感染了人類；二是病原體在與人體的免疫系統和藥劑的長期鬥爭中吃一塹長一智，適者生存，自身發生了變異和進化，引起新的疾病。

自然界和野生動物本身就是龐大的病毒庫、細菌庫，但是病原體進入動物體內，可以和平共處，未必蛻變為病魔，而人類過度獵食或親近野生動物，無限制地闖進自然界的領地，卻可以直接受到病毒和細菌的攻擊。據調查，新發傳染病中有四分之三與野生動物有關；還有，水源汙染會引發霍亂和瘧疾。經濟全球化、人員流動頻繁化、交通快捷化，都將會促成新老傳染病的不斷發生、變異和蔓延。

人類過去的雞、鴨、鵝，只幾隻、幾十隻地養。現在，家禽是可以幾十萬隻地大規模、集中飼養的。有的人還用速成法，像吹氣球似的將牠們餵養大，並在食物中添加抗生素，美其名曰「未雨綢繆」，這都違背了生物正常的生長規律，而目的僅僅是為了用更小的代價和成本去攫取更多的利益，這都為禽流感的爆發種下了禍根。

流感的發生雖是壞事，但具有震撼性的提醒功效。它提醒我們要保護動物、善待動物，提醒我們要珍惜環境、敬仰環境，提醒我們要懂得自然規律、尊重自然規律。它告訴我們，地球是一個生物圈，各種動物、植物、礦物、水圈、氣圈、生物圈是相互聯繫的，你中有我，密不可分的。一旦我們做得太過分了，大自然就會舉起「流行病」這條懲罰性的上帝之鞭！我們真的不該好了傷疤忘了痛。

病毒、細菌這些病原體是一群古老的生物，我們和它們並非一定就是誰戰勝誰的關係，因為地球是一個多種生物共存的體系，人類現已走到了所有物種的最頂端，但人類要學會和各種生物和平共處，因為倘若要問誰是地球更早的主人，那些結構簡單、微乎其微的病原體，一定比我們人類更早。

對疾病的無知，比疾病本身更可怕。對自身力量的無知，比罹難本身更可悲。迄今為止，人類依然以生命為代價在向大自然交學費。我們，在大自然面前，還是把「人」字寫得越小越好。

傳染病與人類的恩恩怨怨，本身就是一部寫滿了教訓和啟迪的歷史，一部值得深思和反省的歷史。

……

一九八五年十一月十四日，慈祥的顧維鈞先生在紐約的寓所內去世，享年九十七歲。最後一天的日記，他只寫了一句話：「這是平靜的一天。」然而，外面的世界並不平靜，也永遠不會平靜。因為這一年，人類第一次發現了具備傳染性的、聳人聽聞的「狂牛病」，那一刻，科學家、政客、農場主、牧民……正忙得不可開交。

二〇一三年五月十六日一大早，我打開電腦，瀏覽美國醫學刊物《新英格蘭雜誌》關於新型禽流感H7N9的報導。文章最後一句話，讓我久久不能忘懷："We cannot rest our guard!"

是的，傳染病與人類的關係將生生不息，我們最迫切要做的，就是睜大眼睛，保持警惕，警惕疫病，也警惕我們自己。

第一章
登革熱，瘴癘竊命

時　　間：西元一六六二年
災　　區：臺灣臺南一帶
疫病特點：高燒，皮疹，肌肉酸痛，抽搐，煩躁不安
影　　響：一代民族英雄猝然離世，抗清鬥爭式微，中國也喪失了與西方拉近距離的機會

第一節　鄭成功，神祕隕落

臺灣「開山王」的創業史

鄭成功（一六二四年～一六六二年），福建南安人，原名森，字大木，明末抗清名將。南明皇帝曾賜他姓朱，名成功，封爵「延平郡王」。因此世人多稱其為「國姓爺」。

鄭成功之父鄭芝龍早年亦商亦盜，最後受明朝招安，官至福建總兵。他早年旅居日本時與當地女

子結婚，生下鄭成功。鄭成功七歲時從日本返回中國，開始接受儒家教育。順治二年（一六四五年），清軍南下，鄭芝龍在福州奉明唐王朱聿鍵為帝，年號隆武，總領南明所有軍務。但清軍攻福建時，鄭芝龍卻降清，隆武政權隨之覆滅。鄭成功得知父親變節後曾苦苦勸阻。眼見父親執迷不悟，他義憤填膺，與父親分道揚鑣，自己召募了幾千人馬，繼續奉明為正朔，堅決抗清。清廷三番四次派人誘降，均被鄭成功拒絕。

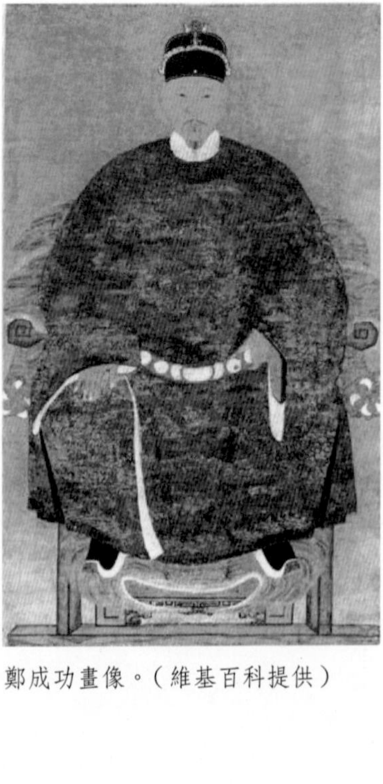

鄭成功畫像。（維基百科提供）

鬥爭中，鄭成功軍力不斷增強，但由於力量懸殊，十多年間他始終未能反敗為勝。在退守廈門後，鄭成功開始籌畫攻占當時被荷蘭殖民者強行占據的臺灣，以此作為反清復明的基地。一六六一年四月二十一日，鄭成功派長子鄭經率領部分軍隊留守廈門，自己親率主力兩萬五千名將士，分乘幾百艘戰船，浩浩蕩蕩從金門料羅灣出發。大軍越過臺灣海峽，在澎湖蓄勢待發，準備直取臺灣。

四月二十九日（陰曆四月初一）中午，潮水大漲，在當地人的引路下，鄭軍利用瀰漫的濃霧作掩護，艦隊順利通過鹿兒門水道，突入鹿兒門港，出敵不意地登上臺灣島。荷蘭軍隊猝不及防，被鄭軍重錘猛擊，不得不龜縮在城堡內不敢應戰。他們一面派人搬救兵，一面派使者到鄭軍大營求和，試圖以十萬兩白銀換取鄭軍退出臺灣。鄭成功斷然拒絕，並採用切斷水源的方式迫使盤踞的荷蘭人投降。期間，鄭軍還擊潰了增援之敵艦隊。在長圍久困了八個月後，鄭成功下令向殘敵發起強攻。荷軍走投無路，只得投降。一六六二年初，鄭成功終於將霸占寶島達三十八年之久的荷蘭侵略者徹底趕跑。

驅逐殖民者，攻占臺灣島，是鄭成功人生最閃耀之處，也是事業的新起點。他以生命最後一年的短暫時光，深刻地影響了歷史的進程，其勳業之偉大，足以讓他名列中國歷史最偉大人物之行列。

在赤嵌樓受降後，鄭成功將赤嵌改為東都明京（今臺南一帶），並設一府二縣，即承天府、天興縣、萬年縣，在臺灣設立了與明朝一樣的行政機構。在收復熱蘭遮城後，他又將其改名為安平鎮，此舉正式拉開了鄭氏經略臺灣的序幕。臺南地區是他統治和經營的中心。漢族文化也開始在臺灣逐漸生根

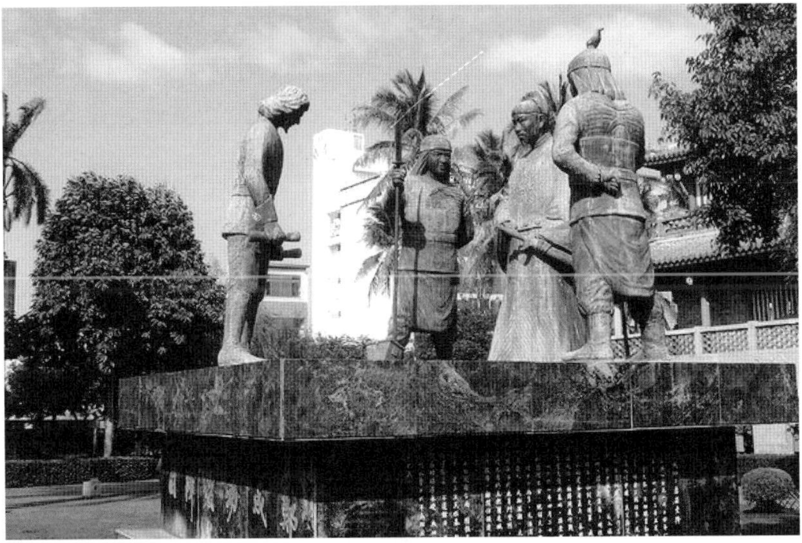

赤嵌樓一側表現鄭成功當年接受荷蘭人投降的雕像。（維基百科提供）

發芽。

鄭成功對開拓臺灣、建立抗清基地充滿信心，他發布命令道：「東都明京，開國立家，可為萬世不拔基業。本藩已手辟草昧，與爾文武各官及各鎮大小將領官兵家眷，聿來胥宇，總必創建田宅等項，以遺子孫計。但一勞永逸，當以己力經營，不准混侵土民及百姓現耕物業。」在具體措施上，他顯示出卓越的才能，即使以今日眼光觀之，亦不能不讓人佩服其遠見卓識。譬如在經濟開發上，他鼓勵多種經營，包括漁業、農業、林業及商業等。在難以開發利用的汛地，積極獎勵墾荒。更難能可貴的是，他還具有環保意識與可持續發展觀，強調開發山林陂池的過程中，「須自照管愛惜，不可斧斤不時，竭澤而漁，庶後來永享無疆之利。」

當時，臺灣原住民在荷蘭殖民者的奴役下，生活十分貧困，生產力極端落後。鄭成功大力推廣漢族先進的農業生產技術。從此，原住民也同漢民一樣，使用牛耕和鐵犁種田，物質生活得到保障。

經過鄭氏集團的苦心經營，臺灣這片原本荒蕪原始卻蘊藏著巨大潛能的處女地，漸漸變得生機勃勃、富庶太平。據史料記載：「成功以海外彈丸之地，養兵十餘萬，甲冑戈矢，罔不堅利，戰艦以數千計，又交通內地，偏買人心，而財用不匱……通洋之利，惟鄭氏獨操之，財用益饒（郁永河《偽鄭逸事》）。」

出師未捷身先死，長使英雄淚沾襟

與當時把目光侷限於大陸的大部分中國人不同，久經波濤的鄭成功並未以奪取臺灣為滿足，他的心中還有著更龐大的計畫。

鄭氏的海軍實力在當時南洋首屈一指，那時候，整個南洋都在鄭成功的影響之下，上天曾給了中國一個稱霸南洋的千載難逢之機。鄭成功看到了，他首先把目光鎖定在距離最近的菲律賓群島。島上的華僑在西班牙殖民者的統治下，經常被無辜殺戮。有著強烈民族主義思想的鄭成功對西班牙殖民者的所作所為恨之入骨，他多次與菲律賓華僑進行聯絡，表示將率兵驅逐西班牙殖民者。

就在民族英雄的寶刀準備再次出鞘之際，不幸的事情發生了。

當時，巔峰時刻的鄭成功恰恰遭遇到了一連串的打擊：南明皇帝被吳三桂殺害、長子與乳母發生亂倫、祖墳被叛徒挖毀、父親與叔父被清廷滿門抄斬……這些打擊遠非常人所能忍受，他痛心疾首、心力交瘁。

正值壯年的鄭成功在這過度的憂傷與操勞中病倒了。據江日昇的《臺灣外記》記述，五月初一，他偶感「風寒」，身體不適，但仍然強起登上點將臺，手持望遠鏡，遠眺澎湖，遠眺大陸的大好河山……內心的焦慮、壓抑和痛苦，導致了病情的急劇惡化，他原本強壯的身體開始變得異常虛弱，曾經如熊熊之火般的生命力，也迅速燃燒殆盡。

五月初八（一六六二年六月二十三日），這一天，他強忍著病痛的折磨，再次登臺而望，失望而歸，悶悶不樂地回到書房中，他似乎預感到些什麼了，便鄭重地穿上朝服冠帶，畢恭畢敬地取出明朝開國皇帝朱元璋的《太祖祖訓》。他命左右進酒，每讀一帙，便喝一杯，當讀到第三帙時，他忽然想起當年南明隆武皇帝賜他國姓的情景，十多年了，那一幕依舊歷歷在目，怎不令人唏噓慨歎呢？十七年來，他東征西討，屢敗屢戰。槍林彈雨，飛矢如蝗，他每次都頑強地挺過來。可如今，南明大勢已去，唯有他還在為精忠報國的信念而戰鬥……想到此，鄭成功悲從中來，不禁長歎道：「吾有何面目見先帝於地下也！」遂失聲淚下，捶胸頓足，雙手抓面。知道大限降至，他拒絕治療，把藥碗狠狠地摔在地上，以罕見的悲淒之氣說：「自國家飄零以來，枕戈泣血，十有七年，進退無據，罪案日增，今又屏跡遐荒，遽捐人世，忠孝兩虧，死不瞑目，天乎天乎！何使孤臣至於此極也！」遂大呼而死。星隕中天，時年僅三十八歲，一個時代結束了。

鄭成功在臺南去世後，鄭氏集團隨即出現一場內訌，最後鄭經奪得權力，接過父親的旗幟。但鄭家後人再也沒有他的雄心壯志，只是據守孤島，中國也坐失控制南洋的機會。一六八三年，清軍施琅劍指臺灣，鄭成功之孫鄭克塽投降，鄭氏政權在「國姓爺」之後仍維繫了二十一年之久。雖然華人在南洋人數眾多，財富廣有，可「獲勝」的清政府卻把他們視作化外之民，沒有提供庇護的眼光、興趣和動力，沒有承擔應有的義務，那片疆域的主權唯有拱手相讓他人了。這一切現在想來真是可悲！可歎！

歷史往往無奈且無情。鄭成功之死，使中國喪失了一次拉近與西方差距的機會。人們往往稱頌林則徐為近代睜眼看世界的第一人，其實，早林則徐約兩百年的鄭成功，其世界眼光比林還要深邃。不管是有意還是無意，鄭成功的許多觀念，已經暗合了世界發展之潮流。

他對商業貿易極為重視，也最早把眼光投向無邊無際的藍色海洋，這與中國重農主義的傳統大相逕庭。「由海而富，由富而強」的構想在他去世三百多年後才逐漸被國人所接受，從這一點上看，他比起只會閉關鎖國的清政府更具遠見卓識，也和歐洲大航海時代所激發的全球貿易浪潮與時俱進。當鄭氏政權最終被清政府征服之後，中國開放通商的海洋經濟時代也隨之結束，中國人變得日趨保守、愚昧而妄自尊大、閉目塞聽，直到一八四〇年鴉片戰爭的隆隆炮聲把他們的大國夢徹底震碎。

雖然終其一生，鄭成功未能完成光復漢室之事業，但他絕不是個失敗者。沒有他，臺灣或許不復為中華之領土。他也將血性留給了這片美麗的土地。臺灣人民在歷次反侵略戰爭中都有著英勇的表現。一八九五年，他們憑藉簡陋的武器與日軍浴血奮戰，戰果輝煌，令裝備精良卻一敗塗地的北洋水師與淮軍相形見絀，這種不畏犧牲的戰鬥精神正是來源於鄭成功力克荷夷的反侵略偉大傳統。

抗日名將孫立人將軍寫過一對長聯讚揚他道：

仁人志士，史不絕書，皆類值民族危亡之際，保民社而莫能，獨天留椰雨蕉風之一島，延永曆正朔二十餘年，抱箕伯過墟之痛，宏虯髯創業之功，海外奠基，剖符建節，殊跡超於常軌，精忠感召後來，想像旌旗，有誰手轉乾坤，掃蕩九邊弭世亂；漢武唐宗，威行異域，然並當國家強盛之時，傾國力以從事，惟公提孤臣孽子之偏師，復臺灣故土三萬方里，斷裸糧運械之援，攻堅壁待勞之寇，敵前登陸，張幕受降，遺烈震於千秋，偉績遠逾先例，敬瞻廟貌，自是名垂宇宙，縱橫百代仰人豪！

死因謎霧，撲朔迷離

是什麼導致了國姓爺頑強的生命戛然而止呢？三百多年來，這個謎團就像揮之不去的陰影，一直纏繞在人們的心頭。仔細梳理一下，我們發現無非是自然病死說、中毒說、自殺說這三大推測。

關於鄭成功死前的一系列表現和症狀，綜合各種文獻，情況大致如下：五月初一，他先是出現「風寒」，其後發熱，服中藥退熱劑後未見效反而病情突然加重，隨後狂躁不安並進而出現諸如以刀砍臉、自抓其臉、自咬手指等自殘現象，期間有短暫的意識清晰，但終於五月初八不治身亡。[1]

先論中毒說。根據鄭成功臨終前的異常表現和當時鄭氏集團內部鬥爭的背景，有人認為他是被人投毒殺死的。這一說法主要的依據是他死前的狀態與毒性發作的症狀頗為相似。李光地的《榕村語錄

1 江日昇《臺灣外記》記載：「五月朔日，成功偶感風寒。但日強起登將臺，持千里鏡，望澎湖有舟來否。初八日，又登臺觀望。回書室冠帶，請太祖祖訓出。禮畢，坐胡床，命左右進酒。折閱一帙，輒飲一杯。至第三帙，嘆曰：『吾有何面目見先帝於地下也』！以兩手抓其面而逝。」
李光地《榕村語錄續集》記載：「馬信薦一醫生以為中暑，投以涼劑，是晚而殂。」
《清代官書記明臺灣鄭氏亡事》記載：「索從人佩劍，自斫其面死。」
《大清聖祖仁皇帝實錄》記載：「囓指身死。」
夏琳《閩海紀要》記載：「頓足撫膺，大呼而殂。」
劉獻廷《廣陽雜記》記載：「面目皆爪破。」
林時對《荷閘叢談》記載：「驟發癲狂，咬盡手指死。」
沈雲《臺灣鄭氏始末》記載：「強掖黃安登將臺……忿怒，狂走……囓指而卒。」

續集》等著作都分別記載了鄭成功之死。如《榕村語錄續集》所說，馬信（清降將，後為鄭之親信）推薦的醫師認為鄭氏「中暑」，用「涼劑」治療，鄭氏服藥後當晚即死，馬信不久也神祕死亡。《閩海紀要》又說，鄭氏臨終前將藥投之於地，「頓足市撫膺，大呼而殂」，似乎覺察到有人投毒似的。至於元兇，則可能是對他治軍過嚴而極度不滿的個別將領或鄭家子侄，甚至可能是死敵清朝。

清廷也確曾派間諜試圖謀殺鄭氏。《臺灣外記》記載，一清軍軍官攜帶孔雀膽（毒藥）混入鄭軍，用重金收買鄭的廚師，企圖讓他伺機下手。這個廚師雖貪財，但害怕事情敗露，不敢下手，遂把此事交給了弟弟辦理。其弟更猶豫不決，「每欲下藥，則渾身寒戰」，恐懼之餘，便把此事告訴了父親。其父「聞言大驚」，怒斥他們謀害主人，不忠不孝，便帶他們到鄭處投案自首。鄭成功非但沒有處罰他們，還對他們施以重賞，表現得相當自信。此後，鄭成功加強了保衛措施，雖有人仍「欲施毒，奈何不得近其身也」。

如此說來，鄭成功親信的忠誠度都較高，或都對他頂禮膜拜、奉若神明，因而外人想通過投毒致其於死地的成功率並不大。

另外，有人懷疑鄭氏乃因「感冒」服藥不當，導致過量中毒，引起急性肝臟衰竭而死。證據是鄭氏死前行為怪誕且顯得暴躁不安。不過，從《臺灣外記》記述的臨終情況來看，鄭氏雖狂躁，但還比較理智，比如穿戴正式朝服、讀朱元璋的祖訓等等。如果是肝臟衰竭導致了肝腦病變，病人的典型症狀之一往往是思維極度混亂、說話顛三倒四、甚至隨地大小便，最具特徵的是出現「撲翼樣震顫」（病人手伸雙臂，猶如鳥翼拍擊狀），最終嗜睡而死，這與鄭氏的彌留表現不符。

綜上所述，鄭成功中毒至死的觀點存在種種漏洞。那麼，他是自殺身亡的嗎？

近年來，有研究者指出，鄭成功是在患憂鬱症的基礎上自殺而死的。理由是，他死前一段時間出現情緒低落、沮喪、自責、自我傷害與急躁不安等症狀，自責的言辭和暴烈的自我傷害尤其明顯，「砍」、「抓」、「咬」等不理性行為是他失去理智的自殘行為。最後，萬念俱灰下，「我不想活」或「活不下去」的自殺念頭有可能成為他暴死的主因。

人們從中外文獻都可看到鄭成功的脾氣是相當剛烈的，情緒變化也常頗為突然和激烈，似有著不可侵犯的權威感。生氣、痛苦、猜忌、怨恨和報復的負面情緒，使得鄭成功難以平心靜氣地去處理事情，這是完全可能的。他是否有憂鬱症的傾向，也的確值得商榷，但說他因此而在受到一系列心理打擊之後採取自裁方式了斷的話，筆者認為不可信。

鄭成功雖然性格有缺陷，但畢竟是一個歷經磨難與考驗，在戰鬥中迅速成長的優秀政治家、軍事家，這樣的人在心智上是非常成熟的，在行為上也是比較理智的，有著絕不服輸、無所畏懼的精神，有著堅如磐石、排除萬難的意志，有著常人所不具備的心理承受能力。

雖然抗清鬥爭日趨式微，南明小朝廷也像一葉洪濤中的孤舟，風雨飄搖，南明皇帝被擒殺也是早晚的事，鄭成功是不會不預見到的，他所謂的反清復明，其實與諸葛亮的北伐中原頗為相似，知其不可為而為之，盡的是一個孤膽忠臣的節操和信仰。

至於父親、叔父、兄弟、子侄遇害，從他們投降清朝的那一刻起，鄭成功就能猜到這一天遲早會發生，因為自己從不放棄與清朝的對抗，親人們在滿清手裡作人質，必會命不久矣。

因此，這些大打擊，鄭成功應是早有心理準備的，不會因此而選擇自殺來解脫自己的痛苦。再說，雖然創業困難，但他畢竟在臺灣開闢了一片新天地，明朝能否再生並不妨礙他在臺灣大展拳腳，而當時的清朝水軍實力有限，還不能在短時間內對孤懸海外的鄭氏集團構成致命威脅。鄭氏在南洋一帶憑著強大的海軍實力，尚能稱雄割據一方，根本無需仰人鼻息。為何鄭成功就不能看到這不錯的前途呢？為何會如此英雄氣短，選擇絕望而死呢？

由此可見，鄭成功自殺身亡的觀點也存在不少漏洞。看來，他自然病死的可能性比較大。但作為一個身經百戰、戎馬倥傯而身強力壯的統帥，年紀不到四十，長期患有慢性疾病的可能性很小，而且史料也無記載鄭氏之前曾患何病，所以我們無法認定他死於心或腦血管疾病、腎臟疾病、肝臟疾病等。

在古人的病種之中，傳染病，特別是急性傳染病，常常是頭號殺手，而這類疾病的發生與地理、氣候等條件又是緊密聯繫的。

當年開拓臺灣之艱辛，遠遠超過今人的想像。由於臺灣處於熱帶濕熱氣候的包圍，當時的寶島原始叢林密布，山巒層層疊疊，河流縱橫交錯，叢林中遍布「濕毒之氣」、「瘴癘之氣」。大量的鄭軍士兵在屯墾過程中因水土不服而患病，疾病又以很快的速度蔓延開來，結果病倒的士兵十有七八，其中不少人死亡。在這種條件下，進入臺灣一年左右的鄭成功，被傳染病奪走生命的可能性不小。下面讓我們分析一下到底哪些傳染病的嫌疑最大。

首先是傷寒。傷寒易發生在夏天，是一種嚴重的全身性疾病，在臨床表現上，以發燒及腹部疼痛、腹瀉等症狀為主，其他亦會出現如：寒顫、皮疹、頭痛、厭食、肌肉酸痛等，但會因人而有很大的差異。

輕者可能只有持續一星期的發燒或無症狀，嚴重者可能死亡，在一般情況下，致死率為十%左右。鄭成功病發的過程，除了發燒外，在文獻上沒有確切看到上述的臨床表現，尤其缺乏腹瀉等腹部症狀，既然腹瀉很明顯，旁人就很容易觀察得到，不應再有「人莫知其病」的說法。因此，鄭成功不似患傷寒，同樣道理，導致腹瀉的細菌性痢疾也在排除之列。

其次是肺結核或肺炎。肺結核致人死是一個漫長的過程，同時整個人會消瘦異常、合併長期的咳嗽，甚至咯血。而肺炎病患，除了發燒外，常有咳嗽、咳痰，嚴重時會引起呼吸困難、全身紫紺。鄭成功一直意氣風發，全無肺結核末期患者瘦骨嶙峋的虛弱模樣，又無咳嗽、咯血等記錄，說患肺結核、肺炎實在牽強。

再次是瘧疾。這是一種由瘧原蟲經蚊子感染到脊椎動物而發生惡寒、顫慄、高燒、頭痛、噁心及發汗等週期性症狀的傳染病。瘧原蟲（間日瘧、卵型瘧、三日瘧、惡性瘧）中真正會致死的，以惡性瘧（熱帶瘧）可能性最大，其他的則致命性較小。鄭成功似乎也沒有出現瘧疾的上述諸如寒熱相間的典型症狀，而且用瘧疾也很難解釋他的狂躁、自殘行為，因而他不像死於瘧疾。

此外，流行性腦脊髓膜炎，雖可導致高燒、煩躁激惹，但多發生在冬春時節，與鄭氏逝世季節完全不吻合，且往往傷害的是幼童。同樣使人發燒且精神異常的流行性B型腦炎（日本腦炎），雖夏秋多發，但還是主要以兒童為侵害對象，且豬是最重要的傳染源，在鄭成功時代，臺灣的農業、養殖業還不發達，他本人因此受感染的機會應很小。

……

真兇是否永遠逍遙法外？其實，「眾裡尋他千百度，驀然回首，那人卻在，燈火闌珊處。」筆者認為，近年來屢屢襲擾臺灣的登革熱，有著重大的嫌疑！

第二節　溽暑叢林，暗藏殺機

病魔原形畢露

「登革」一名是由英文「Dengue」音譯而來。Dengue的由來眾說紛紜，比較普遍的說法是源自於非洲斯瓦希里語（Swahili）中的「Ki-dinga pepo」，意思是「突然抽搐，猶如被惡魔纏身」。在臺灣，它又被稱作「天狗熱」或「斷骨熱」；在新加坡和馬來西亞則被稱為「骨痛熱症」或「蚊症」。顧名思義，這種疾病的特點是發燒，全身肌肉、關節疼痛劇烈如骨頭折斷般，嚴重時病患出現四肢抽搐。

登革熱（Dengue fever）一名之出現不過僅兩百多年的歷史，然而這種疾病的實際存在恐怕不晚於人類的歷史，早在中國晉代的文獻中，人們就發現類似疾病和症狀的記載。

第二次世界大戰期間，登革熱這種風土病在東南亞的熱帶雨林中造成日軍和盟軍的非戰鬥減員人數急劇增加。隨後，日本和美國科學家對此進行深入研究。一九四三年，日本科學家首次發現登革熱病毒，美國人也相繼取得同樣進展。但是，其病因學直至一九四四年才被世人瞭解。一九五二年，登革熱病毒首次被成功分離出來，並根據血清學定出一型登革熱病毒（Dengue 1 virus）及二型登革熱病毒（Dengue 2 virus）。一九五六年，科學家在馬尼拉從患出血性疾病的病患身上又分別分離出三型登革熱病毒

（Dengue 3 virus）及四型登革熱病毒（Dengue 4 virus）。登革熱病毒屬於黃病毒科成員，其染色體RNA為單鏈正向核醣核酸，病毒顆粒大小約五十奈米。

登革熱病毒在自然界的宿主除了埃及斑蚊、白線斑蚊外，還有黑猩猩、長臂猿、獼猴等靈長類動物。可以說，登革熱起源於原始森林，隨著人類活動區域的擴展，目前城市和郊區也會出現這種病。一九八七至一九九〇年的臺灣南部登革熱大流行時，科學家從捕獲的埃及斑蚊體內分離到登革熱病毒。一九九三年，有學者證實白線斑蚊也具有傳播一型登革熱病毒的能力，白線斑蚊在臺灣的分布較埃及斑蚊廣，且大部分地區密度高於埃及斑蚊，故白線斑蚊仍是不可忽視的登革熱媒蟲之一。蚊子吸了動物的血，原先潛伏在動物身上病毒就在蚊子的唾腺裡增殖，達到一定數量後，帶毒蚊子便開始叮咬正常人，像注射器一樣，轉而把病毒注射到人的血管內。隨著血液循環，登革熱病毒大量繁殖，人也就成為其獵物，開始患病了。

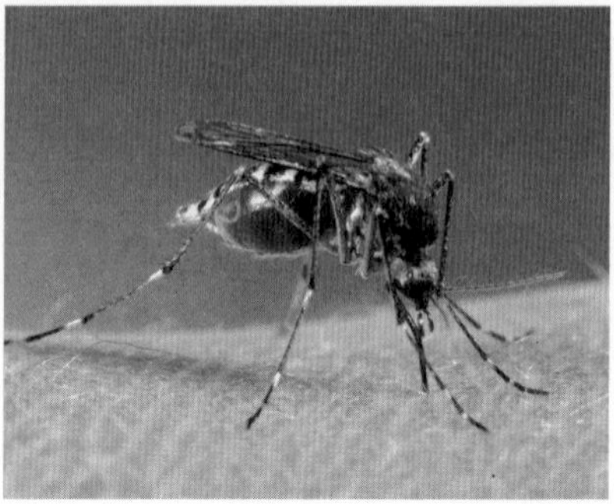

白線斑蚊，可以一針致命。（維基百科提供）

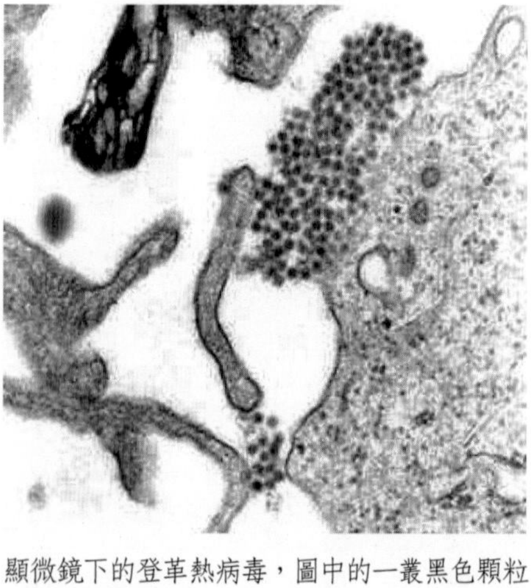

顯微鏡下的登革熱病毒，圖中的一叢黑色顆粒。（維基百科提供）

全世界的熱帶和亞熱帶地區都是登革熱的多發地區，目前為止，在全世界超過一百多個國家和地區都有登革熱病例的報導，主要集中在中南美洲、非洲、亞洲（尤其是東南亞地區），還有太平洋一些島嶼。登革熱的流行主要呈季節性，但是季節性變化對登革熱病毒的影響至今仍未真相大白。在一些地區，登革熱的發病數量和降雨量成正比，降雨量和溫度的微量變化對蚊子的生存有著非常重要的影響，較低的溫度對蚊子的生存可能構成不利，進而影響登革熱病毒的傳播。同時，降雨量和溫度也會影響蚊子的繁殖能力。當然，人類生活方式的轉變也是遭受登革熱的因素之一。

從一九五三年開始，人們在菲律賓、泰國、馬來西亞、新加坡、印尼、印度、斯里蘭卡、緬甸、越南等地，陸續發現了一種變異型的登革熱，即造成嚴重後果且可致命的登革出血熱（**Dengue hemorrhagic fever, DHF**）和登革休克綜合症 (Dengue shock syndrome, DSS)，其死亡率達十二％至四十四％。不知道在這種嚴重惡疾被正式命名之前，已有多少人死在它的魔掌之中？

登革熱病患康復後，身體會產生免疫能力，可預防同一血清型病毒的感染，卻不會對其他三種血清型病毒產生防禦能力，而且不幸感染其他類型的登革熱病毒時，病患發生登革出血熱的機會較高，多在第一次感染後三個月至五年內出現。嚴重時可導致血液循環系統衰竭、休克甚至死亡。

典型登革熱的病患，常有突發性高燒（體溫常驟升至攝氏三十九至四十度，而後可能持續五至六天），伴隨著畏寒、頭痛、四肢酸痛、骨關節酸痛、肌肉痛、背痛、後眼窩痛、畏光、虛弱及全身倦怠、抽搐；有些則有臉部潮紅、眼皮水腫、結膜充血、味覺改變、噁心、嘔吐、食慾不振及肝腫大，這是因為病毒在血液裡大量複製造成了全身毒血症；發燒及全身症狀約三至四天後消失，一部分人會在體溫下降後再度上升，形成像馬鞍狀的體溫曲線；在發燒後期可能會出現出血斑，尤其常見於下肢；有些人在第三、四日短暫出現疹子，有時會引起全身發癢；這種典型登革熱可以自動康復，也無專門針對病毒的藥物可用，危險性不高，很少致死。

但是，登革出血熱就絕對沒那麼仁慈了。它早期具有典型登革熱的所有症狀，但於三～五日後病情突然加重，病患出現劇烈嘔吐、譫妄、煩躁激動、坐立不安、四肢抽搐、大汗淋漓、血壓驟降、頸項強直、瞳孔散大、皮膚濕冷、四肢冰涼等可怕的臨床表現，大多是休克的先兆；病情凶險，如不及時搶險，可於四～六小時內死亡。此時，病患還會出現特徵性的自發出血現象，如皮膚可見大量瘀斑、牙齦出血、流鼻血、消化道出血等，甚至有重要器官的出血。由於血液的有效成分在明裡暗裡大量丟失，休克很容易發生，生命垂危也就難以避免了。

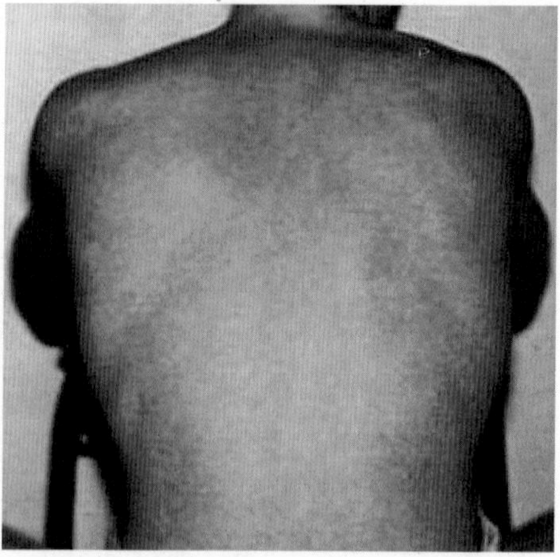

登革熱病患的皮疹。（維基百科提供）

鄭成功時代的臺灣，山林莽原在地理上占有絕對優勢，蚊蟲猖獗，夏季氣候又炎熱難耐，出現登革熱的疫情是很自然的。就算在文明高度發達的現代，登革熱依然屢次逞凶。

一九八八年臺灣登革熱大流行的確診病例數為四千三百八十九名。二〇〇一年，登革熱持續發生且跨年，導致了二〇〇二年的大流行。該年度，登革熱確診病例達五千三百四十五例，其中登革出血熱或登革休克綜合症的病例數高達兩百四十例，導致死亡二十一例。此次疫情主要流行於高雄、屏東及臺南，為一九八七年以來最嚴重的一次。二〇一〇年臺灣南部的本土登革熱感染人數又曾持續增加，衛生署疾病管制局監測資料顯示，本土登革熱確診病例逾一千一百例。近年來，由於交通便利，各國旅客往來逐年增加，臺灣登革熱的境外移入病例亦有逐年增加的趨勢，登革熱入侵臺灣的風險也與之遽增。

目前並沒有治療登革熱的特效藥物，只能給予病患支持性及紓緩性治療，減輕他們的痛苦，同時補充體液，防止休克及脫水等。登革熱疫苗也尚未研製成功。每年全球有五千萬至一億人染上登革熱，其中約兩萬人死亡。

「國姓爺」的內憂外患

鄭成功患登革熱至死，有著深層次的內因和外因。我們不妨逐一分析。

從外部原因來講，臺灣當時的地理氣候條件是滋生諸如登革熱之類傳染病的絕佳溫床。

在古代，臺灣常被稱為瘴癘之地，全島一片原始景象，到處都是密林茂草，又時常高溫多濕，風土環境之惡劣足以讓人望而卻步，這對於傳播疾病的生物，生長繁殖極為有利，但對人體的健康卻極為不利。周鍾瑄《諸羅縣志》載：「臺南北淡水均屬瘴鄉。南淡水之瘴作寒熱，號跳發狂……北淡水之瘴，瘠黝而黃脾，泄為瘧，為鼓脹。」藍鼎元《平臺紀略》也提到：「時（清康熙六十年）臺中癘疫盛行，從征將士冒炎威、宿風露，惡氣薰蒸，水土不服，疾病亡故者多。」那些可怕的傳染病，在當時確是一個可怕的殺手。

瘴癘，古人指山林間濕熱蒸發而成的毒氣，人一經接觸之後，輕者生病，重者死亡。在傳統的觀念中，中國南方就是充滿瘴氣之處，這當然包括臺灣、海南等南方島嶼在內。宋元以前的嶺南、兩廣地區，尚未開發完備，人跡較罕至，也屬於這種不宜居住之地。歷代統治者懲罰罪人的常用手段之一，就是把他們放逐到這些「瘴癘之地」，其實就是對他們厭惡至極，但又礙於明君的顏面不便親手判死刑，想來個借刀殺人，利用大自然的力量把這些不聽話的傢伙吞噬掉，省得眼見心煩。比如，被貶的唐代名相李德裕，他在〈謫嶺南道中作〉就寫到：「嶺水爭分路轉迷，桄榔椰葉暗蠻溪。愁衝毒霧逢蛇草，畏落沙蟲避燕泥。」韓愈、蘇軾都曾有過類似的遭遇，不過他們僥倖活了下來，也算老天有眼吧。然而，客死瘴地的冤魂可不計其數。

當時，任何進入臺灣的外鄉人，絕對不會像今天前往臺灣旅遊的人士那般抱有愉悅、興奮的心情，相反，他們往往帶著赴刑場的心情上路，出發就意味著生離死別。

無論是清軍進兵臺灣平定叛亂，還是法軍攻臺、日軍占臺，他們受到風土病的攻擊程度不遜於戰損，親歷者心有餘悸、不堪回首。如中法戰爭時，法軍在基隆因不適應氣候而造成大量額外減員，埋葬於當地的法兵約七百人中，戰死者僅百二十名，負傷而死者百五十名，其他全因疫病而死。而甲午戰爭後，日本占領軍也在這個寶島上初次嘗到了硝煙戰火以外，那些無聲無息的殺人武器，令他們膽戰心驚的威力。[2]

2《續修臺灣府志》記載：「（乾隆五十年林爽文事變，清政府調大量軍隊來平亂）時霪雨連旬，水平四野，我軍自內地來者，十病五、六，郡城以外，盡為賊踞。」

鄭成功時代的臺灣，其開發程度遠遜於十九世紀後半葉，瘟疫流行的程度也必然更嚴重。即便臺灣本土沒有登革熱，這種傳染病也可以通過荷蘭人從東南亞等地傳到臺灣，成為移入性傳染病。因為當時的荷蘭殖民者正熱衷於在臺灣和南洋諸地進行貿易往來，甚至做著海盜的勾當。

因此，鄭成功不幸感染登革熱病毒的可能性很大，而且這種感染可能不止一次，這導致他的病情非同尋常地嚴重。

從內部原因來講，鄭成功當時的體質和心理狀態也存在著易感因素，這使得他的病情更趨惡化，更易把他推到了死亡的邊緣。

他連年征戰，幾乎從未停止過戰鬥的步伐，終極目標只有一個，那就是推翻滿清、恢復大明。可惜這個目標離他漸行漸遠，他不可能不感到身心疲憊至致，甚至產生焦躁、鬱悶的情緒，而萬事開頭難，臺灣的艱苦經營又使得他日理萬機、心力交瘁。一個疲憊的身軀，一份壓抑的心情，這正是惡疾鎖定的目標。

屋逢連陰偏漏雨，南明皇帝遇害、父親滿門被屠、逆子做出亂倫之醜事……一系列重大打擊竟然

《澎湖廳志／正文／卷十一》記載：「（光緒）十一年春二月，法酋孤拔犯媽宮港……二月十三日，孤拔率戰輪來犯……接仗後數日，而和議信至；孤拔旋死於澎湖，夷兵亦多疫死。」

佐倉孫三《臺風雜記》記載：「我文武官之在臺者，大抵為瘴癘所染，重者一再病而殪，輕者經五、六十回而不死。唯屢罹者，氣血哭喪，歸國而後尚不能脫者，往往有焉。此病之發，或每日、或隔日而患之，不違時間而來。先感惡寒，忽而戰慄眩暈，如以磐石壓頭腦。或苦吟發囈語，似病風者。」

不期而遇，像幾道猛烈的風雷一樣，同時砸向了民族英雄孤單的肩膀之上。一個心情愉快的人，自身的免疫力是相對完整的，反之，一個極度哀傷、憂憤的人，其對疾病的抵抗力必然一落千丈。

那麼鄭成功的病狀有哪些是符合登革熱的呢？

元兇罪證

第一，鄭氏的發病時間與登革熱高發時間一致。每年的六月至十月是登革熱的流行季節，尤其是盛夏時節。臺南的六月，天氣酷熱難當，雨水非常充沛，人群聚居地附近必然散布著潮濕、積水之處，當時肯定又不乏林木之繁盛，一切正好都適宜蚊孽的興風作浪。鄭氏於六月中旬患病，患的是登革熱，這種可能性是存在的。

第二，鄭氏親信——馬信，在鄭氏去世後數天竟然也追隨而去，這增加了他們一同死於傳染病的可能性。因為此人生前與鄭氏過從甚密，如果鄭氏是感染病毒致死，那麼，馬信同樣被感染的機會也是不少的，甚至有可能，蚊子把病毒從鄭氏身上轉運到他的血液內，引起發病。

第三，鄭氏從發病到死亡約一週，這基本符合登革出血熱的病情進度。可以說，鄭氏在頭一兩天可能覺得發燒不適，與一般感冒無異，這屬於典型登革熱的症狀之一，隨後過了四、五天，他的病情突然迅速惡化，狀態急轉直下，發展到了大出血和休克階段（登革出血熱），由於缺乏現代的先進醫療措施，旁人只能眼睜睜地看著他含恨而死。

第四，各種版本對其死狀的記載其實大同小異，有的可能稍顯誇張，因為作者們基本都是道聽塗說，沒有親歷第一現場，這少不了有臆想的成分摻雜其中。鄭氏行為怪異且大喊特呼，很可能是由疼痛難忍、四肢抽搐而引起。他的「自殘行為」也許就是劇痛、劇抽下的一種加油添醋的描寫，特別說他用劍砍臉。真實的情況可能是「自抓其臉、自咬手指」——痛苦萬分、強烈抽筋的表現。千萬不要忘記，「登革」的本意就是「突然抽搐，猶如被惡魔纏身」，這與鄭氏的症狀是吻合的。

第五，鄭氏到了臨終前，一度出現過狂躁不安、情緒激動，這又和登革出血熱導致的休克前兆一致。他很可能在感染了第一次能夠自癒的典型登革熱後，不小心又被另一隻攜帶不同型號登革熱病毒的蚊子叮咬，最終誘發了致命的登革出血熱。

一代民族英雄，猝然隕落，箇中玄機竟然在於微不足道的叢林病毒。痛哉！惜哉！

第三節　巔峰・低谷

在我們後人的眼裡，鄭成功生命的最後一年，是他人生的最高峰——驅荷開臺，名垂千古，緊接著就是最低谷——英年長逝，壯志未酬。

在鄭成功心裡，也許他依然覺得自己的低谷無處不在——諸事不順，出師未捷，前途縹緲……任何人在取得一些成就之後，難免會有所得意，也有所鬆懈，儘管很多人熟讀史書，聲稱會吸取前車之鑑，但心理反應有時候不是人的意志和大腦所能掌控的。

一六六二年二月，鄭成功贏得了熱蘭遮城戰役的最後勝利，將荷蘭人驅逐出臺灣，為了鞏固自己在遠東的海上霸主地位，同時也為了保護菲律賓的南洋華人，鄭成功特派義大利傳教士李科羅（Vittorio Riccio）前往菲律賓，給菲律賓的西班牙總督帶去一封信，這是一封充滿威脅的最後通牒，鄭成功在裡面意氣洋洋地寫道：

「你小國與荷夷無別，凌迫我商船，開爭亂之基。予今平定臺灣，擁精兵數十萬，戰艦數千艘，原擬率師親伐。況自臺至你國，水路近捷，朝發夕至；惟念你等邇來稍有悔意，遣使前來乞商貿易條款，是則較之荷夷已不可等視，決意姑赦爾等之罪，暫留師臺灣，先遣神甫奉致宣諭。倘爾及早醒悟，每年俯首來朝納貢，則交由神甫復命，予當示恩於爾，赦爾舊罰，保爾王位威嚴。並命我商民至爾邦貿易。倘或爾仍一味狡詐，則我艦立至，凡爾城池庫藏與金寶立焚無遺，彼時悔莫及矣！荷夷可為前車之鑑，而此時神甫亦無庸返臺。福禍利害惟擇其一，幸望慎思速決，毋遲延而後悔，此諭。」

雖然鄭成功一再告誡自己，臺灣戰役的勝利只是新事業的第一步，切記戒驕戒躁，但從這封信函我們卻覺察到「國姓爺」心中那份隱藏的傲慢與自滿。

誠然，鄭氏的海上武力在當時的東亞地區是當之無愧的名列前茅，驅逐荷蘭人一役，也充分顯示出他卓越的戰略眼光和軍事指揮才能。但這一切，都不能成為他目空一切的資本，況且，清朝——那隻強大的陸上猛虎、鄭氏終身的敵人——依舊牢牢控制著大陸，令鄭氏奈何不得。

人生無常。其興也，勃焉；其亡也，忽焉。

正所謂「高處不勝寒」，一個人越處在人生和事業的頂峰，越容易沾沾自喜，自我膨脹，因而，緊接著伴隨而來的，就有可能是人生墜入低谷，事業一落千丈，個人一蹶不振，多年辛苦付之東流，甚至飛來橫禍，遭遇不測。這也就是人們常說的「滿招損，謙受益」！

曾國藩在寫給弟弟的家書中曾經提到過一句話，那就是「盛時常作衰時想，上場當念下場時」。當時身為朝廷重臣的曾國藩，已經取得了平定太平天國、中興清朝的顯赫成就，功勳卓著，但因此也難免招致朝廷猜忌、同僚嫉妒，更何況他是一個漢人。曾國藩卻不慌不忙，出人意料地做出了一系列不可思議的低調舉措，例如：果斷裁軍、讓功於人、勸弟辭官等，用以柔克剛的大智慧化解了一場即將爆發的危機。

巔峰和低谷，這是一對逆向的詞。任何人的一生都不可能一帆風順，都是像波浪一樣推進，有起有落，時快時慢。無論你是處在順境或是逆境，巔峰抑或低谷，記住這全是生活給你的饋贈，只能而且應該泰然處之。

不能說鄭氏的突然病故與他的自滿情緒有著必然聯繫，縱使他再小心謹慎，無情的病魔也許還會盯上他。但是，我們可以這樣說，如果他在偉大成就面前更加謹小慎微，在生活和情緒上調節得更恰當、更合理，戒愁酒、戒肝火，避免心神上的大起大落，那麼，他罹患疾病的風險會有所降低，可能不至於天妒英才。

對於鄭成功來說，經營臺灣並不是終極目標，他要的是推翻清朝的江山。然而，這不是他力所能及的，歷史也沒有給他更好的機遇。雖然稱霸海上，然而他與清軍的陸上交戰卻屢屢敗績，頹勢日顯，而獨守孤島，更無法預知何年何月才能北定中原、匡復明室，也許在有生之年只能與大陸隔海相望。從這一點來看，鄭成功會心有不甘，會有強烈的挫折感，或許，他會覺得自己仍處人生的低谷。

每個人都不可能永遠處在巔峰的狀態，否則就不會有英雄末路、美人遲暮的遺憾了。從巔峰跌入低谷容易，從低谷走向巔峰卻很難。

人生就像一座山，巔峰只有一點，而周圍卻全是低谷，所以從某種意義上說，人的一生，基本都得在深度不同的低谷中度過。人生時常需要面對的，不是巔峰上片刻的迷人風光，而是低谷裡漫漫煎熬的沉悶時光。其實，巔峰上的孤獨寂寞無比冰冷，而低谷裡的野百合花卻有溫暖的春天與柔和的小草作伴。

人生有時又像一場賭博，有的人拿到一副好牌，有的人拿到一副壞牌。把好牌打好容易，把壞牌打好卻不容易。如果把人生的巔峰和低谷看作是遊戲場上的好牌與壞牌，那麼，我們更需注重的應當是如何打好一副壞牌。把低谷走好了，人生才能一步一步邁向巔峰。

在人生的低谷裡，最需要的或許是堅持。人在低谷，沒有鮮花，沒有掌聲，更多的是寂寞與無助。這時，人最容易消沉，最容易放棄，也最容易重新發現自己、認識自己。這時，人最需要的是堅忍和毅力，可能會屢戰屢敗，但一定要屢敗屢戰。

人在低谷，需要的是積蓄力量和重拾自信。哪怕是一些微小的成功，積少成多，可以疊成一座偉岸的金字塔。困難時每前進的一小步，都是人生的一大步。

人在低谷，需要的是一份冷靜和坦然。人生不如意之事常十之八九，需要學會坦然面對每一個挫折與失敗，坦然面對每一份不公與打擊，坦然面對每一雙冷眼與幸災樂禍。逆境中的坦然，不是逆來順受。低谷中的坦然，收穫的是一份成熟。

人在低谷，更需要的是一股勇氣。知恥而後勇，可謂難能可貴；知難而後進，更是來之不易。逆境中的勇氣，是人生的最後一份底氣。

有位哲人這樣說：「我們都是被上帝咬過一口的蘋果，之所以跌入低谷，是因為上帝特別喜歡我們的芬芳，咬的一口大了點，狠了點，祂在考驗我們。」

人要想到「天將降大任與斯人也，必先苦其心志，勞其筋骨，餓其體膚，空乏其身，行拂亂其所為，所以動心忍性，增益其所不能。」雖然我們不是個個都要承擔大任，但是上進的人卻總要走向巔峰，走向輝煌的，所以就要付出比旁人多的辛勞與汗水，還有淚水。失敗與成功僅一步之遙，低谷與巔峰之間卻有一段漫長和曲折的路程，在這坎坷中，我們要找準自己的位置，擺正自己的心態，從從容容地做好自己，讓自己從低谷中迅速走出來，爬向屬於自己的巔峰。

「風物長宜放眼量」，遭遇人生低谷，這並非完全是壞事，至少為我們提供了一個另眼看人生的契機。筆者見過不少病人，因為大病一場，卻從中看清了生活中的孰輕孰重；學會了寬容和忍耐；看透了人性中的善與惡但又能收起了仇恨和自私；更懂得了珍惜，珍惜友情與親情。曾經的迷途豁然開朗，整個人脫胎換骨。世上的種種困難，對一些人來說是磨難，對另外一些人來說，可以是財富。

鄭成功在他想像的人生「低谷」裡，過分羈絆於家事、國事的種種負面影響，背負著一個又一個沉重的包袱卻不能開解，沒有積極引導自己看到光明的前途、大有可為的遠景，反而讓自己長期暴露在惡劣的負面情緒壓榨之下，心緒怎得安寧？再頑強的生命力也無法承受如此重壓，無法抵擋這沒有皮肉之苦的殘酷折磨。此種情況下，一病不起可能是必然的結局。

人生總會有低谷，積極作為，走出低谷才算成功啊！

同樣活躍在明清之際，有一位曾經扭轉乾坤的農民戰爭領袖，也從巔峰突然墜落。他因禍得福，也因福得禍。他是誰呢？

抗疫防線

1. 應穿著長袖衣服及長褲，並於外露的皮膚及衣服上塗驅蚊劑。

2. 如房間沒有空調設備，應裝置蚊帳或防蚊網。

3. 在門窗等入口處放置驅蚊器。

4. 清除積水，防止蚊孳。

病媒蚊需要在有水的孳生源中才可繁殖，病媒蚊的孳生源包括花瓶、花盆底盤、料罐、便當盒、塑膠杯、鐵罐、輪胎、傢俱、冰箱、洗衣機等。

——把所有用過的罐子及瓶子放進有蓋的垃圾桶內

——每週至少替植物換一次水，勿讓花盆底盤留有積水

——緊蓋所有貯水容器、水井及貯水池

——要保持所有渠道暢通

——將地面凹陷的地方全部填平，防止形成積水

5. 曾到登革熱流行地區的旅遊人士，返回後如有不適，應盡快求診，並告知醫師曾經到過的地區，以協助診斷。

第二章 鼠疫，黑雲壓城

時　間：西元一六四四年
災　區：北京一帶
疫病特點：死鼠遍地；病人發燒，淋巴結紅腫，皮膚發黑，迅速死亡
影　響：大明王朝頃刻崩潰，大清王朝漁翁得利

第一節　李自成，勝敗易手

四十天，天堂地獄之隔

西元一六四四年四月二十九日，北京。

一位頭戴氈帽、身穿箭衣，胯下一匹烏騅馬的中年男子，正懷著無比複雜和悽愴的心情，戀戀不捨地離開了曾經的京師重地；他時而勒緊韁繩，回首眺望古都蒼涼而冰冷的城樓、遠處隱隱而沉默的

燕山山脈，又時而策馬揚鞭，催促部屬加快行軍速度，盡快脫離險境。那長滿了絡腮鬍的瘦臉，雖然久經風霜的雕刻，也從未像今天這般頹然，那曾經彷彿鷹眼般的一雙眸子，如今竟前所未有地閃出幾點無奈的淚花。歷史在崇禎十七年的那個春天，聽到了一聲長長的嘆息。

四十天，對於絕大多數古人和今人來說，只不過是人生一個極不起眼的音符，是可以忽略不計的時間跨度。你是一介書生，四十天後，你還是一介書生、一介布衣。當然，會有極個別貧苦人士可以華麗轉身，突然被告知成為狀元或者榜眼——未來的高級公務員。但是，幾乎沒有一個人可以在這麼短暫的時間內，體會到巔峰的陶醉和深谷的痛楚，從被通緝的流寇驟升為國家的最高統治者，緊接著又變回惶惶如喪家之犬的流寇，並從此一蹶不振。

他叫李自成。歷史曾經給了他絕好的際遇。他是大明王朝的掘墓人，但很不幸，也是殉葬者。歷史深處的明太祖朱元璋曾有機會不再孤單，因為大明開國二百七十六年後，將有另一位和他出身一樣卑微貧賤的人，通過十多年更加艱苦的奮鬥，成為一個大時代的開創者。在一六四四這個詭異的甲申年，歷史的車輪在這裡稍作停頓，試圖調整方向，中華民族的命運前途本來可以與今日完全不一樣。我們將不可能知道男人那長長的髮辮是怎麼回事，也永遠不會知道什麼是「格格」、「皇阿瑪」；也或許沒有「火燒圓明園」的慘劇，沒有甲午戰敗、割讓臺灣的恥辱。可惜，無情的歷史不能假設，最終，朱元璋的紀錄無人打破，也注定成為中國歷史上的那個無人並肩的唯一。

京畿皇城，唾手可得

李自成（一六〇六年～？），明末農民戰爭領袖，傑出的軍事家。原名鴻基。世居陝西米脂。傳說童年時曾給地主牧羊，亦曾為銀川驛卒。崇禎二年（一六二九年），他在天災人禍的雙重壓迫下斬木為兵，揭竿為旗，號「闖將」、「闖王」，勇猛有識略，逐漸成為明朝政府難以對付的「流寇」。

歷史上的亡國之君往往都遭受唾罵，而崇禎皇帝朱由檢，卻意外地獲得後人的同情，理由無非是那句「君非亡國之君，臣皆亡國之臣」，也多少寄託了世人對滿清坐享其成的民族主義憤懣之情。

其實，崇禎帝是很有問題的。他彷彿很想勵精圖治，然而他的辦法卻始終無法在正確的軌道上運行，而且多疑任性，剛愎自用。在即位初期，他曾發揮了「當機獨斷」的作風，鏟除掉魏忠賢與客氏，這是他的光輝歲月。但一轉眼間，他又信任宦官，對於軍國大事的處理、樞要人物的升降，時常朝三暮四，輕信妄斷，冤殺袁崇煥就是典型的例子。偏偏老天爺對大明也早已深惡痛絕，力圖拋棄，旱災洪澇在這片土地上不斷上演，大明腐朽的官僚機構把無數的老百姓推向水深火熱中。內亂遂

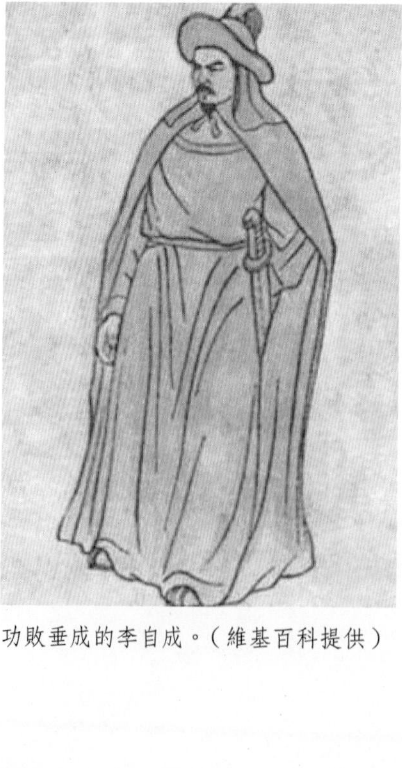

功敗垂成的李自成。（維基百科提供）

起，而關外的滿洲騎兵不僅虎視眈眈，而且對大明的領土瘋狂展開鯨吞蠶食。

明朝早在萬曆年間就開始癌變，經過泰昌、天啟兩朝的進一步惡化，到了苦苦支撐的崇禎年間，內憂外患，民不聊生，統治階級離心離德，政權已經病入膏肓，回天乏術，滅亡也只是早晚之事。

李自成的為人，連官修的《明史》都稱讚他「不好酒色，脫粟粗糲，與其下共甘苦」，看來他很能收攬民心，禮賢下士，善於和部下同甘共苦，而又能堅持敢作敢為的一貫作風，和劉邦、朱元璋等起於草莽的英雄豪傑比起來，有過之而無不及。他在初發難的十幾年間，只是高迎祥部下的一普通軍官而已。時勝時敗，失敗後連自殺的念頭都動過好幾回。特別在崇禎十一年他最倒楣的時候，僅偕十八騎潰圍而出。直到收攏了一批願意出謀畫策的文化人之後，他才迎來了轉機，並從此一帆風順。

他在十多年的實戰中也培養出相當優秀的戰術思想，《明史》稱讚他「善攻」，絕不會是阿諛的。他的軍法也很嚴，例如：「軍令不得藏白金，過城邑不得室處，妻子外不得攜他婦人，寢興悉用單布幕。」甚至「馬騰入田苗者斬之（《明史・李自成傳》）。」真可謂極端嚴明的紀律之師。

李自成距離天下無敵的境界似乎不遠了。崇禎十四、十五兩年間，他把河南、湖北幾乎全部收入囊中。十六年十月，他攻破潼關，轉瞬之間，全陝披靡。十七年正月，他建立大順政權，年號永昌，與大明分庭抗禮。二月，他兵出山西，三月十七，即兵臨北京城下，不到三天功夫便在一片「開了大門迎闖王，闖王來時不納糧」的歌聲中把京城一舉攻克。這軍勢，只能用摧枯拉朽來形容，崇禎帝眾叛親離，最後登上景山投繯自盡於一棵歪脖子老槐樹下。

其實，這個「大順夢」，李自成恐怕也只是想想而已，連他都沒想到勝利居然光臨得如此之快。

在之前的寧武關一戰中，大順軍被重創，這使得李自成的信心頗為受損。北京被圍，他向崇禎帝修書一封，提出了無比優惠的議和條件。據清人徐鼒《小腆紀年附考》載，李的條件是：「闖人馬強眾，議割西北一帶分國王並犒賞軍百萬，退守河南……闖既受封，願為朝廷內遏群寇，尤能以勁兵助剿遼藩，但不奉詔與覲耳。」崇禎帝是在以匪夷所思的愚蠢對議和條款加以嚴詞拒絕後，農民軍才開始攻城的。或許，他依然陶醉在對北京城防的幻想之中，畢竟自萬曆年間以來，這座城屢屢遭受過蒙古與滿洲鐵騎的包圍和襲擾，均安然無恙，化險為夷。

李自成似乎本沒打算一戰爾克，仍停留在「裂土封王」、「共享江山」的黃粱一夢中，只不過任何人都不曾料到，一國之都，其防線竟然如此弱不禁風。

大順雄師，強弩之末

三月十九進了北京城，李自成自然入主皇宮；丞相牛金星所忙的是籌備登極大典，招攬門生，開科選舉；將軍劉宗敏所忙的是拶夾降官，搜括贓款，嚴刑殺人；眾人都以為天下大定、江山永固。近在肘腋的關外滿洲大敵，他們似乎全不在意；搖擺不定而舉足輕重、手下三萬精銳關寧鐵騎的山海關守將吳三桂，他們也滿不在乎；大順官兵們屯積在京城裡面享受著太平之樂。

然而，劉宗敏對吳三桂家人的脅迫侮辱終於把吳三桂這隻東北虎徹底激怒、激反了。迫於形勢暫時歸附的吳三桂，內心本就鄙視、仇視大順政權和李闖「流寇」，此刻「為紅顏」而「衝冠一怒」，作為漢人邊將，竟全然忘記了與滿洲人多年來你死我活的敵意，勾結八旗兵進關，誓將大順撲滅。

李自成聞訊大怒，遂於四月十九日御駕親征吳三桂，然而他親點的十萬大軍此刻卻暮氣沉沉，不復勇力，與吳的幾萬人馬接仗居然絲毫沒占到便宜。雙方廝打得筋疲力盡之際，狡詐的清軍聽到攝政王多爾袞的一聲令下，突然投入戰場並把大順軍殺得血流成河。二十六日，大順軍全線潰敗，李自成也只好於二十九日帶領少數人馬撤離北京。五月初三，清軍進駐北京，愛新覺羅家族的小皇帝順治，在叔叔多爾袞的攙扶下，坐在了龍椅之上。一個舊時代徹底終結了，而新時代卻不再屬於李自成。

他，倉惶而去，倉惶而敗，倉惶而返，倉惶而逃。

撤出北京之後，李自成被尾隨的清軍追擊，一敗再敗，損兵折將，大順軍居然全無招架之功，遑論還手之力了，只有狼奔豕突，潰不成軍。他們苦心經營的地盤也日益狹窄，勢力每況愈下，大順終被無情地扼殺了。李自成本人卻神祕地失蹤而去，三百多年來，關於他的結局眾說紛紜，有人說他在湖北九宮山遇害身亡，有人說他遁入空門並獲得圓寂……

現在回望這驚心動魄、天翻地覆的四十天，後人總是無限感慨，不僅僅嘆息這短暫的光陰造就了一個項羽一樣的悲劇英雄，不僅僅嘆息這短暫的光陰讓一個白山黑水間崛起的游牧漁獵民族掌握了華夏大地未來近三百年的命運，還常常嘆息李闖王的成功與失敗，登頂和沉淪，竟轉變得如此之快速、如此之突然、如此之眼花繚亂。

這一切究竟為什麼？為什麼本該固若金湯的京師防線在三天內便土崩瓦解？這僅僅是民心所向嗎？為什麼一向所向披靡的大順農民軍居然在四十天內淪為一支「魚腩部隊」——毫無王者之風，任人宰割。這僅僅是腐化墮落、紀律鬆弛嗎？

第二節 「黑死」橫行，誰主沉浮？

天災猖獗，禍不單行

大明是氣數將近，李自成的大順軍是否就真的天下無敵、勢如破竹？大明難道就連一個忠臣都沒有嗎？事實並非完全如此。

一六四四年初，意氣風發的李自成在西安建元。他親率大軍浩浩蕩蕩，東征北京，沿途軍鋒所至，如秋風掃落葉一樣。然而，在寧武關，他遇到了明軍最激烈的抵抗。

作為大明朝最後的忠臣良將，守將周遇吉拚死力戰，以幾千殘兵對陣李自成二十萬大軍，全無懼色。雙方大戰七晝夜，周遇吉充分發揮險要地形的防禦優勢和靈活的戰術，殺傷大順軍數萬人。

李自成付出了高昂的代價才攻占了寧武關，到達北京時，他的信心、銳氣不會不有所頓挫。日後雖有守城的太監、官員背叛崇禎開誠迎闖，但是依舊很難解釋為何國都防線完全不堪一擊，那些守備的兵士都到哪裡去了？

到了李自成親征吳三桂時，其部戰鬥力下降之速也確實匪夷所思，原先攻無不克，而今卻潰不成軍。儘管在吳、清聯手之下敗北，損兵六至十萬左右，但李在北京附近尚有十萬之眾以逸待勞，吳三桂本部已幾乎傷亡殆盡，而入關清軍總數最多十萬，機動兵力會更少一些，且深入漢人區域，勞師遠征。從人數、裝備、作戰經驗、地理條件等因素來說，大順軍雖士氣受挫，但並非完全處於劣勢，雙方大致勢均力敵，為何居然一觸即潰？為何這一回輪到李自成的北京「不設防」呢？

歷史在後人眼裡是規律，是必然，在當時人眼裡是無序，是偶然。大大小小的偶然建構了歷史，起碼是局部的歷史風雲變幻。這些偶然往往為史家所忽視，因為他們眼裡只有既成的事實和書本的規律。

在這個星球上，除了人類之外，還有動物、植物和自然環境，這些非人為的東西一樣能造就歷史，因為歷史不僅僅屬於人類，歷史還是這個星球的日記。一六四四年在北京，在華北，影響中國歷史的不僅是某個人，某一群人，還有無處不在的、肉眼看不見的病菌。

西元十七世紀，人們尚不知細菌為何物，儘管它們比人類的歷史長得多。在中國的歷史記載中，大疫往往代表著細菌或病毒造成的傳染病流行。風雨飄搖的大明王朝末期，大疫在北方多次肆虐，崇禎十六、十七兩年尤為頻繁。早在崇禎十三年，北京附近的順德府、河間府就有大疫。十四年，河北大名府、順天府等地疫情嚴重，地方志上寫道：「瘟疫，人死大半，互相殺食。」時人劉尚友在〈定思小計〉一文中追述說：「夏秋大疫，人偶生一贅肉隆起，數刻立死，謂之疙瘩瘟，都人患此者十四五。至春間又有嘔血者，亦半日死，或一家數人並死。」十六年，通州、昌平州、保定府均有大疫，並且傳入北京，《明史》云：「京師大疫，自二月至九月。」第二年，即崇禎十七年（一六四四），北京大疫進入高峰，高峰期正好是陰曆三、四月間。

這個橫行北京的大疫究竟是什麼？它有什麼特殊之處？當時死鼠遍野，「東死鼠、西死鼠，人見死鼠如見虎，鼠死不幾日，人死如圻堵」，人類接近不久也患病而死。明人的筆記稱這場大疫為「疙瘩瘟」、「疙疽病」，實際上就是對病患身上淋巴結腫大的描寫。其傳染性之烈，往往導致「一二日即死」、「死亡枕藉，十室九空，甚至戶丁盡絕，無人收斂者」。《潞安府志》有類似的症狀記載：

「病者先於腋下股間生核，或吐淡血即死，不受藥餌。雖親友不敢問弔，有闔門死絕無人收葬者。」明代醫師龔廷賢在《萬病回春》中總結這種瘟疫的臨床表現是「頭疼身痛，憎寒壯熱，頭面頸項赤腫，咽喉腫痛，昏憒」，病人「頭大如斗」，又稱之為「大頭瘟」。

病患死亡速度之快，簡直到了毛骨悚然的地步。有一個叫吳彥升的官員，剛準備去溫州赴任，他的一個僕人死了，他命另一僕人去棺材店買棺材，久久不見回來，後竟發現此人死在棺材店內。又有一對新婚夫婦，婚禮之後坐於帳中很久沒有出來，眾人打開帳子一看，竟發現夫婦兩人死於床的兩頭。

著名明史專家邱仲麟先生於〈明代北京的瘟疫及帝國醫療體系的應變〉一文中說，崇禎十六年四月時，北京每天死人上萬，以至於城門都被運出的棺材堵塞。有一個統計數字，認為這場大疫奪走了二十萬北京人的性命，而北京當時的總人口，估計才八十萬到一百萬左右。那時，北京城裡盛傳種種白衣人勾魂的流言，一到晚上，民間整夜敲擊銅鐵器驅鬼，「聲達九重」。這是怎樣的一座鬼氣森森的城市！邱先生不得不驚呼：這「堪稱是一場超級大瘟疫」！

可以想像，這時駐守在北京的明軍怎能倖免於難呢。如果此時面對敵人來犯，如何能守得住？當時在北京的明軍名義上有十來萬，大疫過後，折損過半。按一位明朝遺民張怡的說法，當李自成的隊伍殺奔過來時，能上城牆上防守的軍人，連一萬人都湊不齊，不但士兵、小販、雇工大批倒斃，北京城連乞丐都找不到了，守城將官低聲下氣地求人來守城，「逾五六日尚未集」，崇禎帝只得下令讓太監三四千人上了城牆。到了李自成兵臨城下時，北京內城上五個城垛才有一個士兵，而且都是老弱病殘，「鳩形鵠面，充數而已」，一群烏合之眾怎能抵擋李自成的久戰之師？「鞭一人起，一人復臥如故」，這個站起，那個又倒下，這難道是人心渙散？殺一儆百不就行了嗎？李自成部之前有屠城的記錄，難道明軍甘願引頸受戮？其實是因為疫病流行，官兵們感染得病後大量死亡，僅存的人員都是半死的病患，身體虛弱不堪，實在無能為力。如果沒有大疫，再不濟事，靠著紅衣大炮和堅固城防，怎麼說也能多堅持幾天吧？怎麼說也不能讓大順軍「兵不血刃」吧？一百九十五年前經受「土木堡之變」的明軍殘部，不就是這樣同仇敵愾地把勢頭正猛的瓦剌軍打敗，贏得北京保衛戰的勝利嗎？

李自成就這樣連自己都不敢相信地輕易「攻」進了北京——如果我們硬要說他武力強大的話，同時連他自己都不敢相信地發現，他夢裡繁華的京城現在如同鬼域一樣。他的部隊雖然幻想著在京城之內享盡榮華富貴，然而疾病無情，北京即刻變得人滿為患，這正好利於大疫的流行，瘟疫往往喜歡在生活環境差的百姓和士兵中傳播。大順的精兵良將就在北京駐紮下來，不是住兵營就是住民宅，隱性感染或尚未發病的降卒也大量收編，造就了無數的密切接觸機會，大疫便開始在這些外地人中快速瀰漫開來。難怪大順軍——一群病懨懨的暴富農民——攻打吳三桂時顯得如此力不從心，迎戰清兵時又只顧狼狽逃竄。李自成退回北京才深知，用這樣一批病夫守城，自己恐怕要成為崇禎第二——甕中之鱉！因此，他下令全軍撤退，但沒想到，兵敗如山倒，局勢一發不可收拾。

這一個月內把大順軍搞得迅速喪失戰鬥力，不僅是北京的花花世界，還有滿城的恐怖細菌。

山海關前「暴骨盈野，三年收之未盡也」，滿清入關安頓天下後，為什麼不下令地方官員收屍，而聽之暴露荒野？這不像是新王朝的氣象！其實，原因還是瘟疫，病屍誰敢去收啊？

這場可怕的瘟疫，伴隨著一些可怕而費解的自然現象。

崇禎末年，有關鼠類異常活動的記載驟然增加，如《古今圖書集成・職方典》說：「崇禎十四年，夏大疫，人相食，有鼠千百成群渡河而南去。」順治《鄆城縣志》卷八也有類似的說法：「崇禎十六年有鼠無數，群行田間，幾至成公徑。」光緒《順天府志》則記載稱：「崇禎十六年，先是內殿奏章房多鼠盜食，與人相觸而不畏，元旦後鼠忽屏跡。」嘉慶《廬州府志》有更明確的記錄：「崇禎十四年大疫，郡屬旱蝗，群鼠銜尾渡江而北，至無為，數日斃。」

綜上所述，明末瘟疫極有可能是一種和老鼠密切相關的傳染病——鼠疫（pestis），即聞之色變的「黑死病」。

病魔解讀

鼠疫是由鼠疫桿菌（葉赫森菌）引起的自然疫源性疾病，它流行於野生嚙齒類動物，鼠是重要傳染源，人類主要通過鼠蚤為媒介患此病。經皮膚傳入引起腺鼠疫，經呼吸道傳入發生肺鼠疫，在血液中播散則易得敗血症鼠疫。臨床表現為發燒、淋巴結腫大、咳嗽、咯血、出血傾向等等，傳染性極強，死亡率很高，是危害人類最嚴重的烈性傳染病之一，屬國際檢疫傳染病，在中國大陸的《傳染病防治法》中被列為甲類傳染病之首。

鼠疫桿菌，屬腸桿菌科，為兩端鈍圓、兩極濃染、橢圓形革蘭氏染色陰性的小桿菌，它無鞭毛，無芽胞，但有莢膜，看似憨態可掬，實則窮兇極惡。它體內含有內毒素，並能產生鼠毒素和一些有致病作用的抗原成分；內毒素可引起全身中毒症狀和組織病理變化，為此菌致病致死的毒性物質。V和

W抗原是菌體的表面抗原，為此菌的毒力因子，與細菌的侵襲力有關。T抗原即鼠毒素，可引起局部壞死和毒血症狀，但有良好的抗原性，人和動物感染後可產生抗毒素抗體。

雖然攜帶著十八般武器，攻擊力甚強，鼠疫桿菌對外界刺激的防守力卻並不強，尤其對乾燥和炎熱均甚敏感，陽光直射可致其死亡。不過，它喜歡低溫，在冰凍的組織或屍體內可存活數月至數年，在膿液、痰、蚤類和土壤中尚可存活一年以上。

一八九四年，中國華南爆發鼠疫並傳播至香港。細菌學家，法國人亞歷山大・葉赫森 (**Alexandre Yersin**) 在香港的病人身上分離出引致鼠疫的細菌。目前一般認為葉赫森是首位發現鼠疫桿菌的科學家。一九六七年，鼠疫桿菌以葉赫森來命名，以作紀念。

人間鼠疫的傳染源，以黃鼠和褐家鼠為最主要，各型鼠疫病患也均可作為人間鼠疫的傳染源。肺鼠疫患者痰中可排出大量鼠疫桿菌，因而又成為重要的傳染源。人與人之間傳染可造成局部地區的爆發或毀滅性的大流行。

經跳蚤傳播，即鼠→蚤→人，這是鼠疫的最主要傳播方式。十九世紀後期，德國微生物學家羅伯・柯霍（**Robert Koch**）博士最先發現了這一規律。人間鼠疫流行前，常有鼠

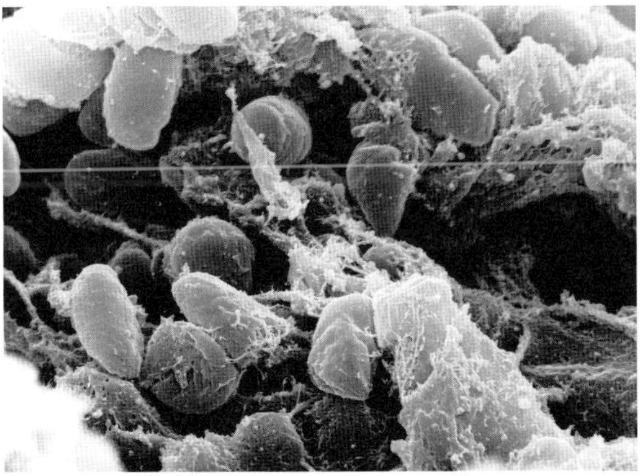

鼠疫桿菌（Yersinia pestis，葉赫森菌）。（維基百科提供）

間鼠疫流行，一般先由野鼠傳給家鼠。寄生鼠體的疫蚤，表面看來不足掛齒，但它們飢腸轆轆，飢不擇食，叮咬人類時，因其胃內被大量鼠疫桿菌堵塞，血液在跳蚤的嘴巴和人的皮膚之間形成倒流，病菌便隨之被沖洗進入人體，引起發病。含菌的蚤類亦可隨搔抓進入皮內，造成感染。因此，人間流行前常可看見大量家鼠死亡，死狀恐怖。

此外，破損的皮膚接觸病患含菌的痰、膿或動物的皮、血、肉，甚至疫蚤的糞便，都可能被感染。含菌的痰、飛沫或塵埃通過呼吸道飛沫傳播，也能引起人間的肺鼠疫大流行。

鼠疫桿菌沿著淋巴管這一「綠色通道」入侵人體，因而鼠疫的基本病理改變為淋巴管、血管內皮細胞的損傷和急性出血壞死性炎症。人體局部常見充血水腫，全身各組織臟器均可有充血、水腫、出血及壞死，而局部的淋巴結紅腫尤其明顯。

腺鼠疫最為常見，除有發燒等全身毒血症症狀外，病患主要表現為急性淋巴結炎。病初即有淋巴結腫大且發展迅速，淋巴結及其周圍組織顯著紅、腫、熱、痛，於病後二至四日達高峰。腹股溝淋巴結最常受累，其餘依次為腋下和頸部。若治療不及時，淋巴結會很快化膿、破潰，病患可於三～五日內因嚴重毒血症、休克或繼發敗血症、肺炎而死亡，未

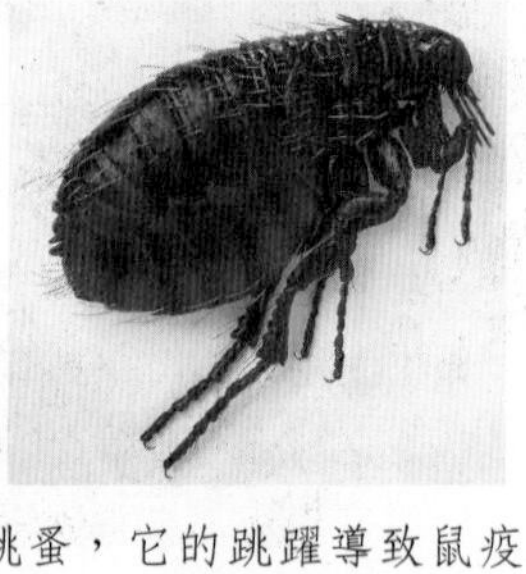

跳蚤，它的跳躍導致鼠疫肆虐。（維基百科提供）

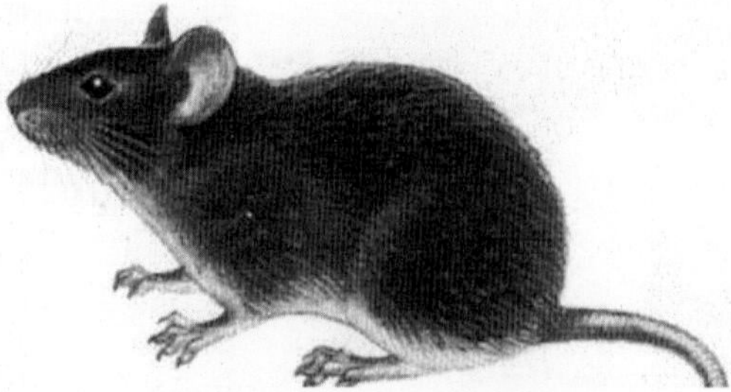

老鼠，也是鼠疫的受害者。（維基百科提供）

治療的腺鼠疫死亡率為五十～六十％。

肺鼠疫病患會很快出現咳嗽、呼吸急促、胸痛、嘴唇發紺、咳痰，初為少量黏液痰，繼之為泡沫狀或鮮紅色血痰。病患常因心臟衰竭、出血、休克等而於兩至三天內死亡。敗血症鼠疫為最兇險的一型。起病急驟，病患寒顫、高燒不退或體溫不升、譫妄、昏迷，進而發生休克及廣泛皮膚、內臟出血和壞死等，病情惡化迅速，如不及時治療常於一至三天內死亡。臨終前，病患全身皮膚呈黑紫色，故有「黑死病」之稱。

倖存者體內會獲得長久的免疫力，再次感染鼠疫的可能性很小。也許這就是適者生存吧。

對照明末的文獻記載，我們發現當時病患的主要症狀為「頭疼身痛，憎寒壯熱，頭面頸項赤腫」，「頭大如斗」，「一贅肉隆起，數刻立死，謂之疙瘩瘟……至春間又有嘔血者，亦半日死」或「一二日即死」，又可「先於腋下、股間生核，或吐淡血即死」。歸納起來，就是鼠疫所表現的發燒、腋下和腹股溝等處出現紅腫塊（腺鼠疫表現）、咯血（肺鼠疫表現），在缺乏有效治療的年代，病患往往迅速死亡。由於居民與死者、死鼠的直接接觸和間接接觸（氣體、飛沫傳播）都是難以避免的，所以感染率相當高，結果就是人們一大片一大片地倒

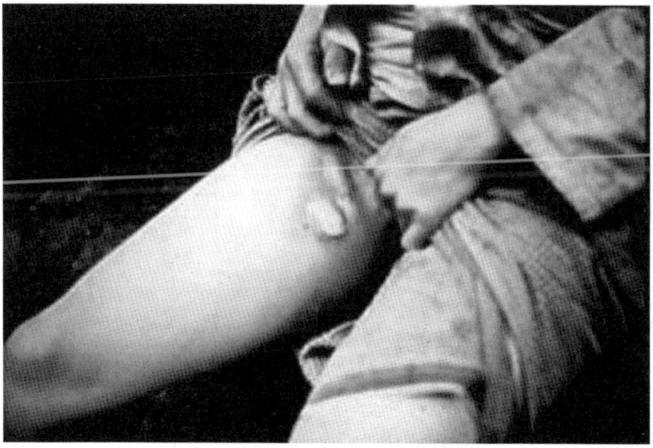

腺鼠疫病患腫大的淋巴結。（維基百科提供）

下。當時有人認為，看了死鼠或死者一眼也會染病，不無誇張。

如同一場戰役的勝負和天時、地利、人和三大因素密不可分一樣，鼠疫發動對人類的大破襲，造成明軍、李自成軍喪失戰鬥力，也離不開這幾大因素。

先說天時。中國氣候在明末進入了一個小冰河期（從一五八〇年開始），中國歷史學家的考證證明，這個時期是人類有史以來最冷的時期，被稱作「小冰河期」。偏偏一六四四年又是近一萬年來最冷的這幾十年的末期，中國華北地區平均氣溫下降攝氏四～六度，氣候相當寒冷。於是，草原植被南移，許多嚙齒類動物跟隨南下，與原來的農耕大明子民爭奪生存空間，牠們帶來的鼠疫桿菌，最終消滅了明朝大量的人口。有趣的是，無獨有偶，歷次游牧民族的南侵也與氣候的改變有較大關係。無論何時，生存總是第一位的。一旦氣候趨向嚴寒，食品供給就會短缺，為了生存，馬背上的民族當然無所不用其極了。

此外，寒冷的天氣比較適宜鼠疫桿菌的生存，因此它們在一六四三、一六四四年之交的冬春時節橫行無忌到最高峰，最終釀成北京的慘劇。李闖破城、崇禎上吊、大順兵敗，恰恰主要都發生在這暮春時節。陰曆四月，即陽曆五月之後，李自成軍撤出北京，夏天逐漸來臨，氣溫開始轉熱，鼠疫桿菌對熱度很是膽怯，遂鳴金收兵，讓作孽告一段落。於是，災情有所緩和，清朝開始在華北地區站穩腳跟。

再說地利。鼠疫與嚙齒類動物傳統勢力範圍的變化，有著千絲萬縷的關係。早在崇禎帝的高祖父嘉靖帝時期，漢人便開始對山西長城口外的蒙古草原實施移民開墾，這擾亂了鼠疫源地長爪沙鼠的生態環境，人、鼠接觸增多，染疫的可能性便隨之增加，萬曆九年自大同開始的鼠疫大流行就很可能與漢族移民的這一活動有關。到了明朝後期，土地兼併日趨嚴重，老百姓丟掉了土地，出路無非有兩條：一是成為流民飢民，最後走投無路加入流寇；二是去開荒，大批失去土地的農民經山西跑到草原地區墾荒。草原本來是野鼠的地盤，人逐步侵入牠們的領地，鼠疫傳播到人類社會是再自然不過的了。明末，山西經常性地流行鼠疫，並東傳至北京，正是草原被逐漸蠶食的結果。

在北京城內，雖然沒有草原，但是建築物林立，人類的生活資料非常豐富且密集，這又是喜歡與人類結伴同行的家鼠隱居的天堂。上至皇宮禁地，下至貧民賤窟，都藏匿著無數這些白天難以發現的「梁上君子」。一旦疫情爆發，牠們大量斃命，而不得不與牠們「同居」的北京市民也隨之遭殃。

最後說說「人和」。與其說是「人和」，倒不如說是「菌和」，我們這裡說的是人在疫情中的影響。那個動盪的年代，人是最不「和」的，如果沒有戰爭，或許明朝政府還可以集中精力去應付災荒。但明朝末年，明朝面臨著強大的外敵入侵和流寇造反，早已無暇顧及民生。而崇禎帝又愛財如命、吝嗇自私、鼠目寸光，只會下什麼「罪己詔」，做點文書工作，坐擁皇宮大量金銀財寶卻不思施捨。北京百姓連小恩小惠都拿不到，只能在死亡線上掙扎。為了應付遼東防務的沉重負擔，明朝加緊對社會攤派苛捐雜稅，這又導致社會矛盾激化，激起一輪又一輪的民變戰亂。戰爭，又導致災荒和疫病的惡果成倍擴大，如此惡性循環，直至無法收拾。

北京城內有大量的市民和官兵，人煙相當密集，又沒有完善的隔離措施，疫情的擴散非常容易，鼠疫就此發展至頂峰。其後，大順軍進駐京城，這些外鄉人大多對鼠疫沒有免疫力，極易感染得病，雖然隨著天氣轉暖，疫情開始有所緩和，不一定多數大順士兵都感染鼠疫，但是，從一個正常的區域轉移到一個疫區，這批人馬多多少少會受到影響，何況城內死者甚眾，其他繼發的傳染病流行（如流感、痢疾、傷寒等）也是合乎情理的，於是在多種疫病的糾纏下，大順軍的刀鋒迅速頓挫，不復當年之勇了。

一六四四年，四個最有能力影響中國歷史進程的人——大順皇帝李自成、大明皇帝朱由檢、大明遼東總兵吳三桂、大清攝政王多爾衮，他們背後都有著一個揮之不去的陰影在參與攪動時局，這就是親手導演了一齣中國版「黑死病」的鼠疫桿菌。

惡名遠揚

黑死病對於西方人而言可說是集體夢魘。

一三四六年到一三五〇年間，黑死病大規模襲擊歐洲，導致歐洲人口急劇下降，死亡率高達三十%。黑死病被認為是蒙古人帶來的。一三四六年，蒙古朮赤汗國軍隊進攻黑海港口城市卡法（又譯克法，現烏克蘭城市費奧多西亞）時，蒙軍用拋石機將患鼠疫而死之人的屍體拋進城內，這是西方社會有記錄以來第一次運用生化武器的細菌戰。黑死病隨後在歐洲像鬼魂一樣四處游蕩，估計歐洲有約兩千五百萬人在這場疫病中死亡，當時人們無法找到有效的治療藥物，只能用隔離的方法阻止疫情蔓延。為治療黑死病，他們用盡一切稀奇古怪的療法，有的人吃下糞便和灰燼，有的人將黑色腫塊切除，有的人甚至把活蟾蜍外敷患處，其後果可想而知。此後在十五、十六世紀，黑死病仍多次侵襲歐洲，但死亡率及嚴重程度逐漸下降。

有人認為，黑死病嚴重打擊了歐洲傳統的社會結構，削弱了封建與教會的勢力，間接促成了後來的文藝復興和宗教改革。

中國自古以來就是多災多難的國家。對於中國歷史上的鼠疫，包括曾任大清「東三省防鼠疫全權總醫官」的伍連德在內，許多學者都作過深入的研究，作出了不朽的貢獻。中國史上的第一次國際性學術會議，就是一九一一年研討鼠疫的「萬國鼠疫研究會（International Plague Conference）」，這從側面說明鼠疫在中國的流行之嚴重。

值得一提的是，隨著人類對黑死病認識的逐漸深入，一些帶有現代醫學痕跡的治療和預防方法開始出現，在某種程度上，黑死病橫行之日，正是現代醫學興起之時。

現在我們回過頭來想想，為什麼李自成做不了朱元璋呢？

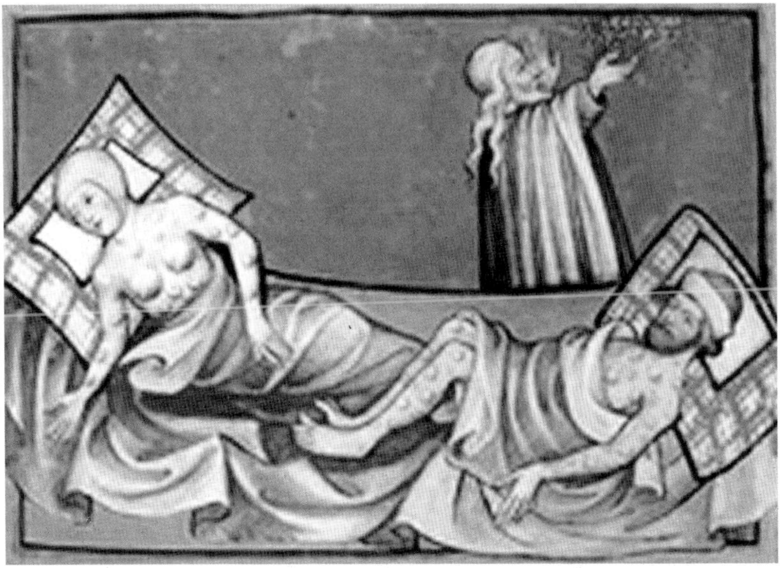

歐洲「黑死病」時的病患，身上腫物赫然。（維基百科提供）

第三節　禍兮福之所倚，福兮禍之所伏

「禍兮福之所倚，福兮禍之所伏。」意思是，禍是造成福的前提，而福又含有禍的因子。也就是說，好事和壞事是可以互相轉化的，在一定的條件下，福就會變成禍，禍也能變成福，老子說的這句名言是很有道理的。天地間一切事物就這樣成敗交替，陰陽相易，禍福相倚，天黑暗到極處就要迎接黎明，人倒楣到極點就會轉運。

李自成趁著北京守軍大量患病、喪失戰力的天賜良機，輕而易舉地占領大明首都，逼死了崇禎帝，結束了明朝的腐敗統治，幾乎完成了改朝換代的歷史使命。然而，他們沒有料到，自己的軍隊同樣陷入了這個恐怖的疫區而不可自拔，戰力同樣受損，當他不得不面對吳三桂和多爾袞的聯合進攻時方才發現，自己辛辛苦苦組建起來的隊伍在關鍵時刻已經不堪重用。這位大順皇帝，僅僅看到了福氣的意外驚喜，卻沒有看到這個「福氣」後面可能隱藏著巨大的禍害，更沒有看到自己這些運氣的周圍，潛伏著太多不穩定的因素，隨時可以讓他功虧一簣。

第一，北京存在嚴重的瘟疫流行，大順軍不可能不受到影響，因為細菌是不長眼睛的，它不會管你是否為仁義之師，反正是血肉之軀通吃；由此，大順軍的戰鬥實力會遭到嚴重削弱。

第二，倉促歸順的吳三桂對大順政權顧慮重重，政治立場極不堅定，一有風吹草動隨時叛變並倒打一耙。

第三，滿洲貴族對關內的龍爭虎鬥洞若觀火，對問鼎中原早已野心勃勃、枕戈待旦。對於從未交

過手的大順軍，他們態度極其謹慎，準備以傾國之力——十萬八旗軍——趁其立足未穩撲滅之；反觀李自成等人，對滿清勢力卻警戒不夠，似乎這些虎狼之師不足掛齒，心理和物質上的準備都極不充分。

第四，長江以南的大明統治區尚未征服，隨時有明朝宗室振臂一呼、另立門戶，繼而在獲得喘息後組織反撲。唐代安史之亂時，叛軍不止一次攻占國都，但唐軍在聯合各方勢力之後組織反攻，還是能打敗叛軍、重建大唐的。

第五，農民軍在空前的勝利面前，內部徹底放縱了。之前紀律嚴明，現在每個人的私慾既像一個被壓縮到極致的彈簧，又像一匹脫韁的野馬，腐化墮落不可逆轉。後世的太平天國占領南京後，其表現如出一轍，當然，下場也殊途同歸。

李自成這種政治上的不成熟、戰略眼光的短淺，注定他成不了朱元璋，也沒有躋身於古代中國一流政治家的資格。

所謂高明的政治家，或者權術之徒，每走一步都異常小心，瞻前顧後，從不為眼前的勝利所迷惑，也不為當下的失利所挫傷。劉邦就是一個典型的例子，他先於項羽攻克咸陽，當時仗也打得順風順水，按照楚懷王之約，「先入關者為王」，劉邦是否就完全得意忘形呢？非也。他占據秦宮，卻出人意料地戒除了好色貪財的老毛病，封存了皇宮的寶庫，「婦女無所幸」，等待項羽的王者歸來。這是因為他意識到，成功的運氣裡面暗含著重重危機：自己搶了首功，很容易成為山東諸侯的眾矢之的，更容易成為「力拔山兮氣蓋世」的項羽眼中必須拔掉的潛在勁敵。果然，項羽聞訊大怒，揚言要舉兵滅劉。於是，為了「留得青山在，不怕沒柴燒」，劉邦一行親赴鴻門宴「屈辱地」謝罪。這次九死一生的探險，雖然讓劉邦驚出一身冷汗，但他從中窺視到項羽性格的重大缺陷——猶豫不決、好為「婦人之仁」，而且還無意中激化了項羽和第一謀臣范增的矛盾，可謂一舉兩得。這真叫福禍相倚啊！

每個人都有趨福避禍的本能，這無可厚非。人生有那麼多災難，你願意早承受還是晚承受？筆者會選擇早承受，趁年輕，多承受一點災難未嘗不可。年輕人最大的優勢就是尚且擁有體力和來日方長。年少、年輕時承受災難比年紀大了再受，好多了，何樂而不為呢？早來的不是災難，是磨練，晚來的才是災難；早來的不是福報，晚來的才是福報，才是真福氣。如果年輕的時候志得意滿，只能說明前世積德，那麼，年老有福才能說明你修心功夫的境界高。

這個世界上沒有百分百的好事，也沒有百分百的壞事，往往好裡有壞，壞裡有好，只不過很多人只見一面，不見另一面罷了。生了一場大病，無疑在很多人眼裡是人生的重大打擊，有的人會從此變得異常敏感、患得患失、杯弓蛇影，直至成為一個精神、心理出現障礙的新病人；然而，更多的人會從這場病中吸取教訓、獲得見識，明白自己過去的生活陋習是如何地蠶食健康，懂得自己體內早已存在的種種隱憂，學會醫學的新觀點，掌握防病治病的新知識……這些都是不無裨益的！筆者在接觸病患的過程中經常發現，不少年過九旬的老者在年輕時常會遭受一些身心或際遇上的打擊和挫折；而許多猝死或突發嚴重病殘的病患，在出事之前，身體都被聲稱一貫「健康無比」，連看發燒感冒的記錄都是一片空白。

對於禍福的根源，既沒有徹底看清的可能，也沒有徹底看清的必要。對於有道德的人來說，既來之則安之，應該是無視禍福的，應該是「但盡人事，各憑天命」的，應該是「只問耕耘，不問收穫」的，應該是「直心正見，永離一切吉凶疑罔」的。

大詩人陸游說：「山重水復疑無路，柳暗花明又一村。」做事情成功之時，無須沾沾自喜、洋洋得意；遭受困難、挫折之時，也不必灰心喪氣、一蹶不振。如果我們不執著於得失的表相，改用另外一個角度來看人生，看世界，那麼得失也就不必在短時間內被判斷得涇渭分明，因為所有的成敗中都潛藏著陷阱和機會。

鼠疫，無意之中促成了北方游牧民族的最後華麗登場，改變了中國的歷史進程。而在一千四百多年前，中原地區一場史無前例的大瘟疫，同樣影響了這個國家日後的政治走向。

抗疫防線

1. 避免被跳蚤叮咬，避免直接接觸病患，避免碰觸具感染性之組織。
2. 注重清潔衛生，清除所有可能帶菌的鼠類或跳蚤。滅蚤需要先在滅鼠之前進行，以避免跳蚤跳入其他新宿主（如人類）繼續傳染病菌。
3. 來自疫區之輪船或港區倉庫須防鼠、滅鼠及滅蚤。
4. 避免接觸及處理鼠類死屍，如發現屍體須報告當地衛生當局。
5. 高發病率地區的居民、旅客、處理鼠疫桿菌或被感染動物的實驗室人員或防疫人員，須與其他防護方法一併使用。必要時注射疫苗。

第三章

流行性感冒，不容小覷

時　　間：約西元一七〇年～二二〇年

災　　區：中國河南省一帶

疫病特點：發燒，全身酸痛，咳嗽，病後短期內死亡

影　　響：加速東漢政權瓦解，繼而三國鼎足而立

第一節　張仲景，懸壺濟世

末世浩劫

西元一七〇年三月，冬去春來，寒氣卻依舊逼人，早春的樹枝看不見一絲的綠意。在中原腹地一個叫南陽的地方，一名小男孩不幸染病夭折，離開了含辛茹苦、滿懷期望的雙親，離開了那個多姿多彩卻又即將淪為人間地獄的世界。

這位小朋友名叫許阿瞿，享年僅五歲。全家悲痛欲絕，爸爸、媽媽為他精心訂做了一塊別出心裁的墓誌銘畫像石。在上面，他們沉痛地寫道：「……三月戊午，甲寅中旬，痛哉可哀，許阿瞿身，年甫五歲，去離世榮。遂就長夜，不見日星，神靈獨處，下歸窈冥，永與家絕，豈復望顏……」悼詞右側雕刻著小阿瞿觀看各種演出的歡樂場景。

這是中國迄今為止發現最早的墓誌銘畫像石，阿瞿的父母也許沒有想到，愛子之死只是一場大瘟疫的前奏，將有無數的人在這場劫難中失去寶貴的生命。

東漢末年，帝國中樞早已腐朽不堪，各地民不聊生，經過令蜀漢先主劉備「未嘗不嘆息、痛恨」（諸葛亮〈前出師表〉）的「桓、靈」二位皇帝瀆職、荒唐的統治，王朝急速走向毀滅。歷史上，天災和人禍總喜歡狼狽為奸，此時，大瘟疫從天而降。

早在東漢之前，歷代王朝都曾有瘟疫發生。由於中國是一個季風國家，地處太平洋和歐亞大陸交接處，冬夏氣溫冷暖不均，氣候變化很大，這種特殊的自然環境很容易引發疾病災害。文獻記載，許多種類的瘟疫，如天花、鼠疫、白喉、猩紅熱、霍亂、斑疹傷寒、傷寒、痲瘋、瘧疾、血吸蟲病等都曾襲擊這塊大陸。根據古人的解釋，所謂疫，就是指「民皆疾也」，意即凡能傳染的病都通稱為「疫」；至於「瘟」，則是指烈性傳染病，可以在禽畜動物與人之間相互感染；基於此，古代中國把傳染病、流行病通稱為「瘟疫」。自西元七世紀至西元二十世紀，中國有文字記錄的較大規模的瘟疫竟達七百多次。

當時，東漢王朝的各級官吏不斷接到大量的病例報告，有的村莊居民幾乎全部死亡，當時的朝廷正陷入內訌和混亂之中，對老百姓的生死根本無暇顧及，由於缺乏有效的防治，瘟疫的範圍進一步擴大。

在東漢末期的數十年間，大瘟疫連綿不斷，其死亡人數之多，簡直無從統計，家破人亡者比比皆是，後果十分悲慘。曾經繁華的中原地區，一度出現了這樣的慘狀：「家家有伏屍之痛，室室有號泣之哀，或闔門而殪，或覆族而喪。」（曹植《說疫氣》）首都洛陽地區，瘟疫竟奪去了一大半人的生命。再加上當時這裡不斷發生戰亂，中原地區陷入極為恐怖的狀態，即使那些養尊處優的上層人士也難逃厄運，著名的「建安七子」（除曹氏父子外的七位著名文人：孔融、陳琳、王粲、徐幹、阮瑀、應瑒、劉楨），就是典型例子。曹丕還未稱帝時，與他們中的好幾位詩人建立了深厚的友情，不幸的是，在建安二十二年的大疫中，七子中竟有四人染病而死，他們是徐幹、陳琳、應瑒、劉楨。眼看著好友一個個死去，曹丕沉痛地回憶道：「昔年疾疫，親故多罹其災。徐、陳、應、劉一時俱逝，痛可言邪！……謂百年已分，長共相保，何圖數年之間，零落略盡，言之傷心。」

士人、貴族尚且「零落」如此，普通百姓就更苦不堪言了，古都洛陽的郊外，很快變得荒草萋萋，野狐遍地。曾幾何時，作為東漢王朝的都城，這裡曾那麼車水馬龍，熙熙攘攘。災後，一代梟雄曹操路過此地，不禁傷感地吟出了流傳千古的〈蒿里行〉：「白骨露於野，千里無雞鳴。生民百遺一，念之斷人腸。」

瘟疫、混戰、死亡……動蕩的歲月，淹沒了分崩離析的東漢政權，孕育著一個刀光劍影、英雄風流千古的三國時代。

而此時，在災區的中心，小阿瞿的故鄉——南陽，一位醫師正在砥礪前行，苦心孤詣，默默奮鬥著。

「醫聖」橫空出世

他叫張仲景（約一五〇年～約二一九年），南陽郡涅陽（今河南省南陽縣）人，活了七十歲左右。他自幼好學深思，「博通群書，潛樂道術。」對醫學有著天生的悟性和熱愛，對醫書更是手不釋卷。他的同鄉何顒賞識他的才智和特長，曾經對他說：「君用思精而韻不高，後將為良醫。」（《何顒別傳》）後來，張仲景果真成了一代名醫，被人稱為「醫中之聖，方中之祖」。

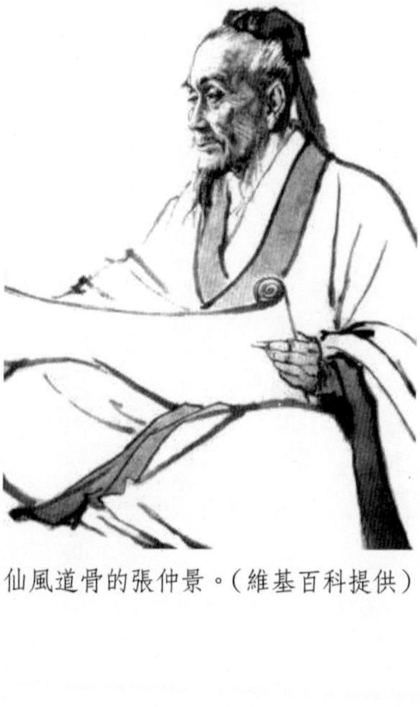

仙風道骨的張仲景。（維基百科提供）

奇怪的是，張仲景生活在東漢末年，由范曄主編的《後漢書》和陳壽執筆的《三國志》都沒有為其立傳，致其生平事跡的可靠史料十分缺少。關於他的故事，只有後世一些零星的記載，而幾乎同一時期的華佗，卻屢屢在官方的人物傳記上揚名立萬、拋頭露面，風頭一時無兩。究其原因，筆者認為，華佗的出名很大一部分原因是和政治有關。眾所周知，古代史書主要記錄政治、軍事和宮廷鬥爭，與之相關的人物自然也頗受青睞。華佗與當時首屈一指的大人物曹操關係密切，擔任其私人醫生，這人人皆知。《三國志・華佗傳》載：「太祖（曹操）苦頭風，每發，心亂目眩，佗針鬲，隨手而差。」曹操的一舉一動都是史家濃墨重彩的焦點，華佗自然也沾光不少。不可否認，華佗是名醫，但他雖專攻醫學，卻始終未拋棄躋身官僚階層的願望，對仕途和功名依舊保留一絲期待，畢竟在古代，「巫」、「醫」並論，在士人心中並不算十分「高尚」的職業。華佗對政治前途的過分期待，不可避免地讓他與曹氏集團發生千絲萬縷的關係，偏偏這類知識分子一旦與權術扯上關係，他們的心眼兒又顯得不夠用，這就為他日後的橫死埋下了禍根。

傳說張仲景曾官居長沙太守，也許這個頭銜正是華佗心馳神往的。然而，作為「朝廷命官」的張仲景，終究沒能進入正統史家的法眼。這反而從另一個側面印證了張仲景一生專心致志於醫學的精益求精，全心全意於百姓的身心健康，心無旁騖，心無雜念。

據史書記載，東漢桓帝時大疫三次，靈帝時大疫五次，獻帝建安年間疫病流行更甚，成千上萬的人被病魔吞噬，以致造成了十室九空的空前慘象，其中尤以靈帝時的一七一年、一七三年、一七九年、一八二年、一八五年的疫情最嚴重。南陽地區屬重災區，許多人因此喪生。張仲景身處亂世，親眼目睹了連年混戰、瘟疫橫行，人民顛沛流離、飢寒困頓，他的家族也不例外。對這種悲慘的情景，他「感往昔之論喪，傷橫夭之莫救」，曾慘痛地回憶：「仲景宗族二百餘口，自建安以來，未及十稔，死者三之二，維時大疫流行，而傷寒死者居其七。」（《傷寒雜病論》）這使他早早確立了懸壺濟世、救死扶傷的高遠之志：「上以療君親之疾，下以救貧賤之厄，中以保身長全，以養其生。」（《傷寒雜病論》自序）大災期間，一些庸醫趁火打劫，不給病患認真診脈，只知道賺昧心錢，且不思進取，因循守舊，不精心研究醫術以解救百姓的病痛，而是競相追逐權勢榮耀，忘記了自己的本分。張仲景對這些人非常氣憤，他暗下決心，要征服傷寒病。

當時，南陽有個著名醫師叫張伯祖，聲望極隆。張仲景為了學醫，就拜他為師。張伯祖見他聰明好學，又有刻苦鑽研的精神，就把自己畢生的醫學知識和技能毫無保留地傳授給他，而仲景竟盡得其傳。何顒在《襄陽府志》一書中曾讚歎道：「仲景之術，精於伯祖。」此外，張仲景還仔細研讀過《素問》、《靈樞》、《難經》、《陰陽大論》、《胎臚藥錄》等古代醫書，其中《素問》對他的影響最大。《素問》說：「夫熱病者，皆傷寒之類也。」又說：「人之傷於寒也，則為病熱。」張仲景根據自己的實踐對這個理論作了發展。他認為一切因外感而引起的疾病，都可以叫做「傷寒」。他還對前人留下來的「辨證論治」治病原則，認真加以研究，從而提出了「六經論傷寒」的新見解。

除了「勤求古訓」，張仲景還「博采眾方」，廣泛搜集古今治病的有效方藥，甚至民間驗方也盡力搜集。他對民間喜用針刺、灸烙、溫熨、藥摩、坐藥、洗浴、潤導、浸足、灌耳、吹耳、舌下含藥乃至人工呼吸等多種具體治法都一一加以研究，並在臨床實踐中去偽存真，去糟存精，積累了大量的經驗和資料。

相傳，張仲景任長沙太守時還時刻不忘自己的臨床實踐，時刻不忘救治人民的疾苦。但他究竟是高官，在帝制時代，官僚不能隨便進入民宅，又不能輕易接近普通百姓，否則觸犯「官場潛規則」，輕則引來非議，重則招來彈劾。於是，他想出一個辦法，擇定每月初一和十五兩天，大開衙門，不問政事，讓有病的民眾進來，他堂堂正正地坐在大堂之上，逐一仔細給病患看病，大家無不拍手稱快。時間久了，形成慣例，每逢初一、十五的日子，他的衙門前就聚集了許多來自各地的病患等候就診，為紀念張仲景，後來人們就把坐在藥鋪裡給人看病的醫師通稱為「坐堂」。張仲景雖然身居高位，但並不貪戀權錢，不久，他「見朝政日非」，便歎息道：「君疾可愈，國病難醫。」隨後掛冠遁走，潛心從醫並撰寫醫學著作去了。

張仲景以一己之力，當然不可能徹底戰勝大瘟疫，消滅「傷寒病」，但是倘若沒有他，人世間會有更多的許阿瞿，會有更多的生離死別，會有更多的妻離子散。災難期間，醫師的價值，不僅僅在於拯救了多少個生命，更在於他的精神力量，他能給更多的人以活下去的希望、勇氣和信心。

傳說畢竟是傳說，可信度自然大打折扣。如有記載說，張仲景能準確預測到曹操的幕僚王粲，二十年後脫眉而死，這就過於神乎其神了，未免是後人充滿敬意的穿鑿附會和主觀臆想。不過，可以看出，人們是把美好的願望寄託在深受愛戴的醫師身上。在眾多的記載和傳說中，我們更多的是看到這位「醫聖」如何視名利如糞土，如何無私地贈醫施藥，如何不辭勞苦地救民眾於水火之中，而不是純粹地炫耀技術的高超，這也許正是張仲景和華佗最大的不同，因為老百姓的眼睛才是雪亮的。可能，單就醫療技術而言，擅使「麻沸湯」輔助手術的華佗也有仲景不可比擬的高明之處，也有降伏病魔的殺手鐧，但是他終究沒能贏得「醫聖」尊稱，因為，「聖」屬於道德範疇，「聖人」是儒家的道德楷模。由此可見，張仲景是以其高尚的情操，活在世世代代的百姓心中，而華佗，在這方面是丟分不少的。

今天的河南南陽，仲景故里，「醫聖」的墳塚保存得相當完好，墓頂的蓮花，象徵他「出淤泥而不染」的高尚醫德醫風。每天，總有人前來獻花，總有無數民眾自發前來醫聖祠紀念、拜謁他。他的祠堂近兩千年來一直香火不絕、人潮湧湧。如果說有人去燒香朝拜，僅僅是為了保佑身體安康，那麼，更多的人，是懷著一顆感恩的心，想去與那位神交已久的老中醫，進行穿越時空的促膝長談，尋求心靈的安慰，尋找人生的真諦。

中醫經典，光照千秋

經過多年的實踐與總結，張仲景寫出了《傷寒雜病論》十六卷，這部著作在西元二〇五年左右寫成並「大行於世」。到了晉代，名醫王叔和加以整理。至宋代，它又漸分為《傷寒論》和《金匱要略》二書。《傷寒雜病論》奠定了張仲景在中醫史上的重要地位，並且隨著時間的推移，這部專著的生命科學價值越來越顯露出來，成為後世從事中醫者人人必讀的重要醫籍，是中醫實踐和研究取之不盡、用之不竭的源泉動力。哲學智慧蘊含其間，思辨指導意義非凡，清代醫家張志聰說過：「不明四書者不可以為儒，不明本論（《傷寒雜病論》）者不可以為醫。」

這本著作系統地分析了傷寒病的原因、症狀、發展階段和處理方法，創造性地確立了對傷寒病「六經分類」的辨證施治原則，奠定了理、法、方、藥的理論基礎。書中還精選了三百多方，這些方劑的藥物配伍比較精煉，主治明確。如麻黃湯、桂枝湯、柴胡湯、白虎湯、青龍湯、麻杏石甘湯等聞名方劑，它們經過千百年臨床實踐的檢驗，都證實有較高的療效，並為中醫方劑學提供了發展的依據，後來的不少藥方都是從它發展演變而來的。

他的學說哺育了世代名醫，為中華民族的繁衍昌盛做出了巨大貢獻，真可謂「道經千載更光輝」！

據不完全統計，由晉代至今，整理、注釋、研究《傷寒雜病論》的中外學者已逾千家；日本自康平年間（相當於中國宋朝）以來，研究它的學者也有近二百家；此外，朝鮮、越南、印尼、新加坡、蒙古等國的醫學發展也都不同程度地受到其影響及推動。

張仲景的一生，體現了中華民族傳統文化所具有的天人合一的思想特徵、博大兼容的智慧特徵、以人為本的生命特徵。他深深根植於此，發揚光大於此，並由此成為中華民族之醫學魂幟、文化脊梁。

現在，我們回過頭來看看，這場影響深遠的大瘟疫，這個張仲景畢生與之鬥爭的「傷寒」病魔，其真面目到底如何？到底屬於現代醫學的什麼傳染病？

第二節　狡詐多變，為害中原

大疫元兇

也許有人會說，災難的罪魁禍首不就是「傷寒」嗎？這還有什麼值得爭議的？其實這大錯特錯了。此「傷寒」，非彼「傷寒」也！古人所稱的「傷寒」與我們現代西醫所認識的「傷寒」並非一個概念。

其實，西醫和中醫雖然有很多詞彙相似，但事實上兩者的意思往往大相逕庭。必須承認，中醫的誕生遠遠早於西醫，它們屬於完全不同的思維模式，有著截然不同的哲學基礎。我們的西醫老前輩在引進這門現代科學的同時，一度苦惱於詞彙的翻譯問題，因為由於文化的迥異，許多西醫的專業術語在中文裡根本找不到對應，就好比總統「president」一詞，在民國以前，中國何曾有「總統」一職？因此，前輩們可謂絞盡腦汁，最後，他們從古代中醫的詞彙裡獲得靈感，實施了「拿來主義」。例如，

「風濕」是源於中醫的詞彙，現代西醫借用「風濕」一詞，對照的是英文「rheumatism」，指的是一類細菌感染引起的疾病，與傳統中醫的「風濕」在概念上簡直風牛馬不相及。「風濕性關節炎」是個不折不扣的西醫術語；傷寒，也是如此。

西醫的傷寒（typhoid fever）是一種由傷寒桿菌引起的急性腸道傳染病，其典型臨床表現是持續高燒、腹痛、腹瀉或便祕、肝脾腫大，部分病患會出現玫瑰樣皮疹，發高燒而脈搏出奇地慢。傷寒桿菌嗜好肥腸的美味，腸出血、腸穿孔是傷寒的主要併發症。此外還有一種與傷寒特徵類似的副傷寒（Para-typhoid Fever），它由副傷寒桿菌引起。傷寒桿菌偏好炎炎夏日，從流行病學的角度看，它遍及全球，但熱帶和溫帶分布最多。在季節分布上，溫暖地區終年發生的同時以夏秋季為高發季節；熱帶地區則不受季節影響。而流行形式上，多為散發型，但若水源汙染嚴重則可爆發流行。因此，環境對於這種疾病的產生和流行都起到至關緊要的作用。傷寒發作緩慢，體溫呈階梯式逐漸升高，缺乏有效治療時，一般會持續三～四週不退燒，病患會逐漸神志遲鈍、表情淡漠，死亡率約十%，最高可達四十～五十%。傷寒病患和傷寒桿菌攜帶者，其糞便及尿液中帶有大量的傷寒桿菌，傷寒桿菌隨糞便和尿液排出體外後，如果汙染水、食物和環境，則會通過手、蒼蠅、蟑螂等以病從口入的方式傳染給健康人。

古籍中的「傷寒」是一系列傳染病的統稱，按照張仲景的歸類，分為六經病症，又有相應的腑症，其描述的症狀，涵蓋了現代醫學中的呼吸系統、消化系統和泌尿系統傳染病的表現，但不能與西醫的「傷寒」混為一談。

東漢末年的大瘟疫屬於現代醫學的「傷寒」，其可能性較小。因為綜上所述，傷寒具備特有的臨床表現，且夏季好發，史料和張仲景等人的醫書記載中並沒有提及哪些典型症狀。此外，漢末瘟疫的發生似乎又與天氣炎熱關係不大。

學者劉繼剛總結了從東漢光武帝到漢獻帝時代的歷次瘟疫，發現，在月份記錄較明確的十七次大疫中，十次發生在春季，四次發生在冬季，兩次發生在秋季，一次發生在夏季。也就是說，東漢時期傳染病高發於春季和冬季。

天氣寒冷這一因素值得重視。《傷寒論》主方的來源及其在六經病中的應用表明，建安年間流行的大疫主要是以寒邪致病為症候特點和病理機制的寒性瘟疫。東漢時代即西元初，中國天氣有趨於寒冷之勢，到三國時代，曹操在銅雀臺種橘，只開花不結果。曹操之子曹丕在二二五年到淮河廣陵視察十多萬士兵的演習水面攻防，由於嚴寒，淮河竟然突然凍結，演習不得不中止。可見，那時的氣候比現在寒冷得多。《後漢書・五行志》亦記載「獻帝初平四年（一九三）六月，寒風如冬時」，氣候明顯變冷，導致「陰陽失位，寒暑錯時，是故生疫」。這是東漢後期疫情劇增的重要原因，也提示該時期的疫病流行與氣候寒冷關係密切。

從症狀看，據張仲景的總結，病患往往以受風寒為誘因，以風寒束表的發熱、惡寒、頭項和全身強痛為首發症狀，張仲景歸之為「外感」「傷寒」，但是高燒、畏寒，並非西醫傷寒所獨有。

再從病情發展看，與《傷寒雜病論》緊密關聯的《輔行訣臟腑用藥法要》明確指出：「外感之疾，日數傳變，死生往往在三五日間。」由此得知，病勢兇險，可造成「無論長少」「闔門而殪」。所謂「外感」，是指具傳染性、病情變化極快、死亡率高的天行瘟疫，而非一般的受寒感冒，其病程發展之速，是西醫傷寒所不及的。

在其他一些烈性傳染病中，如流行性腦脊髓膜炎、斑疹傷寒、天花、猩紅熱，它們常有特徵性皮疹或痘疹，而仲景六經症狀中全無提及；至於鼠疫，其流行常先有（或伴有）大量死鼠的異常現象及鼠疫的特異性症狀——體表隆起腫物，而當時的史料及仲景醫籍均無記述；而霍亂，初起即以嚴重吐瀉為主症，這也不見於記載。由此看來，上述傳染病的可能性都不大。

元兇逐個排除，只剩下最後，也是最大的嫌疑犯——流感（influenza）。

流行性感冒，氣溫較低的冬春季節是它橫行的黃金時期，更重要的是，無論在病情初起、發展、危重階段，它都與仲景傷寒病十分相似。例如，傷寒六經病症狀中有兩類值得注意：一是以發熱、頭身強痛、惡風寒等為主的全身症狀；二是以咳喘、胸脅苦滿、手足厥逆等為主的呼吸循環系統症狀。現代醫學認為，流感初起以畏寒、高燒、劇烈頭痛和周身酸痛為常見症狀，若無繼發感染和併發症，則為單純型流感，一般發熱兩～三天可漸癒；若發生混合感染和併發症，可發展成支氣管炎型或肺炎型，病患出現氣促、呼吸困難，病人可因呼吸衰竭而死，其症狀及病情變化與傷寒六經病頗為相似。

感冒固然司空見慣，但大流感作為嚴重瘟疫肆虐人間時，「萬戶蕭疏鬼唱歌」的恐怖情景是太平盛世的人們難以想像的。第一次世界大戰後期出現的「西班牙流感」就曾席捲全球，吞噬了數以千萬計的生命，其發病之猛、進展之快、死亡率之高，的確與東漢末年的大瘟疫不相伯仲！

大流感的幕後黑手，是否具有三頭六臂？

流感界的「鼎足三分」與「特洛伊木馬」

在一個寧靜的夜晚，一位政治家詩人，仰望萬籟俱寂的星空，只見一群鵲鳥在枯槁般的樹枝上徘徊，月光顯得那樣的冷清和縹緲。於是，一首千古名句便隨口而出：「月明星稀，烏鵲南飛。繞樹三匝，何枝可依？」

漢末、三國、魏晉時代，風流名士都喜歡把飛禽作為吟誦的對象，魏武帝曹操自然也不例外。又如阮籍在〈詠懷詩〉中吟道：「孤鴻號外野，翔鳥鳴北林。」

然而，當時的人們並不知道，禽流感——在沒有血與火的爆發中致無數人於萬劫不復的大瘟疫——正是通過野禽傳播。

不管是禽流感、人流感，還是豬流感，都是流感病毒作的孽，流感病毒同時是一個子嗣繁多的龐大家族。

根據病毒核蛋白的差異，科學家將流感病毒分為A、B、C三大類型。它們的直徑大約只有八〇～一二〇奈米，自外而內分為包膜、基質蛋白以及核心三部分。病毒的核心包含了儲存病毒信息的遺傳物質RNA，以及複製這些信息必須的酶；基質蛋白構成了病毒的衣殼骨架，與病毒最外層的包膜緊密結合，起到保護病毒核心和維繫病毒空間結構的作用。

流感病毒呈球型，外觀就像一顆水雷，最外面的脂質包膜上插著許多小棍，小棍有兩種：數目較多、看上去光禿禿的，是一種叫血凝素（又名紅血球凝集素，hemagglutinin, HA）的蛋白質；數目較少、看上去像蘑菇的，是另一種叫神經氨酸酶(neuraminidase, NA)的蛋白質。這兩類蛋白突出病毒體外，長度約一〇~四〇奈米，被稱作刺突，一個流感病毒表面約分布有五百個血凝素刺突和一百個神經氨酸酶刺突。

如果說，三國時期，曹魏以其實力最雄堪稱大佬，孫吳、劉漢是小弟的話，恰恰該時期的疫病元兇——A型流感病毒，也是三種類型當中最為兇悍殘忍和影響最為惡劣的，是當之無愧的流感界江湖大佬。因為，它的變異及進化速度之快、多變偽裝之奇、感染性和致死性之強、傳播速度之速，都讓B型和C型望洋興嘆，因此它成為人類歷史上歷次大流感的主要幕後黑手，也是病毒研究者的主攻對象。二十世紀至今已先後多次爆發全球性大流感，其中以一九一八、一九五七、一九六八和二〇〇九年這四次的影響最為深遠，由於實驗儀器的發展進步，科學家已經明確作出判決：每次都是A型流感家族的成員在興風作浪。

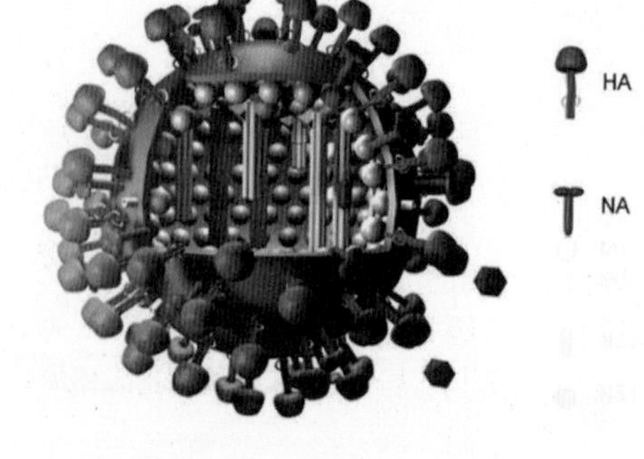

流感病毒的廬山真面目。（維基百科提供）

雖然，A、B、C型三大家族在流感界三足鼎立，但是B型和C型流感相對較少見，往往只會造成地區性的局部流行，或僅形成個案，且嚴重致死的病例不多見，因此，這兩家並不是我們的頭號敵人，也不是本書清算家底的對象。

A型流感本身就派系林立。通常，人們把常在豬群中發病的流感稱為豬流感，常在禽類中發病的稱為禽流感，而人類常患的季節性流感稱為人流感。有些病毒可以從野生動物傳給家畜、家禽等，從而又在雞、鴨、豬等身上廣泛傳播；甚至可以直接傳染人。

禽流感病毒之內也是子嗣繁多，有的能傷害禽鳥，有的能與禽鳥相安無事，但對於人類而言，都是危險的殺手。

其實，那些野生鳥類，特別是海洋候鳥，很多時候無辜地充當了病毒「特洛伊木馬」(Trojan Horse)的角色。作為健康的病毒攜帶者，它們的內臟裡窩藏著病毒卻不知不覺，依舊周遊世界，流感病毒就隨著牠們的排泄物廣為散播。家禽、家畜和人類，大多都不能像野禽那樣與病毒和平共處，一旦感染，基本都會發病，有的死亡，有的康復，只是程度不同而已。古代詩人們哪能想到，在幾萬、幾十萬公里的遷徙途中，南來北往的鴻雁，其肚子裡可能正運載著死亡的信號，病毒在裡面正策畫著「木馬屠城」的陰險詭計。在那個塵封的歲月裡，生靈塗炭、士人凋落，一切痛苦可能都來源於那些可愛

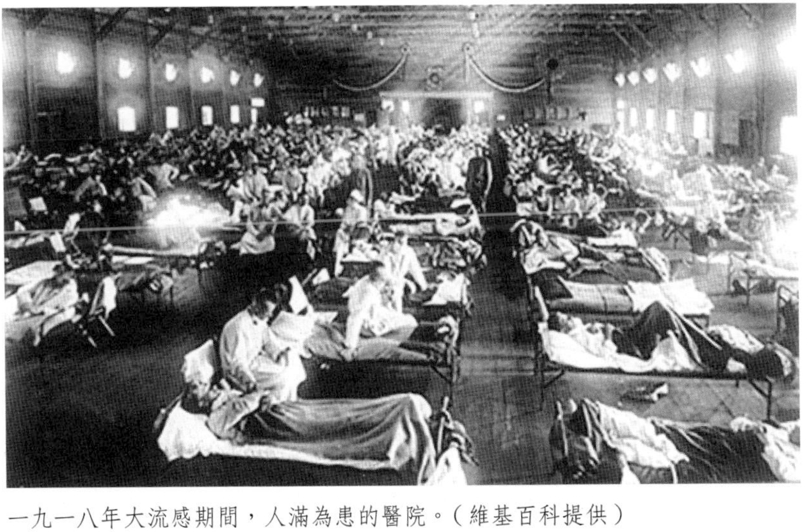

一九一八年大流感期間，人滿為患的醫院。（維基百科提供）

的鳥兒。

流感爆發多在冬春時節。病患除出現咳嗽、咳痰、流涕等症狀外，常伴有嚴重的全身中毒症狀：如高熱、寒顫、畏寒、全身不適、頭痛乏力以及周身酸軟等，嚴重者會繼發細菌性肺炎、瑞氏綜合症（Reye syndrome）、中毒性休克、心肌炎等。老人、兒童、伴有基礎疾病或體質虛弱者感染流感後容易發生上述嚴重的併發症，甚至死於非命。

人類感染流感的典型方式是通過吸入空氣中的病毒或直接接觸受感染人群（或家禽、家畜）的呼吸道分泌物，只要病毒仍能從呼吸道或動物的腸道散發出來，則被感染之個體傳染其他個體的可能性就一直存在。一聲咳嗽可以散播十萬個病毒，一個響亮的噴嚏會釋放出一百萬個病毒，並且將這些病毒以超過一百五十公里的時速噴射到六米左右的地方。流感就是這樣一傳十、十傳百地引起爆發性流行的。

與SARS相比，流感的傳染性要強得多。SARS的傳染性集中在症狀嚴重期，因而在醫院感染的病例較多，

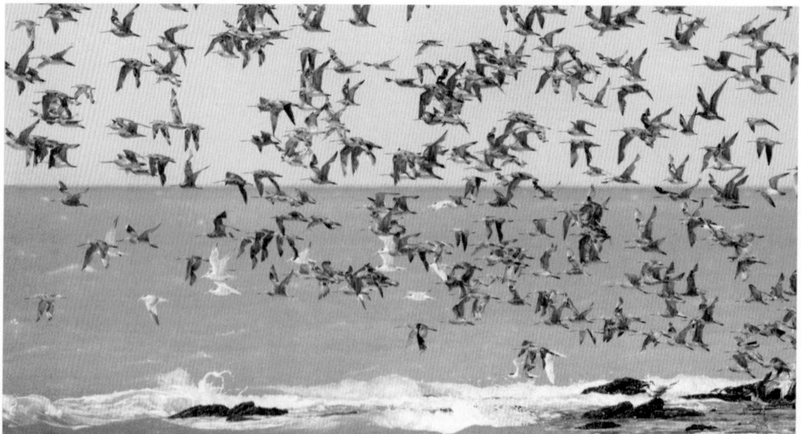

遷徙候鳥，可能正傳播著禽流感。（維基百科提供）

而流感在發病前的潛伏期和發病期間均有強烈傳染性，這一特點決定了它既容易在家庭、單位、學校、幼稚園、安老院廣泛地爆發流行，也容易發生醫院內感染。

流感人傳人、禽傳人對社會的打擊都是非常巨大的。不僅可能有許多人病倒甚至垂危，還會有大量家禽因染「雞瘟」而成片斃命，或活生生地被人為撲殺，以防疫情擴大。近十幾年來，禽傳人的事件已經屢屢發生。一九九七年，香港首次發生了人類H5N1禽流感病毒感染：有十八人發病，其中六人死亡。密切接觸家禽是這些人的共同特徵，但沒有人與人之間直接傳播禽流感病毒的確切證據。

迄今為止，我們也無法證實東漢末年的大瘟疫一定是流感所致，即使能通過檢驗死者身上殘留的病毒RNA確證是流感，也無法鑑定那場浩劫到底是流感人傳人，還是禽傳人，一切都是合理的推斷。

其實，鼻病毒、腺病毒、呼吸道合胞病毒等等，都能引起感冒，為何獨獨A型流感病毒最為可怕、最令聰明的人類頭痛呢？曾經給人類帶來深重災難的很多瘟疫，近百年來由於醫學和社會的進步，大多得到了控制。為何唯獨流感，像脫韁的野馬，猖狂作亂，人類至今還沒有真正找到馴服它的利器呢？

病毒界的諸葛孔明

研究發現，A型流感病毒為害人間有兩招殺手鐧是其他的病毒豔羨不已的：一是它的變化多端簡直出神入化；二是它的合縱連橫也頗爐火純青。特別是第一招，往往讓自以為防線固若金湯的人類防不勝防、捉襟見肘、疲於奔命。

《三國演義》中，諸葛亮以其足智多謀、用兵如神成為了民間智慧的象徵。魯迅曾批評羅貫中「狀諸葛之多智而近妖」。不過，用變化莫測的手段對敵鬥爭，總是對自己最有利的，A型流感病毒也深諳此道。

讓我們再仔細看看它的結構吧。血凝素（HA）和神經氨酸酶（NA）是兩種非常重要的醣蛋白。HA和NA均可分為不同的類型，根據現有的發現，WHO將HA（H）編為1～16號，NA（N）編為1～9號，並根據它們各自的編號給流感病毒分類。也就是說，僅一個A型流感病毒家族，就有一百四十四種不同HN組合的可能。如近年鬧得比較厲害的高致病性禽流感是H5N1亞型，二〇〇九年流行的是H1N1亞型，今年突然冒頭的是N7N9亞型。

HA和NA暴露在病毒外面，主要是為了方便病毒入侵細胞。HA就像病毒擁有的鑰匙，負責打開人體的細胞的大門；NA就好比它的利刃，專職破門而入並大肆蹂躪。它們的共同目標就是破壞我們的細胞組織，然後把自身的RNA遺傳物質殖民到細胞之內，借腹生子，繼而繁殖出更多的病毒，這些病毒把細胞徹底撐破後，又去侵略下一批可憐的細胞。而人體免疫系統並非袖手旁觀，它也通過HA和NA來辨認侵入人體的流感病毒以前是否交過手，如果是老相識、老對手，就會立即動用準備好的抗體，如同警察按照通緝犯照片那樣，有的放矢地攻擊病毒，將其消滅。對人體免疫系統而言，HA和NA就是抗原，可以刺激人體產生殺滅它們的抗體。但是，如果免疫系統之前沒有見過某種新的HA或NA，那麼它只能視而不見，無法發起反擊，直到此次入侵結束，如果主人還活著，免疫系統才記住這些肇事者，準備迎戰第二次入侵。遺憾的是，下次有更新穎的HA或NA來襲，免疫系統照舊保持沉默。

人流感病毒原本喜好啃食人類的呼吸道細胞；禽流感病毒原本只愛進攻如雞鴨之類禽鳥的腸道細

胞，所以，禽流感與人類本來是井水不犯河水的。但是，有一種動物，卻能把禽流感病毒加以升級改版，從而使其重新粉墨登場，打開了通向人類的世界。這就是中間轉換器——豬！豬很特殊，細胞內同時存在人和禽流感病毒的兩種受體，因此人流感和禽流感病毒可以同時在豬細胞上殖民。在豬體內，禽流感病毒與人流感病毒的基因可以互相雜交，你中有我，我中有你，從而獲得人類細胞的特異結合位點，打開了方面之門，形成對人類有嚴重威脅的禽流感病毒新品種（照樣能入侵禽類）。這樣的變異衍生出容易在人體生存和傳播的病毒，這就是禽流感從禽類進犯到人類的必經之路。

可怕的是，A型流感病毒的RNA變異是一種驚險而高超的技藝！如果有兩種不同類型的流感病毒同時入侵同一個豬細胞，它們各自的八條RNA混一起，複製後再組裝成新的病毒，就有可能產生二百五十六種遺傳學上不同、毒力各異的後代。倘若它們都八仙過海、各顯神通的話，人類將受到滅頂之災！

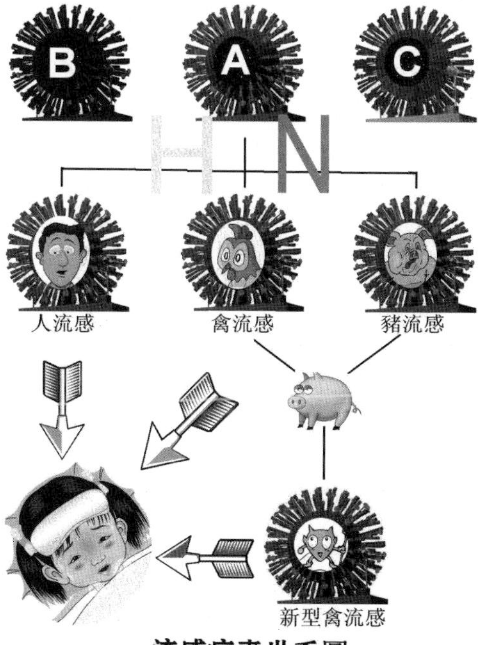

流感病毒世系圖

作者繪。

A型流感病毒變異得相當頻繁、活

躍，把人類搞得焦頭爛額。在人類認識流感以後，已先後發生過四次大變異並引起大流行。此外，在每個大變異中間，還會有許多小變異，出現小變種，均引起中、小流行。如果，流感病毒不易變異，那麼流感就會像出水痘一樣，只要得過一次，就能終身免疫，因為人體終身保留了可以識別水痘病毒抗原的抗體，能夠隨時迎敵。或像打過B型肝炎疫苗一樣，人為獲得抗體，一旦發現認識的B肝抗原入侵，便隨即給予迎頭痛擊。可惜，流感病毒偏偏擅長「變臉」，常以新面目出現，推陳出新，過去得過流感的人，面對搖身一變的新型病毒抗原，自身的免疫系統又不能認識了，無從下手。同樣道理，過去打過的流感疫苗，現在對新流感也不起作用，如同第二次世界大戰中法國對抗德國的「馬奇諾防線」——形同虛設。這種人類免疫系統未見過的新型流感病毒，一旦傳播開去，將會導致區域性甚至世界範圍的大流行。

二〇〇九年大流感爆發後不久，科學家從墨西哥、美國的感染病例中分離鑑定出一種新的病原體——新A型H 1 N 1流感病毒，這種毒株是幾種複雜的豬流感病毒變異後再經過重配而形成的。因此，疫情初期稱為「豬流感」，該病毒基因組的八個片段分別來源於近年流行的四種病毒，真正的無敵四合一！全世界一時為之變色。

美國病理學家Jeffery Taubenberger博士帶領的研究小組曾在《自然》雜誌上發表報告指出，一九一八～一九一九年猖獗的H 1 N 1「西班牙流感」病毒，其實正是禽流感病毒的一種類型，可能先在鳥類身上發生，經過突變後，進化到了人傳人的地步，從而一發不可收拾。

最令醫學界憂心忡忡的是，現在的禽流感病毒可能也經過演變，擺脫了鳥類的限制，實現在人與人之間的直接傳播，到那個時候，一九一八年的悲劇也許就會重演。畢竟，人與人接觸的機會總比人與禽接觸的多得多，東漢大瘟疫是否亦如此？期待考古界和病毒學界一起為我們找出答案。

正是通過這種變幻莫測的伎倆，A型流感病毒遠遠凌駕於其他病毒之上，總是走在人類前面，總會搞出新花樣，對人類形成了一次又一次嚴重的傷害。

此外，我們也不能忽視A型流感病毒和其他病原體協同作戰，共同進攻人類的潛在威脅。赤壁大戰前夕，諸葛亮一手促成孫劉兩家聯手抗曹，為戰勝曹操起過關鍵性的作用。而A型流感病毒在釀成大禍之時，往往也並不孤單，身旁身後總會追隨著一些蠢蠢欲動的投機分子，伺機分一杯羹，比如像金黃色葡萄球菌、肺炎鏈球菌、綠膿桿菌之流。它們在業已虛弱不堪的人體上，乘虛而入，趁火打劫，導演了諸如支氣管炎、肺炎、腦膜炎，甚至敗血症的慘劇，不少人並非直接死於流感的第一波打擊，而是喪命於這些從犯最後時刻雪上加霜的惡毒偷襲。

二〇一三年春天，A型流感病毒重出江湖，這是一種H7N9型禽流感病毒。科學家在二〇〇八年從西班牙東北部的小水鴨中首次分離出來，後來在中歐、北美等許多國家也相繼發現，但一直認為是低致病性病毒，未引起人們的特別關注。沒想到，它今年會突然登陸中國並侵犯人類。

十年前，當H5N1來襲時，人們能比較清楚地看到它在哪兒作惡，因為H5N1對禽鳥和人類一視同仁，都能帶來致命性的傷害，人們不難在禽類飼養場發現它的源頭。而H7N9在禽鳥間流行但不發病，人們很難摸清它的飄浮行蹤，H7N9疫情就好像一個「黑箱」，如何打開這個「黑箱」，需要多個部門的通力合作，才能找到「鑰匙」。

據中國官方統計數據，截至二〇一三年五月二十七日，大陸共報告H7N9禽流感確診病例一百三十例，其中死亡三十七例。雖然現有證據不足以證明這種禽流感能在人與人之間傳播，但這種可能性高於其他已知的禽流感病毒。

臺灣首例H7N9禽流感病人經過三十五天的救治，才於五月二十四日康復出院。然而，五月五日，一名來自臺灣中部的女子因出現發燒等呼吸道症狀而入院治療。其後，實驗室檢測分離出了H6N1禽流感病毒！雖然她已康復，但一切似乎仍是未知數，H6N1是H7N9的幫兇嗎？

這個夏天，一番折騰之後，H7N9似已偃旗息鼓了。然而，科學家堅信，它依然在禽鳥間無症狀地潛伏，暫時韜光養晦，等待時機再次偷襲疏忽大意的人類；又或許，它正在積蓄基因變異的能量，逐步把自己修煉成可以導致人傳人的新型魔鬼，今年冬季，它很可能捲土重來！

不得不承認，A型流感病毒是一種無比聰明、適應力超強的病毒。

那麼，在兩千多年前，在沒有先進醫療技術的時代，張仲景是怎樣與這個變化多端的病魔周旋、作戰的呢？

第三節　不變應萬變

病魔總是改頭換面，手段往往千變萬化、無所不用其極，名醫們也總是兵來將擋，水來土掩。

首先，讓我們看看身經百戰的名醫是怎樣煉成的？除了醫術高明之外，他們尚且需要萬變不離其宗的原則，後者足以判斷一個醫師是否及格。

張仲景曾對一些不良的行醫現象深惡痛絕：「怪當今居世之士，曾不留神醫藥，精究方術，……但競逐榮勢，企踵權豪，孜孜汲汲，惟名利是務，崇飾其末，忽棄其本，華其外而悴其內。皮之不存，毛將安附焉？……趨世之士，馳競浮華，不固根本，忘軀徇物，危若冰谷，至於是也！」

一名醫師，首先要做成良醫，然後才有可能昇華為名醫，否則只能淪為江湖遊醫，張仲景就為我們行醫者樹立了高聳的人生標竿。

我覺得，永恆不變的醫師原則其實並不複雜，複雜的是能否堅守，如何堅守。大醫之道，在志存高遠，在自強不息。大醫之行，曰無私奉獻，曰虛懷若谷。以病患之痛為己痛，噓寒問暖，和風輕拂；以扁鵲之技誅病魔，心繫蒼生，心無雜念；以毫厘之失作鞭笞，盡善盡美，成敗相輔；以包容之心汲精華，海納百川，推心置腹。一句話，就是大醫精誠，大愛無疆！

這裡容不下一點功利，容不下一絲馬虎，更容不下半點虛偽，哪怕面對的是一個無藥可治、家屬徹底放棄、即將撒手人寰的病人，甚至是一具冰冷的屍身。

那天，一位重病老太太經過我們的全力搶救後，終究難逃魔掌，她安詳地走了。肅靜的病房裡，只剩下我和她，門外是家屬不絕的抽噎聲，我注意到老太太胸前有一道手術創口依舊敞開著，雖然不再有鮮血滲出，雖然不再引起難忍的疼痛。我便靜靜地蹲下，輕輕拿起縫針和手術鑷子，一針一線地把不再癒合的傷口認真縫好，把皮膚邊緣對好，在那時刻，我的腦海中沒有死人與活人的轉變，只有孟郊那句古詩始終縈繞在心頭——「臨行密密縫，意恐遲遲歸。」她是一位母親，她是一個人。

不是所有的醫師都有可能成為名醫，但是幾乎所有的醫師都有成為良醫的機會，哪怕是剛出道的小師弟。那永恆不變的原則，能幫助或拯救許許多多病患，能頑強抵抗諸如大流感這樣瘋狂的病魔，也能救贖那些需要警示的靈魂。

其次，保持良好的個人身體素質，這也是抵抗疫病時萬變不離其宗的一環。

流感在中醫歸為傷寒或溫病一類，治療講求辨證論治，掌握因時、因地、因人的原則，例如張仲景創立的麻杏石甘湯、清代吳鞠通的名方桑菊飲和銀翹散等，對流感均有較好的療效。此外，中醫還用針刺足三里等穴位來預防；中醫學的某些用藥原理，目前雖然用現代醫學知識還不能給出滿意的解釋，但其治療效果還是有目共睹的；它們治療流感的機理似乎不在於消滅流感病毒本身，而是積極調動人體自身的抵抗力。中醫學真是世界醫學的寶貴財富！

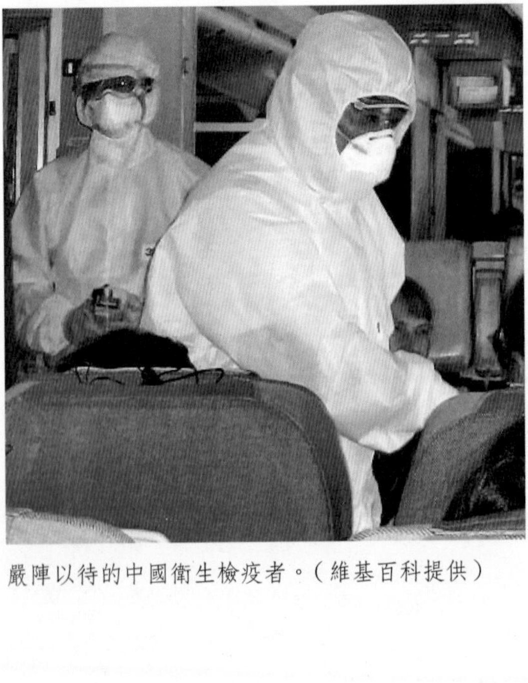

嚴陣以待的中國衛生檢疫者。（維基百科提供）

由此亦可見，只有把抵抗力提升得足夠強大，把體魄鍛鍊得足夠健壯，把身心調理得足夠平衡，把情緒調節得足夠良好，面對詭詐多變的病魔入侵，我們才具備抵禦的基礎，否則一切神醫妙藥、一切先進科技都只能是空中樓閣！

醫師純潔的心靈、民眾健康的體質，這就是我們以逸待勞地迎戰各種疫病侵襲的不二法門。最基本的，才是最重要的，人生和事業，何嘗不如此？

在上文中，我們提到了傷寒，其實，現代醫學還有一種病叫「流行性斑疹傷寒」，法蘭西帝國的崩潰，居然和它扯上關係。那麼，它究竟是怎樣不經意地改變了世界格局，影響了人類歷史呢？

抗疫防線

1. 注射疫苗

每年九～十一月，流感流行前兩個月，是注射疫苗的最佳時間，因為此時的疫苗可通過預測的來年病毒類型進行研製，對即將到來的流感有預防作用。即便在流感流行期，仍可以注射。由於注射疫苗後人體內產生的抗體濃度會隨著時間的延長而下降，並且每年研製的疫苗都會根據病毒變異而有所變化，所以注射一次流感疫苗並非一勞永逸。老人、慢性病患、免疫缺陷者和兒童由於抵抗力差，醫務人員由於直接接觸機會多，均應優先注射。但並非任何人士均適合疫苗注射，必須在醫師的指導下進行。

2. 保持清潔

要保持良好的個人及環境衛生：勤洗手，勤曬衣服，勤曬被褥，勤曬太陽；每天開窗通風，保持室內空氣新鮮；流感病人和疑似流感症狀者外出時應戴口罩；在流感高發期，盡量不到人多擁擠、空氣汙濁的場所，避免飛沫汙染；被病毒汙染的餐具、毛巾甚至門把手，應仔細清潔；雙手接觸呼吸道分泌物（如打噴嚏）後要立即洗手；不要用已被汙染的毛巾擦手。另外，食用禽類製品前要高溫充分烹煮，切勿進食未經徹底煮熟的禽鳥肉、內臟、血製品及蛋等；烹飪工具要生熟分開；購買正規市場上經過檢疫的禽類，盡量不買活禽；避免接觸禽鳥或其他動物及其分泌物、排泄物，如有接觸，應立即洗手。

3.對症下藥

目前還沒有公認的特效抗流感病毒藥物。但瑞士羅氏公司已有一種針對流感病毒神經氨酸酶的抑制劑oseltamivir（Tamiflu，克流感），它用於流感發生早期四十八小時才有效，不過只能縮短病程，減緩症狀，並不能完全阻斷傳播和控制病情發展。

4.健康食材

一個紅紅的番茄，體內含有抵抗病毒感染的有效物質；一顆小小的堅果，含硒量高達一百毫克，硒有助於預防呼吸道感染；一條尖尖的辣椒，身上藏著某種特殊物質，能使進入人體內的抗生素呈三倍增長，增強藥效；一碗甜甜的薑糖水（先用紅糖加適量水，煮沸後加入生薑），煮好十分鐘後趁熱喝下，也能預防感冒。

5.及時就醫

如出現發熱、咳嗽、呼吸困難等症狀，應戴上口罩，盡快就醫，並向醫師詳述旅行史及動物接觸史。

第四章
流行性斑疹傷寒，雪上加霜

時　　間：西元一八一二年
災　　區：俄羅斯西部
疫病特點：被蝨子叮咬後發燒，全身出現紅色皮疹
影　　響：拿破崙大軍精銳喪盡，法蘭西帝國風雨飄搖

第一節　拿破崙，一敗塗地

不可一世的科西嘉雄獅

人們常用「滑鐵盧」來形容重大的挫折或失敗，眾所周知，一八一五年的滑鐵盧戰役是拿破崙生平的最後一戰，也是讓他徹底沉淪的一戰。這位聞名遐邇的偉大統帥，曾經所向披靡，令對手聞風喪膽，但從此只能在孤島上過著放逐的生活，直至終老。

然而，冰凍三尺非一日之寒，拿破崙的失勢，在滑鐵盧戰役以前就已不可逆轉地開始了。一八一二年，他向俄羅斯帝國發起進攻，這次漫長的遠征，以法蘭西帝國的慘敗告終，拿破崙元氣大傷，他和他的帝國夢被敲響了喪鐘。

拿破崙・波拿巴（Napoléon Bonaparte，一七六九～一八二一年），法蘭西第一共和國執政、法蘭西第一帝國皇帝，出生於法屬科西嘉島，一位卓越的軍事天才，也是法國近代最富傳奇色彩的歷史人物。他的名字在科西嘉語中正是「荒野雄獅」之意，好像冥冥中真有天意，法國大革命之後，他以出色的表現從低級軍官急速攀升，直至成為一代帝王，並多次擊敗保王黨的反撲和反法同盟的入侵，捍衛了大革命的成果，也震驚了世界，拿破崙頒布的《民法典》更成為後世資本主義國家的立法藍本。執政期間，他多次對外擴張，橫掃歐洲大陸，形成了龐大的帝國體系，並創造了眾多後人驚嘆不已的軍事奇蹟。

從一八〇五年的奧斯特里茨戰役，到一八〇七年的佛里德蘭戰役，歐洲大國奧地利、普魯士和俄羅斯都悉數敗在了拿破崙手下，他們只好共同簽署和約，向拿破崙低頭臣服。此時，拿破崙帝國的疆域西起大西洋，

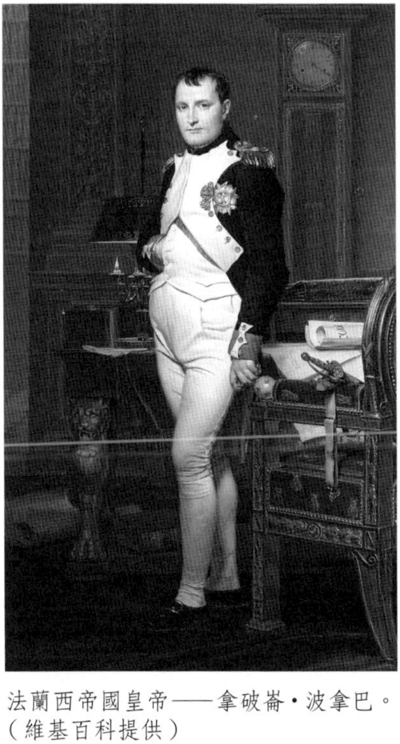

法蘭西帝國皇帝——拿破崙・波拿巴。（維基百科提供）

東到巴爾幹半島，北達波羅的海，南至義大利半島南部，除了隔海相望、負嵎頑抗的島國不列顛王和偏安一隅的土耳其之外，整個歐洲大陸幾乎都在意氣風發的拿破崙掌控之下，歷史上還沒有任何一位歐洲君主擁有過如此強大的勢力。

拿破崙躊躇滿志，野心勃勃，他想進一步成為世界的霸主。不過，縱然他在陸地上所向無敵，對海軍強大的英國卻只能望洋興嘆。那時候，歐洲各國的統治者對這位科西嘉的矮子暴發戶都是敢怒而不敢言的，於是，擅長貿易的英國和不甘屈服的沙皇俄國便暗通款曲，互利互惠，這讓明察秋毫的拿破崙惱怒不已，法俄關係急劇惡化。到了一八一一年底，拿破崙終於下定決心要教訓一下那個年輕氣盛的沙皇亞歷山大一世，更重要的是，他只有徹底打敗俄國，才能真正使歐洲大陸的其他國家俯首帖耳，最終能讓自己騰出手來對付英國。

一場影響世界的惡戰不可避免。

俄國荒原上的鎩羽而歸

拿破崙傾全力投入對俄作戰的準備，他將能征慣戰的法國老兵從各地調回，共聚集了二十七萬法軍。到了一八一二年六月初，法國大軍已全部集結在俄國邊境，再加上徵調來的各附庸國軍隊，總兵力達六十萬人、一千四百門火砲、十五萬匹戰馬。這是一支講著不同語言的大軍，裡面不但有法國人，還有德意志人、波蘭人、義大利人、荷蘭人和瑞士人等等，它的龐大規模是歐洲歷史上前所未有的，顯示出壓倒一切的必勝氣勢。

六月二十三日晚十時，拿破崙大軍浩浩蕩蕩地渡過涅曼河，兵分五路直撲而去，開始了對俄國的討伐之役。法國皇帝驕橫自滿，以前和沙皇交手的經歷令他覺得對手不屑一顧。因此，他並沒有充分估計到在俄羅斯荒原上將會遭遇到什麼樣的困難，仍固執地認為只要抓住俄軍主力打上幾仗並予以全殲，沙皇就會卑躬屈膝地簽下城下之盟，戰爭很快就會結束，根本不用拖到冬天。於是，拿破崙命令軍隊盡量多攜帶隨身軍需用品，但並未重視大力加強軍隊的後勤補給。

法軍氣勢洶洶，迅速向俄國腹地推進，他們急於尋找俄軍主力決戰，企圖一舉擊敗俄國。大片俄國領土淪陷，十幾萬俄軍在統帥「獨眼龍」庫圖佐夫的領導下，有計畫地向後撤退，並堅壁清野，使得長驅直入的法軍在不斷的消耗和遲滯下，物資供應每況愈下。

九月，雙方在博羅季諾展開大會戰，結果兩軍死傷慘重，俄軍被迫再次後撤，他們阻擋法軍進攻的目的化作泡影；同樣，拿破崙欲圖速殲俄軍主力的目的也功虧一簣。雖然俄軍死傷更多，但俄國幅員遼闊，戰略縱深極大，物資補給和援兵召集明顯優於法軍；而法軍則孤軍深入，全然不知危險正步步逼近。

庫圖佐夫率軍撤退到莫斯科後，為了保存實力，又主動放棄了這座城市，城內的所有糧食物資被搬運一空，只剩下一座空城，拿破崙得意洋洋地進駐了克里姆林宮。然而不久，莫斯科全城突然燃起大火，熊熊烈焰四處蔓延，吞噬了大半個城區，絕大多數房屋被燒毀。莫斯科這座俄國名都化為一片廢墟，拿破崙費盡心機才得到了一座殘破而毫無價值的莫斯科。

進入十月後，天氣越來越冷，俄羅斯的寒冬馬上就要來臨了，這是屬於俄羅斯人的季節！拿破崙意識到再耽誤下去只能坐以待斃，於是他只好把心一橫——撤。在撤退的路上，法軍不但飢、恐、疲、病，而且每天都要遭到俄軍哥薩克騎兵的襲擊，一路損兵折將，鬥志盡失。

十一月初，俄羅斯開始漫天飛雪，氣溫驟然下降。法軍在準備進攻俄國時就根本沒預料到要在冰天雪地中行軍，沒有帶足防寒保暖用品，加上糧草殆盡，飢寒交迫，秩序大亂。他們三五成群地到處搶劫以尋找食物和燃料，只要有一匹馬倒下，兵痞們就瘋狂地衝上去割食，不少人常常為了爭奪一塊麵包或一個馬鈴薯而自相殘殺。對氣候無比適應的俄軍騎兵卻越戰越勇，不時衝來砍殺一陣後，又迅速消失。法軍一路棄屍無數，大量傷病員被拋棄在路旁無人問津。由於法軍的馬匹在馬蹄上沒有安裝防滑釘，雪地上行走非常容易摔斷腿，加上嚴寒中凍死的，此時已所剩無幾，許多大砲和車輛也不得不丟棄。

拿破崙率領著這支已凍掉了靈魂的部隊繼續向北撤往立陶宛的維爾納，在攝氏零下三十多度

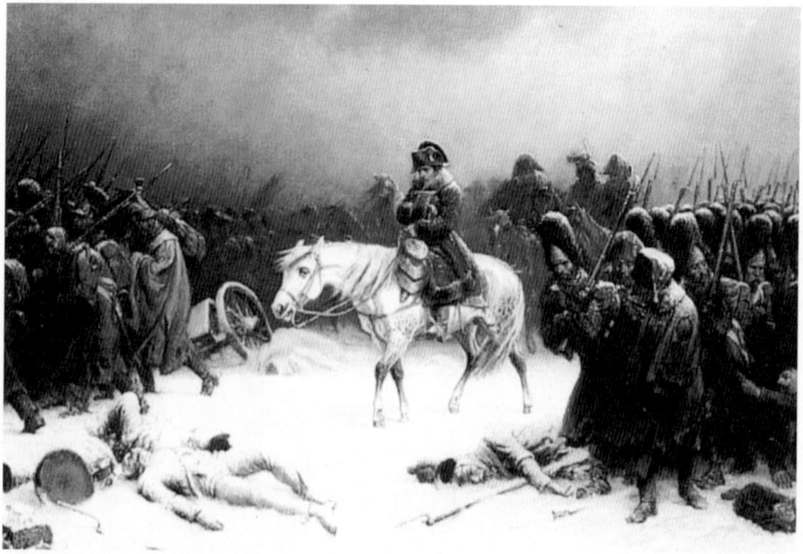

從俄國鎩羽而歸的拿破崙大軍。（維基百科提供）

的嚴寒中，飢腸轆轆、缺醫少藥、衣不蔽體、哆哆嗦嗦的法軍每天都有上千人倒在雪地中，很快就被厚厚的積雪所掩埋，落伍的士兵，除了凍餓而死外，都成了俄軍的俘虜。

十二月十四日，最後一批七零八落的法軍撤過涅曼河，這時他們僅剩兩萬多人，至此，拿破崙發動的這場征俄戰爭以徹底失敗告終。

戰爭失敗後，拿破崙原來的盟國普魯士和奧地利等紛紛背叛，和俄、英共同組成了第六次反法聯盟，再次向法國發難，拿破崙不得不面臨著第一次下臺，他一手締造的法蘭西帝國從此一蹶不振。儘管後來一度東山再起，但是頹勢已經一發不可收拾，最後迎來了滑鐵盧之戰，拿破崙再次敗北並第二次下臺，最終被他的敵人流放到孤零零的聖赫勒拿島上。一八二一年五月五日，帶著未酬的壯志，他神祕死去。一代戰神淒慘落幕。

拿破崙東征俄國是十九世紀最重要的戰爭之一，此戰宣告了拿破崙帝國開始走向衰敗，具有劃時代的歷史意義。它改變了拿破崙的命運，也改變了世界的命運，甚至改變了中國的命運。一山不能容二虎，東征俄國敗北使法國逐漸失去了歐洲霸主的地位，而為英國奪得世界霸主的地位奠定了基礎，「日不落帝國」的旗幟開始插向世界的每一個角落，並把魔爪開始伸向古老的東方。二十多年後，英國發動鴉片戰爭，使中國陷入差點萬劫不復的深淵。

面對著兵力、裝備、訓練水準、作戰經驗和開戰時候的士氣都遠不如自己的俄軍，百戰百勝的拿破崙為什麼會一敗塗地呢？

被忽視的前車之鑑

從宏觀角度看，拿破崙在這場戰爭中嚴重低估了俄國軍民的反抗精神，沒有充分做好戰爭的準備，這是他失敗的最重要原因。此外，他發動的戰爭已經具有明顯的侵略性質，是不得人心的非正義行為，得道多助，失道寡助。

這是從歷史和社會的廣度來解釋他的敗因。

然而，歷史總是驚人的相似。歷史的微觀考察也是不可或缺的。

拿破崙東征約一百三十年後，幾乎是同一天，一九四一年六月二十二日，一個留著小鬍子、頭髮梳成一撇的高傲日耳曼人，命令他那剛剛征服歐洲大陸的數百萬鐵甲雄師，在五千架飛機、四千輛坦克的支援下，向原蘇聯發起「閃電戰」。

他叫阿道夫・希特勒，納粹德國的元首。當時的德國陸軍實力，無論從戰爭理念、作戰經驗、武器裝備、士兵素質、軍官能力、訓練水準、紀律程度等各個方面，都是世界一流的，綜合排名是當之無愧的第一。可以說，二十世紀四〇年代初的德軍，其地位毫不遜色於十九世紀初的法軍，甚至有過之而無不及。

他們的戰績同樣驕人。不僅把老牌強敵法蘭西打得滿地找牙、舉手求和，還橫掃了歐陸諸國。但在無法取勝英國的同時，希特勒和拿破崙一樣，孤注一擲，揮兵東進，目標仍然是地大物博的俄國（蘇聯）。也許和拿破崙一樣有著超人的自信，希特勒同樣對蘇軍和蘇聯的戰爭潛力估計不足，同樣覺得有把握在冬季來臨前結束戰爭。結果，雖然德軍戰果累累——殲滅蘇軍數百萬、占領蘇聯西部廣大領土，但在犯了一系列戰略失誤之後，希特勒和他的將軍們驚訝地發現蘇聯仍然屹立不倒，而莫斯科近在咫尺卻無力一舉攻克。

就在德軍節節勝利的時候，俄羅斯寒冬又一次降臨到那片殺戮的戰場上，真是天佑俄國，天佑蘇聯，每一次這個頑強的民族即將遭遇滅頂之災的時候，老天爺總是用殘酷的冰雪把他們的敵人凍僵。這一次，無比強悍的納粹德軍，遭到與拿破崙大軍一樣的命運。在十二月那些風雪交加、天寒地凍的日子裡，來自西伯利亞的蘇軍援兵，滑著雪橇、穿著白色絨衣、舉著防凍衝鋒槍、駕駛著在雪地上行動如飛的T34坦克，把德軍防線撕得七零八落。在那片熟悉而陌生的荒原上，拿破崙大軍的陰魂纏繞著每一個德軍士兵……

莫斯科戰役的失敗，是德國陸軍在二戰中的首次慘敗，他們所向無敵的神話被打破。雖然這並非蘇德戰場乃之整個二戰的轉折點，德軍依然有機會捲土重來，但是他們那股銳氣已被嚴重削弱，全世界反法西斯力量和愛好和平的人們，看到了希望，希特勒和他的魔鬼之師不可避免地走向滑坡。

不知道那些在莫斯科城下凍得瑟瑟發抖、渾身發紺而冬衣短缺，甚至僅以報紙填充軍衣保暖的德軍士兵們，有沒有想過，他們的祖先在一百多年前跟隨拿破崙遠征時，也是一模一樣的狼狽不堪。

從微觀的角度看，後勤保障的嚴重疏忽是這兩位歐陸暫時的霸主一輩子不能釋懷的痛；決定戰爭勝負的因子很多很多，除了人心向背和綜合國力，還有地理、氣候等諸多自然條件。

拿破崙被公認為史上最傑出的統帥之一，他的軍隊當時是世界上最強悍的勁旅，他麾下的官兵驍勇善戰、吃苦耐勞，僅憑給養匱乏和惡劣氣候，就能令他蒙受如此慘敗嗎？

如果他們具備現代的醫學知識，也許他和希特勒都會後悔不已：一件乾淨而暖和的防寒大衣，並不比一門震天大砲次要。

可以說，俄羅斯的凍土上，除了自然環境、敵對雙方的統帥和官兵在影響著戰局的發展之外，甚至還有一些微乎其微的生物，在參與決定著誰能笑到最後。

第二節　俄國冰原，勁敵伏擊

疫病拖垮常勝軍

事實上，拿破崙大軍的厄運從出發不久就開始了。雖然法軍一路高歌猛進，將沙皇亞歷山大一世趕下臺看似指日可待，然而，戰爭的號角剛剛吹響，就有一些士兵接連掉隊，一頭栽倒在路旁，一跌不起，他們是喝醉了？中毒了？還是另有隱情？

在東征俄國的第一週，法軍每天都有約六千人生病。有隨軍醫師如此記載道：「患病人數以難以阻擋之勢增加，他們跌跌撞撞，沿著道路艱難前行，許多人倒斃在途中。」

進入波蘭境內後，情況越加惡劣。法國人發現，此地「髒得難以置信」：農民們從不梳頭洗臉，亂蓬蓬的頭髮纏繞著黑乎乎的大鬍子，裡頭到處是蝨子和跳蚤；每個村莊都充斥著蟑螂、老鼠；井水表面漂浮著噁心的生活垃圾；道路平時堆積著浮土，暴雨過後到處是泥濘和坑坑窪窪。法軍數萬匹軍馬因疫病接二連三地倒斃，裝載補給品的大車被主力部隊越拉越遠，提供的食物和安全用水也變得越加珍貴。隨著大軍穿過波蘭接近俄羅斯邊境，越來越多的士兵不戰而倒，新的戰地醫院被迅速相繼建立，但遠遠跟不上病號的爆發式增長。

拿破崙的麻煩接踵而至。跨越涅曼河大約一個禮拜，有的士兵開始出現頑固的高燒、頭痛、冷顫，全身上下的紅疹密密麻麻；重病者的臉色發青，或驚恐狂叫或昏睡不醒，不久便一命嗚呼；苟活著的人，身體越來越虛弱，最後連一杯水都無力舉起來。另一名隨軍醫師巴倫・拉雷在私人筆記中寫道：「儘管法軍的醫療措施在當時堪稱翹楚，但沒有誰能料到傳染病的規模如此之大。」

除了放血、吃草藥，以及將葡萄酒、水和檸檬汁混合調製起來當藥水喝之外，拿破崙的軍醫們一籌莫展。事實上，對士兵的集體死亡，隨軍醫生多明尼克・讓・勞瑞也想搞清個中原因，但他最終的結論無非是士兵連日受

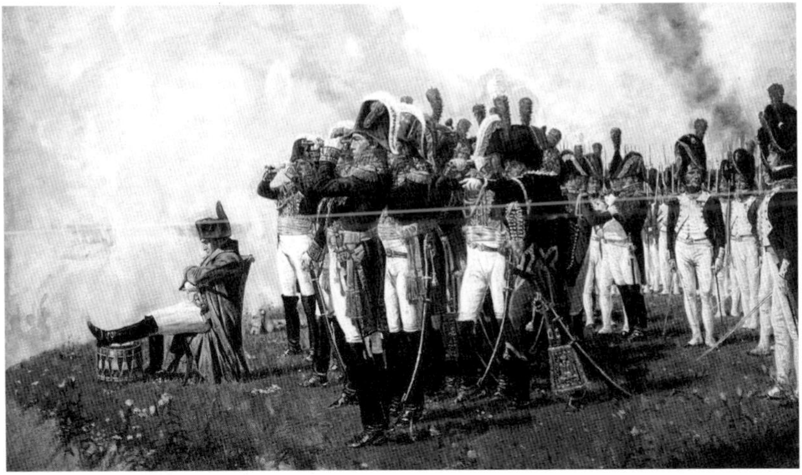

在前線一籌莫展的拿破崙。（維基百科提供）

雨、身體疲勞和飲用變質的酒。問題無法得到根本解決，法國大軍開始軍心渙散。

俄國本身就比較落後，俄軍在撤離前又把本已原始的基礎設施悉數摧毀，於是，惡劣的衛生環境使得瘟疫病魔更加瘋狂地糾纏著法軍這支疲憊之師。一位目擊者描述了士兵被蝨子折磨的場面：「他到蘆葦墊子上睡覺，很快就被蝨子的騷擾吵醒……於是，他脫掉襯衫和褲子並扔到篝火中；蝨子被點燃的爆裂聲就像兩個步兵團在交火一樣……許多同袍被咬傷，繼而病倒、死去……」

就這樣，倒楣的拿破崙大軍一直熬到了冬季，在俄國的冰天雪地中，情況糟糕透頂，無數的法軍士兵僅靠骯髒的稻草裹身，久病纏身，哀嚎而亡；料事如神的戰神拿破崙也束手無策，最後只得隻身倉皇逃回巴黎。

到底是什麼傳染病把這支常勝軍折磨得如此淒涼？

戰爭瘟疫之解碼

「對一個國家民族命運的影響力，長矛、刀劍、弓箭、機關槍，加上更具有破壞力的爆炸性武器，可能都比不上小小的蝨子、蚊子和蒼蠅。」著名免疫學家漢斯・秦瑟（Hans Zinsser）曾經這樣說。

二十一世紀初，距離那場大戰的硝煙散盡已經過去差不多兩百年了。一個天寒地凍的日子，在波羅的海國家立陶宛首都維爾紐斯附近，一群建築工人正在挖掘鋪設電話線的壕溝，順帶拆除一片早已人去樓空的蘇聯軍營。突然，挖土機碰到了一些白色的硬物，司機跳下車來一看，不禁毛骨悚然，原來是一堆數不清的白森森的人類骸骨。在近現代史上，維爾紐斯（古稱維爾納）屢遭戰火蹂躪，大規模屠殺乃至種族清洗時有發生；這個足可以容納上萬具遺骸的集體墓穴，其始作俑者又是誰呢？

考古學家們發現，屍體堆放在三處呈 V 字型的戰壕裡，這些壕溝共同構成了一個防禦陣地的模樣。隨後，人們出土了刻有所屬部隊番號的皮帶扣和制服紐扣，還有十九世紀初通用的二十法郎面值硬幣。種種跡象表明，這些骷髏生前曾是拿破崙麾下的戰士。

這些死去的法國軍人被成批地倉促埋葬在草草挖掘的戰壕中，沒有墓誌銘，沒有十字架，十分悲涼，這是拿破崙東征大軍的亂葬崗首次被發現。

出人意料的是，幾乎所有士兵的遺骸都沒有遭受砲彈轟炸、子彈射擊或刺刀刺傷等外傷痕跡；考古學家們認為，這表明他們並非由於戰爭創傷而死亡。許多士兵遺骸呈現出緊緊蜷縮的姿態，這可能意味著他們在死去時痛苦萬分，很可能是因為疾病、飢餓和寒冷而死去的。

此後數年間，經過對出土遺骸和其他物品的研究，結合對相關資料的分析，一個此前被人忽略的因素逐漸浮出了水面。

在挖掘出的兩公斤含有骸骨和衣物碎片的泥土中，人們還發現了五隻蝨子的遺骸。科學家從三十五名士兵的遺骸中取出了七十二枚牙齒進行研究，隨後發現，二十九%的牙髓呈現被傳染病感染的痕跡，而三名士兵的牙髓內居然含有「普氏立克次體」的基因片段！而這種病原體正是能夠引起流行性斑疹傷寒（epidemic louseborne typhus）的元兇。考古學家們據此推斷，在維爾紐斯被發現的兩三千具士兵遺骸中，有相當一部分可能是由於感染由蝨子傳播的流行性斑疹傷寒等疾病而斃命。

原來，拿破崙大軍中的第一批損失的士兵，並不是對戰事絕望的醉鬼，而是不幸的病患。大軍的覆滅不僅僅是驍勇善戰的俄軍騎兵造成的，也不能單純歸咎於俄國寒冷的冬天，因為，「戰爭瘟疫」——流行性斑疹傷寒在其中也扮演著重要的角色。麥克米倫公司出版的一本《醫學史百科辭典》說：「一八一二年的斑疹傷寒是戰爭的附屬物。」

流行性斑疹傷寒又稱人蝨型斑疹傷寒，是由普氏立克次體（**Rickettsia Prowazeki**）引起的急性傳染病，屬於「人—蝨—人」傳播的疾病，人是唯一的宿主，蝨子是傳播媒介，常流行於冬季或寒帶地區。

潛伏在嚴冬中的普氏立克次氏體是一種介於細菌和病毒之間的微生物，寬〇・三～〇・六微米，長〇・七～二・〇微米。其外形呈多形性，有球杆狀、短桿狀、啞鈴形、念珠狀等，念珠狀最長可達四・〇微米。它進入人體血管後，通過破壞血管壁細胞引起發病，可造成出血傾向，有時會導致腦、心、腎臟等富含重要血管的臟器衰竭，危及生命。

與其說這是一種蝨子傳播的疾病，不如說是通過蝨子糞便傳播的疾病。蝨子不像跳蚤、蚊子，它們既不會飛也不會跳，只會爬，一般寄生在人類衣服的縫裡，特別鍾愛羊毛和純棉的內衣。在衣服縫隙裡安家落戶後，它們就開始放肆起

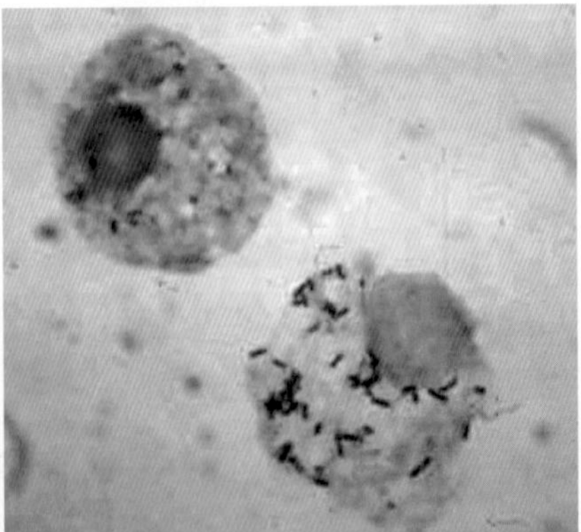

顯微鏡下的立克次氏體。（維基百科提供）

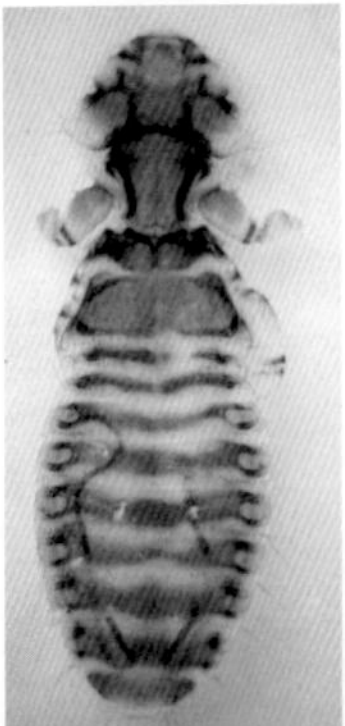

傳播斑疹傷寒的蝨子。

來，餓了就到人身上吸幾口血，高興了就在衣服縫裡繁殖後代。如果被寄生的人本身患有斑疹傷寒，那他身上的蝨子也會因為吸食了含有普氏立克次氏體的鮮血，自己消化系統受到傷害而很快死亡。不過，如果這隻蝨子臨終前爬到另一個健康人身上，並在這個倒楣的人身上拉便便，那麼就大有文章了！蝨子的壞習慣是令人作嘔的——邊排泄邊進食，它所謂的進食就是張嘴咬開人的皮膚吸血。此時，原本健康的人就會感覺奇癢無比，於是，他通常會用力抓撓癢處，甚至抓破皮膚。由於普氏立克次體在蝨子胃腸道上皮細胞中繁殖迅速，可經蝨糞排出體外，這樣一來，普氏立克次體就順著皮膚微小的破口進入了他的體內。此外，蝨糞乾了以後變成灰塵飄到空中，也可以通過呼吸系統把這種病原體傳播給別人。流行性斑疹傷寒往往發生在生活條件與衛生環境十分惡劣的地方，例如監獄、船艙，戰爭和饑荒也容易導致它的流行。

流行性斑疹傷寒的臨床表現為：全年可見，但尤好發於冬春季節，起病急驟，病患有寒顫、高燒、劇烈頭痛和肌肉疼痛，顏面潮紅，眼球結膜充血，精神、神經症狀可有失眠、耳鳴、譫妄、狂躁，甚至昏迷等。多於病期第五天全身出現充血性斑疹，部分病患約在發燒兩週後症狀迅速消失而恢復，不經治療，死亡率約十％～四十％。此病可能復發，但復發症狀較溫和，可能與人體已獲得免疫力有關。

從拿破崙大軍的受害季節和臨床表現來看，再加上法軍遺骸的牙髓研究，我們可以認為流行性斑疹傷寒在拿破崙大軍兵敗如山倒的過程中起著推波助瀾的作用！

莫斯科風雪交加，法國兵髒臭兮兮，正中普氏立克次氏體下懷！

在醫療衛生條件簡陋的十九世紀，斑疹傷寒在落後的波蘭和俄羅斯更屬於常見病。最初，軍醫們還堅信是「瘴氣」在傳播疾病，但不久以後，快速蔓延的斑疹傷寒便令他們難有招架之力。當時無人知曉細菌或病毒等概念，自然也就不會想到是士兵身上的蝨子在傳播瘟疫，當時的衛生狀況也為蝨子叢生創造了條件。

人們常用「蚍蜉撼樹」、「螳臂擋車」來形容微小的力量自不量力，可為什麼拿破崙這雄獅勁旅在這些微生物面前如此的不堪一擊呢？

首先，從疾病傳播途徑來說，拿破崙對軍隊瘟疫初起時的忽視，以及此後在控制瘟疫擴散方面的管理不善，加速了他的失敗。雖然他在漫長的軍旅生涯中不是第一次遭遇到軍隊瘟疫，但雄心壯志和戰無不勝的指揮才華，讓他把這些關係士兵生死的基本因素拋之腦後。由此帶來的直接後果就是，士兵既無足夠的保暖軍衣，又無可經常洗換的衣物。

一套混雜著泥土與臭汗的法軍制服，往往要穿好幾個禮拜，小小的蝨子便如影隨形，以軍服的接縫為家，以士兵的血肉為食，一旦皮膚被蝨糞汙染，立克次體就會從細小的傷口鑽進受害者體內。更糟糕的是，因為擔心遭到俄軍的夜襲，法軍戰士只能成群結隊地睡在封閉的房舍裡，患病與健康的、病情嚴重與病情較輕的士兵躺在一起，結果蝨子們大行其道，導致交叉感染，幾乎沒人能從「蝨口」下倖免。於是，傳染病的播散便更加如魚得水，不少兵士只能在失治與絕望中等死。

其次，拿破崙大軍的後勤工作未能適應其作戰的進度與需要，這製造了大量的易感人群。拿破崙當時的想法主要是快速將部隊集結在關鍵地點以擊潰俄軍，希望能夠盡快通過一場大戰役來提早結束征俄戰爭，這就要求軍隊必須盡可能高速地行進。然而，俄國惡劣的天氣和道路狀況使拿破崙速戰速決的願望落空，進攻部隊走得越快，戰線越長，後勤補給便越難以為繼，這導致食物等必需物資匱乏，最終，飢餓而虛弱讓很多士兵缺乏應有的強壯體魄和抵抗力，連勤換衣服都做不到，遑論吃上一頓飽飯了。許多失去行動能力的重病號又進一步拖累了後勤，如此惡性循環，一支大軍如何能擔當重任？

再次，疫區糟糕的衛生條件把流行性斑疹傷寒的魔力發揮到極致，俄國比較貧窮，基本衛生設施本就簡陋不堪，再加上俄軍「堅壁清野」地進行破壞，情況可想而知。軍隊在行軍中無法得到乾淨的飲用水，後面的軍隊總在前面軍隊曾經駐紮過的地方再次安營紮寨，而這些區域中，幾乎所有的東西都已被汙染，甚至還堆滿著前面軍隊留下的各種生活垃圾；對蝨子等寄生蟲而言，這可是它們的天堂啊！

拿破崙縱橫捭闔歐洲二十餘年，竟在俄國的冰天雪地中折戟沉沙，與其說是敗給了「獨眼龍」庫圖佐夫，或者是耐力持久的沙俄大軍，不如說是敗給了目空一切的自己和殘酷無情的大自然。

前仆後繼的探索者

今天，醫師們已經可以用極其廉價的氯黴素或四環素輕鬆治癒斑疹傷寒，但在拿破崙時代，最優秀的醫師對這種疾病也只能束手無策。

不過，拿破崙並不是流行性斑疹傷寒的第一個受害者，也不是最後一個，像對付其他疾病一樣，人類認識這種疾病和它背後的真相需要漫長和艱苦的探索過程。

幾乎每次大規模的斑疹傷寒肆虐都伴隨著戰爭；中國歷史上的戰爭瘟疫可謂比比皆是，不絕於書，其中，流行性斑疹傷寒的可怕鬼影若隱若現。比如，東漢末年赤壁大戰，隆冬時節，「時又疾病，北軍多死。」（《三國志・蜀書・先主傳》）「公（曹操）燒其餘船引退，士卒饑疫，死者大半。」（《三國志・吳書・吳主傳》）看來，沒有瘟疫的幫忙，周瑜等人的神機妙算恐怕也是「竹籃子打水」——一場空；而這瘟疫，估計就是流行性斑疹傷寒。國外的資料更明確，第一次世界大戰期間，塞爾維亞爆發了嚴重的流行性斑疹傷寒，不到六個月就死亡了十五萬人。前蘇聯在一九一七年到一九二二年間，流行性斑疹傷寒的病患達兩千五百萬，其中二百五十萬人死亡。

那麼多無辜的生命被扼殺，鞭策著醫師和科學家們帶著勇氣和自我犧牲精神投入到瞭解和揭示這種流行病的工作中。他們中的很多優秀者，不僅用動物做實驗，還將斑疹傷寒的病原微生物注入自己體內，做一次次瀕臨死亡的自體實驗，很多人為此獻出了寶貴的生命。研究的最後階段，美國病理學家立克次（Howard T. Ricketts）和捷克科學家普若瓦帥克（J. M. von Prowazek）做出了決定性的貢獻。立克次第一次找到了斑疹傷寒的病原微生物，並證明此病得以傳播的根源是某種昆蟲；普若瓦帥克則在來自病人身上的蝨子血液中發現了斑疹傷寒的病原微生物。可惜，他們二人由於與斑疹傷寒病人頻繁接觸，自己也被傳染，先後死於此病。人們把能傳染流行性斑疹傷寒的立克次氏體叫做普氏立克次氏體，以紀念這兩位為疾病研究獻身的人。

在隨後的工作中，法國科學家尼科爾（Charles Nicolle）通過動物實驗，終於確認蝨子是傳播斑疹傷寒的元兇，並且提出了預防斑疹傷寒的手段——撲滅生活在病患身體、亞麻布製品和衣服上的寄生蝨，做到勤沐浴、勤更衣、勤洗毛髮，這樣蝨子無法生存，斑疹傷寒也就難以傳播了，尼科爾的工作為遏制斑疹傷寒的發生和流行指明了方向。一九二八年，他榮獲諾貝爾生理學和醫學獎。

這些重要成就，活在十九世紀初的拿破崙自然無法預見；而希特勒，大概是能見到的，但他也難逃失敗的厄運。其實大自然是公平的，軍事統帥多如牛毛，天賦不如他們二位的也大有人在，但並不是每個人都會遭遇他們一樣的失敗，那麼，拿破崙，甚至包括希特勒，有什麼經驗教訓值得我們警示的呢？

第三節　魔鬼在細節

德國的密斯・凡・德羅 (Mies van der Rohe) 是二十世紀世界最偉大的建築師之一，在被要求用一句最概括的話來描述他成功的原因時，他只輕描淡寫地說：「魔鬼在細節。」

不管建築設計方案如何恢弘大氣，如果對細節的把握不到位，就不能稱之為一件好作品；細節的準確可以成就一件偉大的作品，細節的疏忽也會毀壞一個宏偉的規畫。

細節具有魔鬼的威力和潛隱，或許不為人所知，但它確實在我們身邊，無時無刻不在窺視著我們的一舉一動，或褒獎，或懲罰，輕者破財，重者殞命。

拿破崙並不是一個粗心大意的赳赳武夫，相反，作為一位震撼世界的偉大統帥，他在很多方面都表現得膽大心細、有勇有謀。進攻俄國之前，他密令手下在德意志、奧地利和波蘭大量購置馬匹，在東歐地區設置多個兵站基地，儲備糧食、彈藥等軍需物資。他還要求間諜部門大量搜集有關俄國的地理書籍和戰史記錄供他研究，並派人調查俄國的兵要地志和氣象資料，編譯複製俄國地圖等。可以說，拿破崙對此戰是費盡心機的，是自以為有備而來的。

此外，拿破崙對自己部隊的著裝也特別在意。法軍兵種複雜，當時他們所穿的制服可能是整個軍用服裝史上最精工細作、華麗耀眼的軍服，同時代的觀察家們都毫不掩飾對法軍制服的驚訝與豔羨。以近衛騎兵部隊為例，他們擁有十套不同的制服：作戰服、行軍服、野戰服、常服、執勤服、廄務服、社交服、便服、普通閱兵服、盛大閱兵禮服，簡直就令人眼花繚亂。今天，許多國家的軍官都不具備如此複雜的制服制度。再看看近衛擲彈騎兵，他們那戴著高高的熊皮黑帽和紅色羽飾的形象早已深入人心；法軍常規步兵的襯衣多由白色羊毛製成；至於輕步兵，他們在夏天常穿白色亞麻襯衣，冬天則穿藍色羊毛襯衣。

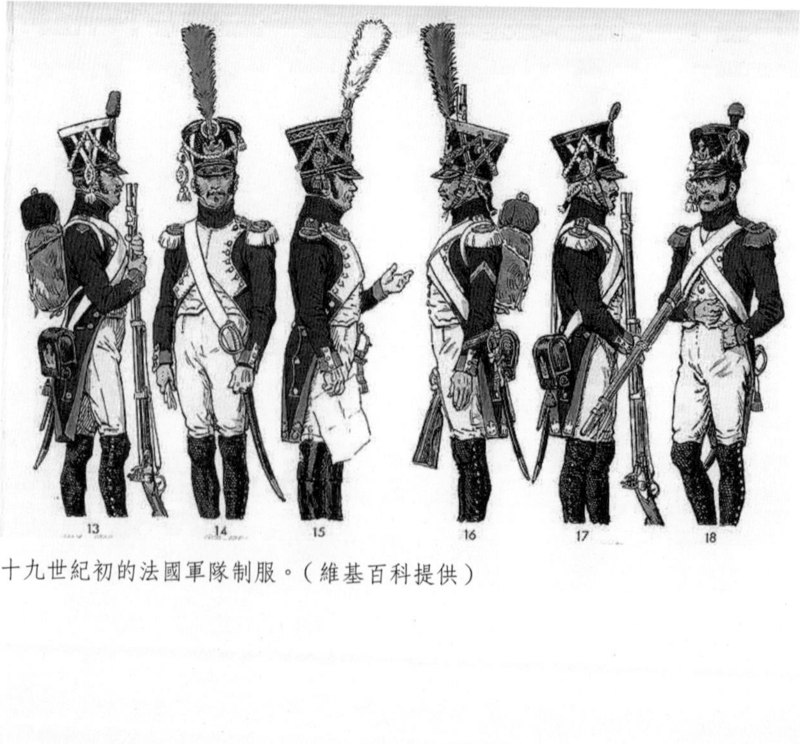

十九世紀初的法國軍隊制服。（維基百科提供）

然而，有一個細節，拿破崙並未在意，那就是完善的後勤保障。雖然法軍武器裝備先進、官兵強悍而經驗豐富、軍事制度也更勝俄軍一籌，但在俄羅斯廣袤無垠的土地上，在俄羅斯風雪交加的寒冬裡，這一切還遠遠不夠。於是，他的大軍不僅因為缺乏冬裝而凍得喪失戰鬥力，還因為缺乏足夠更換的服裝而導致衛生條件更趨惡化、流行性斑疹傷寒橫行一時，結果是整營整營的官兵非戰鬥性損失。要知道，那些羊毛或亞麻製成的衣物，是最適合蝨子生存的樂土；那些毛茸茸的皮軍帽，更是蝨子理想的藏身之處；它們如果不經常清洗或更換，早晚會讓人類的血肉之軀成為蝨子不竭的飲食來源，最終引起傳染病大流行。看來，僅靠花樣繁多還是不夠的；最重要的還是制服的實用和充裕。蝨子固然是人類可以輕而易舉地用指甲捏死的渺小生物，然而，誰又能想到，它們會毀掉一支雄師勁旅。

不過，並不是任何人都吸取了拿破崙失敗的教訓，一百多年後，當希特勒像拿破崙一樣發動侵俄戰爭時，他對冬季作戰依舊毫無準備。這個時候，人類已經懂得通過勤理髮、勤洗浴、勤更衣、勤驅蝨來預防斑疹傷寒，但是德軍缺乏棉衣和保暖設備，飛機和坦克的馬達無法發動，槍栓拉不開，武器失靈。而蘇軍則早已穿戴上保暖棉衣、皮靴和護耳冬帽，槍砲套上了保暖套，塗上了防凍潤滑油。這種情況下，再精銳的軍隊面對蘇軍也只能一敗塗地，能夠對武器設計精益求精、屢屢親自過問的納粹元首希特勒，卻也沒有好好重視部隊後勤保障這個細節。

敗也細節，成也細節。

天下大事，必成於細；天下難事，必成於易。

千丈之堤，以螻蟻之穴而潰。現實生活中，有些浮躁的企業管理者們，為了追求更大的利益而盲目地、不合時宜地擴大規模，全然不知他們對於細節問題的忽略正在變成他們親手為自己挖掘的墳墓。

泰山不讓土壤，故能成其大；江海不擇細流，故能就其深。由於對細節問題的高度重視而長盛不衰的優秀企業也不在少數，如可口可樂、肯德基、麥當勞、豐田、奔馳等，這些企業的精細化管理程度之高，在很多外行人看來簡直到了苛刻的地步。但正是他們細緻入微的管理和對細節的孜孜以求，才給他們的企業帶來了良好的信譽和持久的效益，才造就了他們今天的成功和地位。

對於被性命相托的醫師來說，最重要的也許並不是過硬的技術和精良的輔助設備，中國著名學者梁啟超先生享年僅五十六歲，這很大程度上來源於一場醫療事故。

一九二六年三月，梁先生因小便出血住進了醫院，被診斷為腎腫瘤，醫師建議切除一側病變之腎。梁是社會名流，為他做手術，當時國內一流的醫院自不敢懈怠，特指定當時中國著名的外科教授主刀，其副手也是美國有名的外科醫師。可百密一疏，手術室護士用碘酒標記手術位置時，卻把本該標明的左腎標成了右腎，教授術前也沒仔細核對掛在手術臺旁的X光片，不幸將梁先生健康的右腎給切除了。

結果，梁先生只能憑著「壞腎」將病體拖下去，三年後就因腎衰竭而撒手人寰，真是不勝痛哉！不勝惜哉！

可見，醫療這個行業，最需要的還是一顆細心。

一心渴望偉大、追求偉大，偉大卻了無蹤影；甘於平淡，認真做好每個細節，偉大反而不期而至。「不積跬步，無以致千里；不積細流，無以成江海。」智者善於以小見大，從平淡無奇的瑣事中參悟深邃的哲理；他們不會將處理瑣碎的小事當作是一種負累，而當作是一種經驗的積累過程，當作是做一番宏圖偉業的準備；不厭其煩地拾起細碎的石塊，日積月累構築起來了的卻是高聳雄偉的城堡，只有站在城堡俯瞰腳下的壯美景色時，你才會體味到這些小事的重要。

美國是當今世界經濟、科技最為發達的國家，在很多領域都站在世界之巔，然而，他們也曾遭遇過不堪的回首。

二〇〇三年二月一日，美國「哥倫比亞」號太空梭在返回地面途中意外爆炸，七名太空人全部遇難，全世界震驚不已。事後的調查結果表明，製造這一災難的兇手竟是一塊脫落的隔熱瓦。

原來，「哥倫比亞」號表面覆蓋著兩萬餘塊隔熱瓦，能抵禦攝氏三千度的高溫，以免返回大氣層時外殼被高溫所熔化。當它升空時，一塊從燃料箱上脫落的碎片擊中了飛機左翼前部的隔熱系統，太空總署的高速照相機記錄了這一過程。太空梭的整體性能以及很多技術都是超一流的，但就因為一小塊脫落的隔熱瓦就毀滅了價值連城的太空梭，還有無法用價值衡量的七條寶貴生命。

其實，在航太領域中，精密的食品和浩大的工程都需要對細節的精確把握和關注，其中任何一個環節出了問題，都可能造成整個發射活動的失敗以及無法估量的損失。美國人是深深吸取著歷史上的經驗教訓的，於是無怪乎他們會在士兵的一塊簡單軍用餅乾上，融進了大量分子生物學、化學、物理學的最新技術，不惜工本地反覆試驗、反覆改良，以臻完美。由此可見，美軍的強大戰力並不完全體現在其火力的兇猛、航母的龐大之上，因為他們相信，一%的失誤會帶來一〇〇%的失敗。

十九世紀的拿破崙不會聽過密斯・凡・德羅那句簡單的名言，但他手不釋卷、勤學好問，不該不知道古希臘偉大的哲學家柏拉圖說過的話：「如果沒有小石頭，大石頭也不會穩穩當當地矗立著。」

事實上，恰恰是那些肉眼辨認不清的小生物，幫助俄羅斯人擊碎了拿破崙的野心，進而改變了歷史的進程。

紛飛的雪花悄無聲息地掩埋了戰爭的傷痕，只剩下柴可夫斯基的《一八一二序曲》在無邊無際的俄羅斯大地上回盪；偉大的俄國作曲家為了烘托勝利的氣氛，特意在樂章最後部分加入了大砲的轟鳴和教堂的鐘響；這位傑出的音樂家不會想到，自己也將成為一場瘟疫的受害者。

抗疫防線

1. 保持身體和環境的清潔衛生。勤洗澡、勤洗髮、勤更衣，男性更要注意勤刮鬍、勤理髮，確保消滅蝨子以及他們生存的環境；接觸貓、狗等寵物時更要提防蝨子的移居。
2. 外出活動，尤其在郊野行走，盡量做到如下幾點，以免被病媒叮咬：

出發前：

• 穿著淺色長袖衫及長褲

・穿上可遮蓋整個足部的鞋，避免穿拖鞋或涼鞋
・把褲腳塞進襪子或長靴裡以防節足昆蟲接觸到皮膚
・在身體及衣物上塗抹驅蟲劑
・避免使用有香味的化粧品或護膚品

在途中：

・使用行人徑，避免穿過樹叢或草叢；不要隨意觸碰小徑沿邊的植物
・避免在草叢、樹叢或潮濕陰暗的地方歇息
・不要把衣物掛在草叢或樹叢上
・不要餵飼野生或流浪動物

回程後：

・查看身體和衣物，並清理依附的昆蟲
・用清潔液或肥皂淋浴和清洗衣物
・檢查和清潔隨行寵物的身體

3. 疫苗注射有一定效果，能減少發病率，減輕症狀，縮短病程，降低病死率，但不能代替滅蝨。

疫苗僅適用於某些特殊情況，如準備進入疫區者、服役的士兵和疫病的研究人員等。

第五章
霍亂，惡浪滔天

時　　間：西元一八九二年～一八九三年
災　　區：俄羅斯　聖彼得堡
疫病特點：不潔飲食後出現劇烈上吐下瀉，大便如同淘米水樣
影　　響：偉大的音樂家不慎病故；世界衛生設施在災難中成熟

第一節　柴可夫斯基，禍從口入

一杯生水，一「曲」成讖

西元一八九三年十一月，俄羅斯，聖彼得堡。天空飄著鵝毛白雪，人們冒著寒冬參加一個隆重的葬禮，穿著筆挺禮服的男士們和頭戴黑色面紗的女士們，手持著一束束菊花，為逝世者默哀，並祈禱上帝賜予他永久生命。靈柩四周裝飾有用松杉柏編織的花圈，顯得格外肅穆，樂隊演奏著柴可夫斯基的

《悲愴交響曲》最後樂章，把哀悼的氣氛推向高潮。靈柩的棺木是按照東正教的習俗敞開的，逝者安詳地仰臥在裡面，彷彿在樂聲中小憩似的。當送葬者唱起最後的輓歌時，親屬們開始親吻他的雙腳及前額。這時候，人們注意到逝者的臉龐是那樣的蒼白和消瘦，甚至乾枯如柴，與數天前幾乎判若兩人。

這位突然「枯萎」的中年逝者，正是柴可夫斯基本人。

彼得・伊里奇・柴可夫斯基（Пётр Ильич Чайковский，一八四〇～一八九三年），著名的俄羅斯作曲家和音樂教育家，被譽為偉大的音樂大師。他的音樂是俄羅斯文化在藝術領域內的最高成就之一，上至沙皇，下到尋常百姓，人人皆愛。他的創作共計十部歌劇、三部芭蕾舞劇、六首交響樂以及無數的其他體裁音樂作品。他曾經這樣說過：「我的交響曲中的每個音符，都出自於我內心的深處。」一百多年過去了，他譜寫的《第六交響曲》（即《悲愴交響曲》）、《睡美人》、《天鵝湖》、《胡桃鉗》等偉大作品仍被視為經典之作，富於感染力，動人而又哀怨，在全世界依然廣泛流傳，深受各國人民喜愛，盛演不衰。

葬禮結束後，柴氏遺體被運至聖彼得堡亞歷山大・涅夫斯基修道院的公墓安葬，墳墓比鄰他生前相熟的作曲家鮑羅丁和穆索斯基的安息之處。關於他突然離世的原因，時人和今人

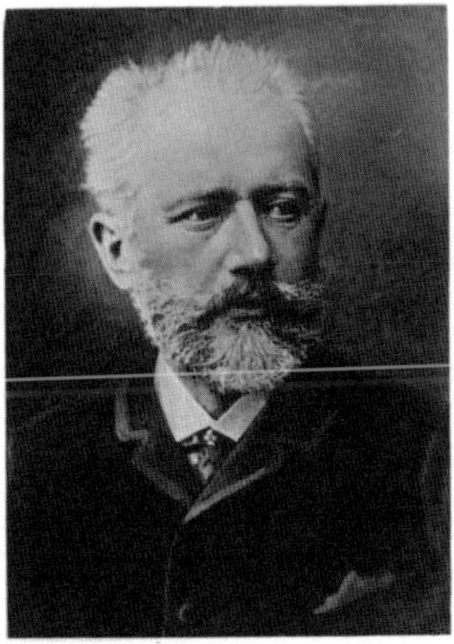

偉大的俄羅斯音樂家——柴可夫斯基。（維基百科提供）

都議論紛紛。

在生命最後的那些日子裡，柴氏的精神好得出奇，在親密夥伴們的圈子裡仍舊熱情開朗，絲毫也看不出有一點兒死亡的前兆。

一八九三年八月底，柴氏創作出了一首新的交響曲，即《第六交響曲》，這是一首葬禮輓歌，一首為失去的友誼而譜寫的告別曲。它的旋律之美常使他熱淚盈眶，「我相信這是我迄今為止最好的作品，反正，我知道，它是最誠摯的。」他必須給它加一個特殊的標題——能表達內心，能表達他所無法忍受的痛苦。最後，在弟弟莫迪亞的提醒下，他用了《悲愴》這個名字，柴氏毫不掩飾這才是他藝術創作的巔峰。莫迪亞回憶，首演當晚：「掌聲此起彼伏，作曲家被多次喚上舞臺，相較過去的演出要熱烈很多了。」

當時無人料到，《悲愴交響曲》竟是柴氏最後的作品，這是一部遺書，在裡面他留贈給世界的是他天才的光輝和悲痛的異彩，真彷彿是一「曲」成讖啊！

十一月一日，《悲愴交響曲》首演後不久，柴氏和他的老朋友在聖彼得堡著名的一家餐廳共進晚

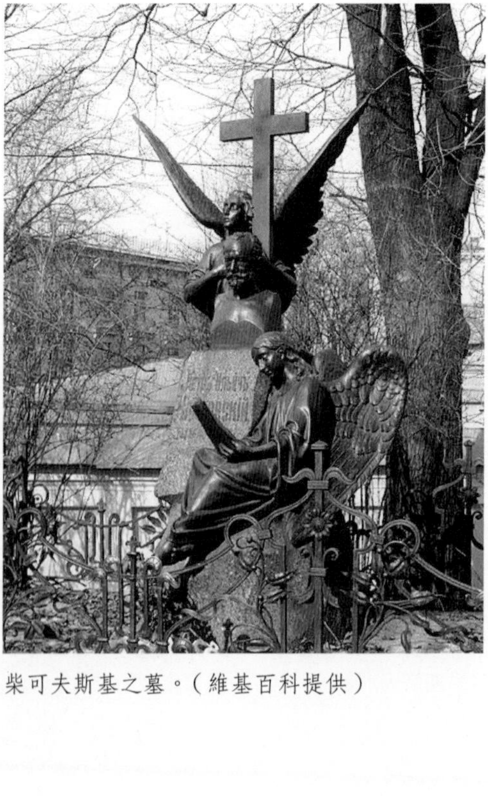

柴可夫斯基之墓。（維基百科提供）

餐，但是次日早晨，可能感覺腸胃不適，他不想吃東西，午飯也吃不下去；於是，苦於口乾舌燥的他跑到廚房裡喝了一杯未經煮熟的生水，家人曾勸他不要喝，可他不聽勸戒，照喝不誤。然而，不幸發生了。

過了一天，柴氏的弟弟發現他開始不停地嘔吐、腹瀉，很快發展到臥床不起，雖然病情越來越嚴重，可固執的柴氏堅持不看病，只是自己服用魚肝油。又熬了幾天，他已至氣息奄奄，家屬不得不找來醫師，卻已經無力回天了。

傍晚，聖彼得堡最優秀的醫師勃廷遜兄弟前來診治，並且從他的嘔吐物中發現了一種細菌。然而，醫師們對柴氏劇烈的嘔吐和腹瀉束手無策。

十一月五日，柴氏陷入昏迷，延至次日凌晨三時終於去世。政府特意在《新時代報》上發表了由他的醫師署名的〈柴可夫斯基因病逝世〉一文，對其死進行了專題報導，結論是，柴氏死於當年流行的霍亂！

噩耗傳來，舉國震痛。出殯那天，六萬人申請參加教堂的追悼儀式；街頭人山人海，幾乎全城都出來告別。在他逝世後的第二週，人們為他舉行音樂追悼會，在充滿濃鬱的哀傷色彩的追悼會上，《悲愴交響曲》再次被演奏並引起了強烈共鳴，樂曲終止時，全場寂然哀痛，到處都是哭泣聲，這部精湛而深刻的作品由此更被世人所認識。

巧合的是，柴氏的母親正是在一八五〇年聖彼得堡的一次霍亂大流行中罹難的；沒想到四十三年後，聖彼得堡再次發生霍亂流行，居然同樣令其傑出的兒子遇難。

奪去柴氏生命的那場俄國霍亂，始於一八九二年五月，一直持續了三年多，延至一八九六年二月才結束，其間全國約有二十多萬人陪同柴氏一起，喪失了寶貴的生命。

並不孤單的柴可夫斯基

《悲愴交響曲》是柴氏生平的最後一部大作，傾注了他極大的心血。凡是第一次欣賞的聽眾都會注意到：它的終曲並非是傳統習慣下輝煌的快板，而是一個葬禮進行曲般悲痛的慢板樂章，其中透出的傷感與消極讓人很難不聯想到作者對生命深深的絕望。

正當《悲愴》準備在聖彼得堡上演的時候，「預兆了死亡的音符」這種說法已經散播在了俄國大地。不知是不是存在心理暗示，演出中，人們都試圖去聽出「哪一段的哪幾個音符預兆了死亡」，最終據說是找到了。有人認為，那是高潮部分對傳統安魂曲的仿效，有人則說是終曲用「緇緊的和聲」勾勒出了人類臨死前的漸滅餘光。

柴氏一生多愁善感；幼年喪母、婚姻與愛情生活頗為不順，這些不幸的孤獨感始終困擾著他。一些傳記對他的苦悶寂寞和深沉痛苦，描寫得繪聲繪影，穿鑿附會。折磨他心靈的真正原因，長久以來一直是無解的謎，以至於有人懷疑他死於自殺。

無論音樂家的真正死因為何，柴氏在音樂史上的地位永遠是無上崇高的，他的音樂留給世間以絢爛的心靈火花。

然而，就死於霍亂而言，柴氏完全不孤獨寂寞。

一八三〇年，當時的歐洲沒有人想到，一場幾乎可以「媲美」「黑死病」的瘟疫大潮即將來臨。九月，俄羅斯名城莫斯科出現的霍亂疫情為整個歐洲拉響了警報。在那一波霍亂的襲擊中，光是英國就至少有十四萬人死亡，一些村莊幾乎全村覆滅。

對於十九世紀初的人類來說，這種瘟疫的發生、傳播和控制都是一個謎。當時，英國的城市和鄉村，每天都有靈車不斷地往墓地運死人，人們到處尋找藥物，作最後無力的掙扎。宗教領袖們把病魔的蔓延看作上天對「人類的傲慢」所作的懲罰，許多人為自己的「罪孽深重」而祈求寬恕。當病患從無休止的腹瀉、嘔吐，發展到神志淡漠，在幾天甚至幾小時後面臨死亡時，人們能確確實實感受到的，除了恐懼，還是恐懼。

一八三二年二月，倫敦有記載的死於霍亂者有八十一人。三至四月、七到十月，倫敦的疫情兩度惡化，此間分別有兩千四百一十七和八千零十三人感染霍亂，一千二百六十和三千六百九十九人死亡。倫敦疫情的嚴重，英國沿海的港口相繼出現感染狀況，霍亂通過旅行者向內陸傳播。瘟疫如同燎原之火一般蔓延！隨著夏季的到來，曼徹斯特、利物浦等，以及內陸的牛津郡、約克郡、伯明漢郡等，都爆發了霍亂。七至九月的霍亂高峰期，共有二百一十七個城鎮及鄉村的衛生委員會向中央衛生委員會報告存在疫情。

到了一八九二年春天，俄國又爆發了霍亂。這個國家糟糕的經濟狀況以及衛生環境，使得瘟疫更像一隻困鎖不住的猛獸；儘管當局聲稱已有足夠的經驗應付，但就在這場持續數年的災難中，一代音樂驕子柴可夫斯基溘然長逝。

在日後的疫病流行中，中國也不能獨善其身。一九三二年，來勢洶洶的霍亂被恐慌的國人稱為「虎疫」。由於仍沒有成形的衛生體系，全國的霍亂死亡人數無從統計。八月，《大公報》稱「關中虎疫已蔓延四十二縣，死亡數有報告者達二萬二千餘人，西安日死百餘人」，「洛陽疫熾，死者萬人」。

霍亂肆虐的年代，中國情形與十九世紀的歐洲驚人地相似，人們在黑暗時刻對於災難的描述也如出一轍。在山東，「哭聲遍野，弔旗飄飄，棺木售空，因懼傳染，無人敢任葬埋」；在江西，「棺木出售一空，死亡逃避，鄉村已斷人煙……」

霍亂，到底屬於何方神聖？它難道是三頭六臂的惡魔？為什麼病程極短的柴可夫斯基死時居然像是乾枯了似的？

第二節　肆虐頻仍，悲愴人間

十九世紀的世界病

霍亂（cholera），又被形象生動地音譯成「虎烈拉」，曾經是可能「摧毀地球的最可怕瘟疫之一」，這是一種烈性腸道傳染病，最常通過不潔的飲用水傳播。此疫發病急劇，傳播迅速，病死率高，多次蹂躪全球，屬於國際檢疫傳染病，在中國大陸瘟疫罪孽排行榜上被列為「甲級戰犯」。

一八八三年，元兇水落石出；德國久負盛名的細菌學家羅伯・柯霍（Robert Koch）在埃及進行了深入研究，終於發現了霍亂的背後黑手——「逗號」菌，即霍亂弧菌。現代醫學已證明，其身體彎曲呈弧狀或逗點狀，還長了一條長長的鞭毛，鞭毛像蝌蚪尾巴似的甩來甩去，它在水樣的大便樣本裡一刻不停地亂竄，一副妖氣森森的模樣。很多時候，霍亂弧菌成群結隊地掠過顯微鏡下的視野，頗像流星雨，一場帶來災禍的流星雨。霍亂弧菌的型號有點複雜，較早發現的是O1群（包括古典生物型和埃爾托生物型），後來人們在非O1群中又發現了同樣可以致病的O一三九型。

製造過無數慘案的小小弧菌發源於美麗、富饒的印度恆河三角洲，霍亂在當地的流行至少已有數百年之久，此地便有「人類霍亂故鄉」之稱。由於受交通限制，十九世紀初以前，霍亂還只侷限在印度。此後，世界經濟貿易的發展不可避免地打開了霍亂的封鎖線，這隻蟄伏在文明古國的惡魔開始「走向世界」並獨步一時。於是，霍亂從「騎著駱駝旅行」逐漸升級到坐著輪船、火車，甚至飛機周遊列國，遺患無窮。

從一八一七年至一九二三年的百餘年間，全球共發生了六次世界性霍亂大流行，每次大流行都曾波及中國。第一次在一八一七～一八二三年間，霍亂侵襲到歐洲邊境。第二次在一八二六～一八三七年間，霍亂兵分三路，沿著貿易路線和宗教朝聖路線迅速向歐洲人口密集地推進，穿越俄羅斯直達德國，又從德國擴散至英國東北部；一八三二年，它被愛爾蘭僑民傳到加拿大，在同一時間又進入美國。第三次流行時間特別

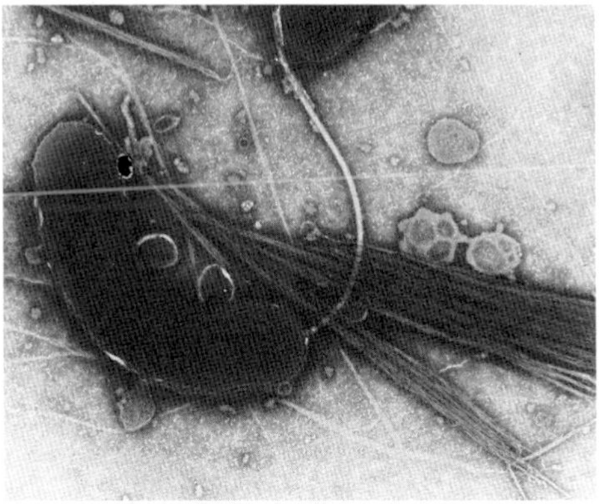

為害人間的霍亂弧菌。（維基百科提供）

長，為一八四六～一八六三年，期間在一八四八年，霍亂染指北美並蔓延到整個北半球。一八六五～一八七五年的第四次世界性大流行是通過一艘從埃及到英國的航船流傳開來的。第五次和第六次分別發生在一八八三～一八九六年和一九一〇～一九二六年。在這百年間，霍亂大流行造成的損失難以計算，僅印度死者就超過三千八百萬人，因此，霍亂「當之無愧」地被稱作「十九世紀的世界病」。

早在一八三〇年，霍亂就攻占過俄國莫斯科，掠走了三千名士兵和數萬平民的生命。一八三一年春，它洗劫了波羅的海沿岸的聖彼得堡，繼而又輕易地竄入芬蘭、波蘭，然後向南進入匈牙利和奧地利。差不多與此同時，柏林發現了霍亂，緊接著，漢堡也出現了疫情。這恐怖的瘟疫遍及法國、比利時、挪威、荷蘭。歐洲大陸到處警報長鳴，人人自危。

一八三二年春，德國著名詩人海涅正身居巴黎，他描述了霍亂到來時的可怕情景：「三月二十九日，當巴黎宣布出現霍亂時，許多人都不以為然，他們譏笑疾病的恐懼者，更不理睬霍亂的出現。當天晚上，多個舞廳人滿為患，歇斯底里的狂笑聲淹沒了響亮的音樂聲。突然，在某舞場中，一個最使人逗笑的小丑雙腿一軟倒了下來，他摘下自己的面具後，人們出乎意料地發現，他的臉色已經青紫，笑聲頓時消失得無影無蹤，馬車迅速地把這些狂歡者從舞場送往醫院。但不久，他們便一排排地倒下，身上還穿著狂歡時的服裝……」

俄羅斯在第五次霍亂大流行時再次遭受重創，而柴可夫斯基正是在這次災難中不幸感染身故的。

古典生物型（Classical biotype）霍亂弧菌在那遙遠的年代，不時發出陰冷的獰笑。不過，長江後浪推前浪，病菌界亦會出現「禪讓」、「篡位」的鬧劇。

自一九六一年開始，埃爾托生物型（EL-Tor biotype）霍亂弧菌崛起，主導引起的霍亂從印尼的蘇拉威西島向毗鄰國家和地區蔓延，迄今已波及五大洲一百四十個以上的國家和地區，報告病患達三百五十萬以上，世稱霍亂的第七次世界性大流行。一九九二年十月，非O1群的○一三九型霍亂弧菌又突然發難，引起的新型霍亂席捲了印度和孟加拉，至一九九三年四月，已報告達十餘萬病患。此菌現已擴散到許多國家和地區，包括中國，有取埃爾托生物型而代之的可能，有人將其稱為霍亂的第八次世界性大流行。在高峰時期，每年全球約有二十萬人死於霍亂。

霍亂弧菌的毒招

霍亂的傳染源是霍亂病患及帶菌者；中型和重型病患糞便中含菌數量多，大便次數頻繁，排菌量大，更是非常重要的源頭；輕型病患易被忽視，常得不到及時的隔離、治療，而健康帶菌者多不易檢出，故二者亦為重要傳染源。

水源和食物傳播是非常重要的途徑。病患的吐瀉物中含有大量的霍亂弧菌，可汙染水源和食物，或以蒼蠅等作為媒介，經消化道引起傳染。因此，人類主要通過飲食不衛生的水或食物（如被蒼蠅或如廁後洗手未盡淨的病患所汙染）導致染病。弧菌進入人體後，快者四小時後即可發病，但一般是在一至三天內出現症狀，最長可

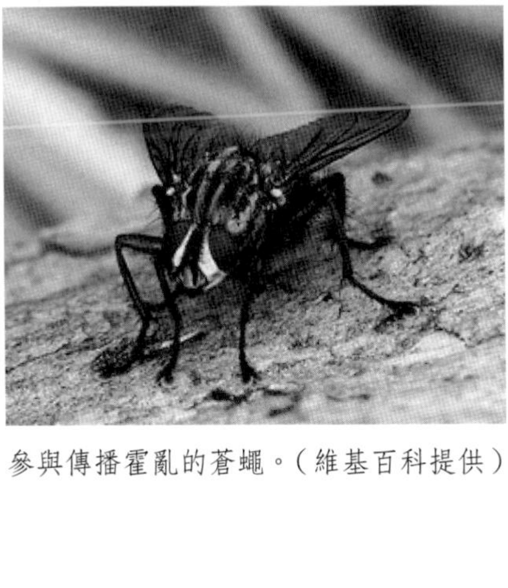

參與傳播霍亂的蒼蠅。（維基百科提供）

達六天。典型的霍亂，往往起病突然，一開始便有劇烈的上吐下瀉症狀，大便為水狀，極其稀爛，甚至像淘洗大米的水似的。在當代，霍亂的症狀輕重不一，輕者只有輕微的腹瀉，必須靠大便細菌檢查確診。病情嚴重者，如不及時搶救，二十四小時內便可因全身循環衰竭而休克，繼而死亡。

近年來，霍亂在中國的發病率有上升的趨勢。傳染病專家指出，主要原因是人們喜歡生吃或半生吃海產品。此外，濫用抗生素，造成細菌繁殖變異速度加快也與之有關。

夏季，氣溫明顯上升，蒼蠅、蟑螂之類的害蟲活動頻繁，生長繁殖也很活躍。而人類在烈日炎炎之下，不免會喜歡喝涼水，吃冰淇淋，品嘗新鮮蔬果，這一切都為霍亂的橫行創造了條件。你很難注意到一隻蒼蠅從臭氣熏天的廁所裡飛出來，然後神不知鬼不覺地舔過你愛吃的西瓜瓤上。因此，夏天是霍亂最猖獗的季節，但這不代表在其他季節它就銷聲匿跡。因為即使在冬天，潛伏的霍亂弧菌並不怕冷，也會蓄勢待發，給疏忽大意的人予以致命一擊。也許，柴可夫斯基正是因為如此才不慎感染而死的。

霍亂弧菌在人體內雖然兇猛，對營養的要求也不高，適應於粗放型的生長方式，但在人體外，它對陽光、熱、乾燥及消毒劑的抵抗力都很弱。例如，霍亂弧菌在普通河水中可生存一～兩週，但一經煮沸一～兩分鐘後即死亡；在乾燥或陽光直射下一～兩小時也可被殺滅；〇‧五％石炭酸在半小時內可將排泄物中的弧菌全部殺死。不過要注意的事，霍亂弧菌在酒精中仍可以存活，故生吃醉蝦、醉蟹也可以得病。此外，這種活潑亂跳的小魔鬼也能夠寄生在肉類、牛奶、蘋果等食物上數天不死，幾乎無孔不入。

進入人體的腸道後，是否發病與細菌數量和受侵者的體質、抵抗力有著密切的關係。霍亂弧菌很喜歡小腸中的鹼性環境，它遇到腸黏膜細胞時，就好像見到久別的「情人」，緊緊擁抱死不鬆手。原來，腸黏膜細胞表面有霍亂弧菌的受體，受體和細胞的關係就好像螺絲和螺帽，兩者牢牢地固定在一起；這些心懷叵測的弧菌，和腸道細胞結合後便開始耍毒招。

它先在小腸黏膜上迅速大量繁殖，然後產生大量腸毒素；這腸毒素就是霍亂弧菌迫使細胞幹活的皮鞭，不過它不是抽打腸道細胞，而是發送幹活的強制性嚴苛命令，腸道細胞不想幹也得幹，像奴隸一樣被迫拚命地工作——分泌出水分和電解質（如鉀、鈉、氯）。總體來看，它不像痢疾桿菌那樣把腸道啃咬得血肉模糊，而只是狡詐地抑制了腸道的再吸收功能，過度促進了腸液的過度分泌及胃腸道的排空蠕動，所以，病患的大便不像痢疾便那樣帶有膿、血、黏液，而是源源不斷從肛門噴射出的淘米水樣大便，顏色越來越淺。換而言之，它好像一個黑心工廠的老闆，採取強迫手段，逼腸道細胞不停地做工，導致眾多細胞和整個人都「勞累而死」、「口渴而死」。

人的小腸總長度約有六米。這麼長的腸腔同時分泌大量腸液，會導致大量體液從腸道傾瀉而出。因此，霍亂引起的腹瀉是最嚴重的，一天可腹瀉十幾次甚至幾十次清稀大便。可以說，霍亂弧菌具備把腸道的細胞、乃至整個人體的所有水分都徹底榨乾的可怕能力！

霍亂引起的嘔吐，多因腸道內的大量液體來不及排出體外所致。因此，一般先發生劇烈腹瀉，繼之出現嘔吐，嘔吐為噴射性的，噁心的症狀不突出。腹痛是腹瀉最常見的伴隨症狀，但由於霍亂弧菌並不引起腸道直接破壞，所以很少有劇烈腹痛的感覺。霍亂弧菌及其毒素多不侵入血流，因此，很多霍亂病患早期不發燒，只有一些嚴重病例可在恢復期出現發燒的表現。

感染霍亂後，只要及早發現，及時補充水分與電解質溶液，合理使用抗菌藥（如廉價的鏈黴素、氯黴素等）滅菌，治療並不困難，但如果治療不及時或不恰當，會引起嚴重脫水而死亡。

反觀柴氏，即使他當時及時就診，恐怕也難逃病亡的厄運。因為在那個年代，人們對霍亂的發病原理知之甚少，靜脈補液的概念尚且沒有建立，醫師們對口服補液的重要性也蒙在鼓裡。放血療法等古老做法，在歐洲人當中依然盛行；可是，這種方法對治療霍亂簡直就是適得其反、南轅北轍。由於此法加劇了人體內的有效血容量下降，因此，病患只能在絕望中被無知地推向死神的懷抱。

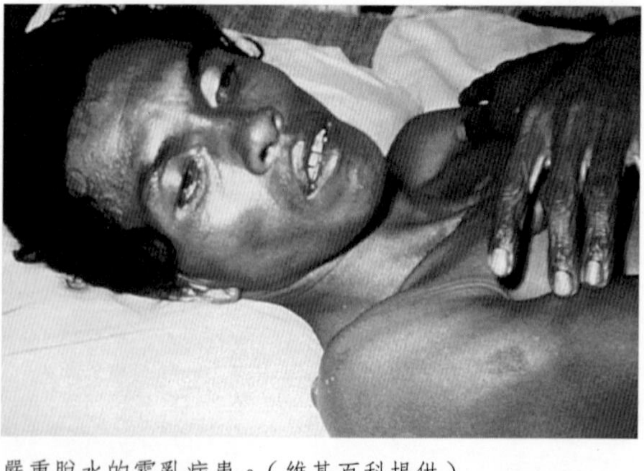

嚴重脫水的霍亂病患。（維基百科提供）

也許有人會問，病患只是失水，並沒有失「血」，何來「血容量下降」呢？其實，人們往往對血的印象僅僅停留在它的紅色外表之上。哺乳動物（包括人類）的血液，主要由水分、紅血球、白血球、血小板、其他凝血因子和免疫因子等複雜物質組成，相當一部分本是無色的液體狀態。血液之所以看起來紅色，是因為有紅血球的存在，它的多寡決定了生物是否有貧血。然而，一旦紅血球被現代醫療技術洗滌掉，剩下的血液就不是紅色的了，而是一包包淺黃色的液體。我們在日常生活中最常碰到的所謂「輸血」（例如創傷意外或貧血嚴重），其實就是輸入經過洗滌而過濾出來的濃縮紅血球，並非把捐血者的血液完完整整地輸給病患，因為很多血液的其他因子，大出血的病患不一定需要。

雖然霍亂病患沒有失去紅血球，但由於劇烈的上吐下瀉導致大量的血液內其他因子經腸道細胞而嚴重丟失，血液中的水分也一同幾乎流失殆盡，這就是「有效血容量下降」。此時，病患的全身細胞組織便缺乏足夠的營養灌注和修復維護，平時可迅速排泄的代謝廢棄物，因為無法經水分轉運走，也變得堆積如山，引起了缺氧和人體內環境的紊亂、失衡、破壞，這就是醫學上常說的「休克」狀態。病患繼而出現小便減少、脈搏細弱、血壓下降、神志轉差，在沒有積極的搶救（特別是補液）時，很容易導致全身多個器官功能衰竭而死。

其實，人的重要血管就好比一個農業區的主要河流幹線，大血管發出的若干大大小小分支乃至微細血管，就如同必不可少的灌溉系統，而人體就像是那塊無時無刻需要養分滋潤、需要排泄廢物的農田。如果天災導致河流乾涸，可想而知，受它恩澤的農田必將土壤龜裂、顆粒無收，霍亂對人體的傷害，原理也大致如此。

難怪，暴病而亡的柴可夫斯基，全身水分被霍亂弧菌榨取乾淨，只剩下一副乾癟的遺體。

儘管霍亂給人類造成的禍害極其深重，人們無不談虎色變，不過，每一場大災難的降臨，在製造悲哀和恐懼的同時，也為人類的文明進步尋找到了一線契機；地震如此，瘟疫也如此。

霍亂引來的大革命

去過蘇州昆山附近的周莊旅遊之後，許多嚮往久矣的朋友對水鄉小鎮的印象都非常好，往往流連忘返，回味無窮。的確，那份清幽，那絲情調，那種格調，隨著黑白相間的樸素磚房，徜徉在橫貫其中的粼粼波光中。河面那一兩艘烏篷船，隨波起起伏伏，伴著船工的吆喝聲和掌櫓聲，也是美輪美奐的點綴。

不過，你有沒有想過，當年的居民在這樣的環境中，很難抵禦像霍亂這樣的腸道傳染病來襲。

在二十世紀以前，你在中國任何一個城鎮都能看到這般景象：便溺遍地，垃圾滿街。大糞搬運工用扁擔挑著敞開木桶，不時迎面而來。他們沿著固定的路線穿過城鎮，走到附近的溝渠或河流旁，將木桶內的汙物嘩啦一聲倒入敞艙駁船之內。汙滿為患時，船隻便被牽引到鄉間的稻田裡。廢物也會被胡亂地倒進水中。溝渠之水少有流動，以至於淤滯不堪，散發著惡臭。綠色淤泥攪拌著渾濁發黃、滿是汙穢的水質。可往往就在那些船的旁邊，人們正舀水來洗馬桶，甚至飲用、洗衣、洗米、洗菜和做飯！

印度恒河流域，境況也是出奇的相似，不同的是，河流裡面尚且漂流著虔誠宗教信徒火化後的骨灰殘渣或者屍體殘骸。外地人不免有噁心之感，甚至毛骨悚然。可是，更可怕的是那些肉眼看不見的霍亂弧菌，它們造成的災難不知道捲走過多少無辜的生命。難怪這個地區是霍亂怪魔造孽的策源地！

霍亂歷次廣泛的流行或爆發，多與水體被汙染有關。因為水，特別是江河水、溝渠水、池塘水、淺井水和港灣水等極易受到糞便、汙物等的汙染，如洗滌病人衣物、傾倒吐瀉物，船上漁民排泄物直接下水以及通過河道運糞等。倘若沒有煮沸便飲用這些水，或生吃水中的水產品（魚、蝦），用生水漱口、洗刷食具以及浸洗蔬菜、瓜果、水產品等生冷食品，都有機會感染霍亂。經水傳播的特點是爆發性出現，病患多沿被汙染的水體分布。

十九世紀中葉，英國人來到上海時，發現這座城市和倫敦頗為相似。不止是因為這兩個地方有著相似的濕潤氣候，還因為這兒與倫敦同樣有著一條呆靜且不潔的河流——在倫敦是泰晤士河，在上海就是蘇州河。十九世紀五十年代前的工業化為泰晤士河帶來了大量移民，也帶來大量生活、生產汙水，整個倫敦市區臭氣熏天。發展嚴重滯後的排汙系統與具有致命性設計缺陷的供水系統結合起來，夜以繼日地為這座城市輸送著霍亂病菌。經歷了霍亂時期的浩劫之後，英國人痛定思痛，把目光鎖定在骯臟之水上，終於下定決心治理這條不潔的河。

正是霍亂病的發作，引發了英國，乃至歐洲在供水和排汙方面的一場革命，並逐漸推廣至全世界，儘管時人對霍亂弧菌依然毫不知曉。

一八五四年，英國醫師約翰・斯諾（John Snow）發現，倫敦霍亂的大量病例都是發生在缺乏衛生設施的窮人區。他追查到倫敦霍亂爆發的根源——一條叫布羅德街的街道上一臺已經被汙水汙染的水泵，因為霍亂死亡的病例可以以這個水泵為中心畫上一圈，這就是著名的「斯諾的霍亂地圖」。

斯諾醫師的發現最終促使倫敦修建公共供水設施，建立起了大規模的供水網，全部配備壓力和過濾裝置。此後，英國政府開始著眼於及時清理垃圾、糞便，改革排汙系統。這一切，都引發了整個歐洲的公共衛生運動。不久，這一運動又在「新大陸」美國重演，隨後又介紹到日本、中國等亞洲國家。

與此同時，法國等發達國家開始花大精力鋪設地下排汙管道，建設龐大的下水道設施，把供水和排水徹底分而治之，成為各國競相學習的楷模。供水和排水，是城市衛生的大型工程，也是十九世紀人類社會發展史上最有意義的里程碑之一。

今天，我們的生活環境比過去要潔淨得多了，然而像霍亂這樣的腸道傳染病依然在若即若離地跟蹤著人類，盯著每一個人，每一個粗心大意、習慣隨便的人。柴可夫斯基生活在十九世紀後期的俄國首都上流社會，他都不能倖免，這到底有何啟示？

第三節　習慣無小事

一位哲人說：「種下行動便會收穫習慣，種下習慣便會收穫性格，種下性格便會收穫命運。」習慣的力量往往是強大而無形的，一個習慣一旦定型，它所產生的影響是很難想像的。好習慣的報酬是成功。成功的人生和成功的事業之背後，就是好習慣的延續；而失敗的人生和失敗的事業，則是壞習慣的惡果。

習慣是從環境中成長出來的，日積月累，有著根深蒂固的力量，當它一朝養成之後，就像在模型中硬化了的水泥塊——很難打破了，因為人的心會不知不覺地進入慣性軌道，被自己的習慣所掌控。因此，習慣也是一位殘酷的國君，統治並強迫人們遵從它的意願、慾望、愛好，又會抵制新的思想和事物。當然，這國君也有明君和昏君之分。

為了圖一時的省事，柴可夫斯基隨便喝了一杯涼爽的生水。生活隨便，做小事缺乏仔細考量，就是他的習慣，也許一百次裡面有九十九次都不會出事，但如果有一次出事，後果就將追悔莫及。

習慣無小事。

有一則關於醫院的笑話：

一家醫院重症病房的病患總是在星期天早上十點左右離奇死亡，不論是病情較輕的還是病入膏肓的，無一倖免。於是專家組成了一個科研小組調查此事。星期天上午，醫院的管理層來到病房查看情況，距離十點鐘還剩幾分鐘的時候，可怕的事情發生了——清潔工走進病房，隨手拔掉病患賴以生存的呼吸機電源插頭，插上吸塵器插頭，開始打掃衛生……

人們每天都在按部就班地重複著一些事情，時間久了就變成一種習慣。大家理所應當地認為某些事情就應該這樣做，而沒有細心考量這樣做對不對，合不合理，反正習慣成自然。但是，只有好的習慣才能夠與環境相安無事，才能夠使人健康地發展，才能使人趨利避禍。

上述故事僅停留在虛構的層面，博人一笑，但更多真實的教訓會讓當事人淚流滿面。還是醫院的事情。有這麼一位醫師，他每天早晨都比同事早四十五分鐘到達醫院，為的是讓自己盡早從醫院的工作平臺上查找到當天所有病患抽血化驗的最新報告。他很自信，堅持親歷親為，眼見為實。有護士曾好心勸道：「您不用那麼急吧？我可以晚一點把結果告訴您。」他只是一笑置之，因為他只相信自己的眼睛。護士的口頭報告，對他而言，只是可有可無的寒暄。有一天，他的病患實在太多了，有三十多個，而且他早上查房後要出門診。焦急的心態讓他的思緒不如往常那樣清晰。有一位糖尿病老太太的空腹血糖達到二十八 mmol/l（正常人不超過六 mmol/l），嚴重超標。可是，這位醫師一時疏忽，沒有留意到。由於護士們平日都很信賴他，為了不「打擾」醫師，她們今天就沒有特意去跟進檢驗結果並報告醫師。就這樣，病區內沒有一個人留意到一位病患的糖尿病病情在急劇惡化。數天後，這位老太太不幸去世……

堅持早到，是好事；堅持親歷親為，也算合理；但，完全以自我為中心，輕視別人的提醒，這就走極端了，不免顯得剛愎自用！這位醫師的個人習慣，有令人敬佩的合理成分，也有充滿隱憂的疏漏環節，可以說，他出現醫療過錯是偶然性和必然性的結合。

不要以為凡是習慣就有堅持不懈的必要。在重複著自己的習慣之時，我們更應該靜下心來，細細琢磨一下這些習以為常的行為與動作，裡面到底哪些是正面的、積極的、有道理的因子；哪些是負面的、消極的、有隱患的元素。一條小路，也許我們習慣走了很多年，也並未親歷不測，但如果這條路存在安全隱憂，那麼，我們就應該毫不猶豫地另闢新路。對於習慣，要學會分辨，學會挑選和放棄。人，不能讓習慣控制和捆綁了自己。

壞習慣，小到不講衛生，大到不講道理，到頭來，都是害己害人。

正因如此，我們不能重蹈柴可夫斯基的覆轍。

滿身壞習慣的人，是成不了大氣候的，唯有具備良好習慣的人，才能實現自己的人生目標和社會價值。巴爾扎克說得好：「要斷送一個人，只消叫他染上一種嗜好就可以了。」這話實在深刻。只要你是一個神智清醒的人，就應該經常問問自己：「我的習慣使我得到了什麼？既然這種壞習慣對我不利，為什麼還要繼續下去？」如果你有改變自己的想法和決心，就請馬上行動起來，相信自己有魄力和毅力去改變根深蒂固的習慣，既不要找藉口，也不要等待別人來動員督促你，因為我們每個人都固守著一扇只能從內開啟的改變之門，這個門只能由我們自己去打開。

每一次的蛻變都將伴隨著很多痛苦，必須跟自己多年養成的習慣較勁，跟懶惰的自己較勁，跟自己的不情願心理較勁。誠然，改變是一個痛苦的過程，但是痛苦過後將是更精彩的人生。

一旦你把習慣的精華部分精簡下來，那麼，剩下的就只有持之以恆了。

十九世紀是各國家、各民族交往空前增多的世紀，也是各種瘟疫爭先粉墨登場的世紀。這時，有一種古老的傳染病，在消沉了一段時間後，再次死灰復燃，並把死神帶到了警備森嚴的中國皇宮。這場悲劇，也正是源於中國人過分羈絆於自己多年養成的「習慣」。

抗疫防線

1. 注意飲食衛生，保持良好的個人習慣。

不喝生水，飯前便後多洗手，食物盡量煮熟才吃，飯菜現做現吃。烹飪時生熟要分開，防止病菌汙染炊具。少接觸或謹慎食用刺身、涼拌食品、醬肉滷味、畜禽雜碎、韓國泡菜、剩菜剩湯（未加熱）、半生食品，尤其是生的水產品。吃瓜果時一定要用清潔水洗乾淨或削皮後再吃。

2.去發展中國家（如東南亞和非洲）旅行時，尤其需要警惕衛生狀況。

3.垃圾要及時填埋、清理，積水要盡快清除，汙水溝要及早疏通，減少蒼蠅、蚊子、老鼠、蟑螂的孳生。

4.易感人群（如旅客、老人、小孩、人工餵養的幼兒、在水面長期工作的人）應注意積極鍛鍊身體，提高抗病能力。

5.口服霍亂疫苗，適用於旅行者，已證明這種疫苗安全有效，可供兩歲以上者使用，能降低霍亂的發病率，減輕症狀和降低死亡率。

6.對輕、中型脫水的病患可予口服補液。口服液配方有：每升水含葡萄糖二十g、氯化鈉三・五g、碳酸氫鈉二・五g和氯化鉀一・五g。發病初四～六小時，每小時服七十五ml，體重不足二十五kg的兒童每小時二十五ml，之後依瀉吐量增減，一般按排出一份大便給予一・五份液體計算，也可採取能喝多少就給多少的辦法。重型、嬰幼兒及老年病患則先行靜脈補液，待病情好轉後再改為口服補液。

第六章
天花，死灰復燃

時　　間：西元一八七四年～西元一八七五年
災　　區：北京一帶
疫病特點：發燒後頭面部出疹，繼而擴至全身，皮疹轉為膿皰，極易破潰、全身感染而死
影　　響：十九世紀的中國在科技領域停滯不前的窘態，暴露無遺

第一節　同治皇帝，悲情天子

冬日早殤

大清同治十三年十二月初五（陽曆一八七五年一月十二日），被嚴冬裹挾的北京城一片皚雪，寒風似乎吐露著一絲肅殺之氣。遠處鼓樓的瓦檐上不時閃爍著寒鴉瘦削的身影，並傳來幾聲嘶啞的低鳴。小孩子們在精心準備著新年的鞭炮，沉浸在對春節的喜慶期待中。然而就在深夜，神祕的紫禁城裡突然傳

出了一個令人震驚的消息：年僅十九歲的同治皇帝在養心殿駕崩了！

同治帝，滿清入關之後的第八位皇帝，愛新覺羅氏，名載淳（一八五六年～一八七五年），是咸豐帝與葉赫那拉氏（慈禧太后）的獨生子。他一生悲情。六歲喪父，從小缺乏應有父愛的他，自幼就是一個不愛讀書的頑童，對政治和文化也毫無興趣，又是一個幽深禁垣之內的苦悶男孩，一個紅牆綠瓦內培養出來的畸形兒，一個錯生於皇宮大內中的「多餘人」。由於母親慈禧太后專權，同治帝自登基起就是一不折不扣的傀儡，既得不到正常的慈母之愛，身邊也沒有可以輔佐他的心腹。到了大婚之年，好不容易找到一位鍾愛自己且賢良淑德的皇后，可激烈的婆媳衝突又常常讓他不知所措。性格叛逆、內心空虛、少年失意、政治前途無望的同治帝只能自暴自棄、遊戲人生，在玩樂中尋找他心靈的歸宿，以至於有傳言說他常偷偷遛出宮外，光顧花街柳巷。

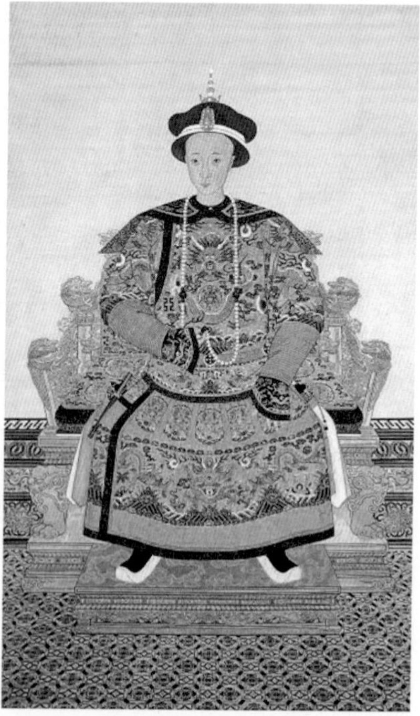

同治帝，碌碌無為地定格在十九歲。（維基百科提供）

關於同治帝的最終結局，野史與民間的傳言眾說紛紜，沸沸揚揚。一些說法穿鑿附會、捕風捉影且缺乏嚴謹的史學依據，只能算是市井之民和文人墨客茶餘飯後的笑談之資。目前，關於他的死因，主要有兩種說法：一是死於梅毒；一是死於天花。

少年天子是病死的，這一點沒有太大的爭議。根據《大清穆宗毅皇帝實錄》記載，同治帝體質雖說不上像祖輩康熙帝、乾隆帝那樣健壯並弓馬嫻熟，但也沒有患什麼慢性疾病，且正值青年，活潑好動，大致還算健康。在去世前的三個月，他「幸晾鷹臺，撒圍」，參與了狩獵活動，又「閱御前王大臣乾清門侍衛等射」，看來精神和身體都很不錯。同治十三年十月，他甚至還「閱中式武舉馬步射」，似乎一切都很正常。然而，到了這個月的己亥日，皇帝「不豫，仍治事如常。」這時候，他開始覺得身體不適，但估計初起時尚覺無大礙。但是，誰也沒想到，病情發展竟然如此之快。十一月甲辰，清廷不得不「遣官祭先醫之神」，估計是治療效果不佳，皇帝開始每況愈下，這時，束手無策的慈禧太后等人，只能把最後一絲希望寄託在神仙上了。悲哀的是，這一切均無濟於事。「十二月，甲戌，上（皇帝）疾增劇……大漸。酉刻，崩於養心殿東暖閣。」

一個年紀輕輕的鮮活生命突然離去，如果是自然死亡的話，那麼，最大的嫌疑兇手便是感染性或傳染性疾病。

到底梅毒和天花，誰是真兇呢？

臘月緝兇

一、同治帝需要承受患梅毒的風險嗎？

梅毒感染的先決條件就是不安全的性行為。史學家指出，清朝典章制度非常嚴格，皇帝也不能自由出入紫禁城，私自跑出去尋花問柳基本上是不可能的。縱然同治帝有此想法，但在威嚴的母后管束下，他最終也只能選擇屈服。清朝吸取了明亡的教訓，對皇子和宗室子弟的教育非常嚴格，因此，雖然清朝自乾隆之後，帝王的政治素質、治國才能均極其平庸，但是並沒有出現如明朝中葉後的那麼一批行為舉止怪誕、以瀆職荒唐著稱的皇帝。清朝皇帝的基本素質還是高於其他朝代帝王的。可見，民間傳說的同治帝邂逅風塵女子，很可能是純屬杜撰或以訛傳訛，不足為信。

二、同治帝患病後的臨床表現，更像是梅毒還是天花？

從現存的檔案來看，《同治十三年十月萬歲爺天花喜進藥用藥底簿》（以下簡稱《藥底簿》）以及《翁同龢日記》都是史料價值很高的文獻資料。我們不妨根據裡面的記載來進行逐一分析。

首先，在患病之初，患天花者發病很急，一般都伴隨著發燒、脈搏跳動加快，而患梅毒者則起病緩慢，多無發燒。從上文得知，同治帝從感覺生病到臨床死亡，前後一個多月，很像是一種病情發展很快的烈性傳染病，而且是逐漸加重的。開始的時候也許和一般的發燒感冒無異，所以皇帝還能照常辦公。

《藥底簿》記載，同治發病之初連續發了七天的高燒，其後出現皮疹。具體如下：「同治十三年十月三十日未刻……脈息浮數而細，系風瘟閉束，陰氣不足，不能外透之症，以致發熱頭眩，胸滿煩悶，身酸腿軟，皮膚發出疹形未透，有時氣堵作厥」，「咽喉乾痛，胸滿作嘔，頭眩身熱」。發燒，畏寒，然後出疹，這些都是出天花的症狀。而梅毒，它屬於慢性病，一來發病沒那麼急、兇，二來很少像天花那樣先高燒、後出疹。

其次，從天花皮疹的分布部位和轉化規律上，我們可以看出同治帝患的是天花。從分布部位上看，天花皮疹一般發於額部、髮際、面頰、腕，逐漸延及臂和軀幹，最後至下肢，多見於身體暴露部位，呈離心狀分布，《藥底簿》所記的症狀與之是相吻合的。

從皮疹形態的轉化規律上看，一般天花病患在發病的三至五天後就會出現斑疹，數小時後斑疹迅速變為圓形的丘疹。病患出疹後，全身中毒症狀反而明顯減輕，胸堵煩嘔現象減退。又過了二、三日，丘疹開始灌漿，成為皰疹，這種疹的中間凹陷成臍形，周圍有紅暈。到了天花起病的第八、九日，皰疹轉為膿疱。又過了兩三天，膿皰逐漸乾縮成痂。大約在發病後的二至四週，痂開始脫落，天花發病的過程基本結束。《藥底簿》的記載正好與上述的症狀以及皮疹的轉化過程相一致。而梅毒則不同，發病的週期要比天花長，而且梅毒的斑疹大小如蠶豆，形狀為圓形或略帶不規則形，不是天花疱疹的那種臍形。

那麼，為什麼患天花會導致同治帝的死亡呢？那是因為同治帝在天花的後期皮膚破潰，感染了細菌，「發熱頭眩俱退，惟濕毒乘虛流聚，腰間紅腫潰破，浸流膿水，腿痛痙攣，頭項胳膊膝上發出痘癰腫痛。」這種併發性的皮膚感染越來越重，使病患逐漸喪失了抵抗力。最後，皮膚感染發展到發生「壞疽性口炎」（俗稱「走馬牙疳」）的地步，此病一般發生在全身性疾病的末期。此時，病患很可能由於細菌進入血液循環導致敗血症、全身衰竭而突然死亡。

同治帝的老師翁同龢在日記中也有過類似皇帝患天花的記載。其中對皮疹、膿皰、破潰的描寫非常詳盡。翁同龢生活的時代幾乎和中國近代史相始終。他出身官宦家庭，父兄都是朝廷大臣，早年受傳統的儒家教育，飽讀經史，嫻熟詩文，尤擅書法，先後給同治、光緒兩位皇帝當老師，被稱為「兩朝帝師」。他也是晚清政壇上的重量級人物。《翁同龢日記》是私人記述當天活動的流水帳，應是十分可信的。

該日記記載：同治帝於十月「二十一日，西苑著涼，今日（三十日）發疹」。十一月初二日，他「聞傳蟒袍補褂，聖躬有天花之喜」。又聽說：「昨日治疹，申刻，始定天花也。」

此後，翁同龢在日記中先後六次記錄了親睹皇上病狀的詳情。在第一次探望皇上後，他寫道：「同治十三年十一月初八日，入見三叩首，兩宮皇太后俱在御榻上，持燭同諸臣上前瞻仰，上（皇帝）舒臂會觀，微昭曰：『誰來此？』……伏見天顏溫瘁，偃臥向外，花極稠密。」

翌日，他在日記中寫道：「上起坐，氣色皆盛，顏色皆可，灌漿飽滿。」同月二十二日，見到皇帝「精神興致皆可，腰間兩小穴，一流水一乾，起坐略不便也。」二十三日，他「晤太醫李竹軒、莊某於內務府坐處，據云：脈息皆弱而無力，腰間腫處，兩孔皆流膿，亦流腥水，而根盤甚大，漸流向背，外潰則口甚大，內潰則不可言，意甚為難。」二十八日，予以告訴他，皇上「腰間潰如椀，其口在邊上，揭膏藥則汁如箭激，丑刻如此，卯刻復揭，又流半盅。」二十九日，他記道：「御醫為他揭膏藥擠膿，膿已半盅，色白而氣腥，漫腫一片，腰以下皆平，色微紫，看上去病已深。」

從翁同龢的記錄來看，同治帝的病況大致清晰了，他先是發燒，持續約一週左右開始出皮疹，臉上密密麻麻地長了一大片（花極稠密），之後全身遍布，疹子發展到膿皰，膿皰又逐漸破潰、流膿，膿液臭不可聞，源源不絕。這都符合天花的表現，但與梅毒的情況差距較大。

其實，當時的御醫們早就診斷皇帝患了天花。同治帝本人就說過：「朕於本月遇有天花之喜。仰蒙慈安端裕康慶皇太后、慈禧端佑康頤皇太后調護朕躬，無微不至，並荷慈懷曲體……朕心實深欣慰（《大清穆宗毅皇帝實錄》）。」

御醫、太后暨文武大臣對皇帝的病，一籌莫展，又尋求不到新醫藥和新療法，只好依照祖上傳下的規矩，在宮內外進行「供送痘神」活動，敬請「痘神娘娘」入皇宮養心殿供奉。當時，宮內張掛驅邪紅聯，王公大臣們身穿花衣，起到皇帝渡過危險期。慈禧、慈安兩宮太后還親自到景山壽皇殿行禮，祈求祖先賜福，並對皇親國戚大加封賞，希望神靈保佑，網開一面。可惜，這一系列迷信活動終究不能挽回同治帝年輕而脆弱的生命。

滿身瘡痍的同治帝在一片求神拜佛的喧囂中，淒慘地終結了單調乏味而無所作為的人生。而他駕崩的養心殿，恰恰是兩百一十四年前，同一時節，他的祖先順治帝命喪天花的地方。

天花（smallpox），中醫名為「痘疹」，奪走皇帝性命的元兇，它並沒有隨著時間的推移而湮沒在歷史的塵埃之中。

談「痘」色變

這種古老而兇險的傳染病，不僅給普通老百姓，也給滿洲貴族留下了慘痛的記憶。它也是好幾位清朝皇帝一生揮之不去的夢魘。

早在十七世紀，一場大規模的天花疫情就曾席捲亞歐大陸，斷斷續續持續了近一百年。當時中國北方是天花的重災區之一。這一時期恰逢清政權在關外驟然崛起以及中原地區戰亂不休、政權更迭。天花的禍害在當時達到了登峰造極的地步。清朝建立之初，天花疫情的形勢依舊十分嚴峻，不但在社會上造成了大量人員死亡，而且對滿洲八旗官兵和皇室成員也造成了嚴重威脅。由於他們剛從冰天雪地的白山黑水進入了相對溫暖的關內地區，體質有差異，對氣候又不適應，又頻繁與漢族人接觸，因此，他們更容易被天花感染。那些金戈鐵馬、氣吞萬里如虎的大將們無不談「痘」色變。清軍準備入關作戰時，有「神力王」美譽的順治帝哥哥——肅親王豪格就曾心驚膽戰的說：「我未經出痘。此番出征，令我同往，豈非致我於死乎？」當年，許多滿人沒有死於沙場卻死於天花。如名將多鐸，努爾哈赤第十五子，勇猛善戰，入關後橫掃江南，被後來的乾隆帝讚為「開國諸王戰功之最」，於順治六年死於天花，年僅三十六歲。

天花這種疾病就像鬼魂附體似的，一直困擾著清帝。住在紫禁城裡的十位大清皇帝中，早期的順治帝、康熙帝和後期的咸豐帝、同治帝都得過天花。順治帝和同治帝直接死於天花，而康熙帝和咸豐帝雖然僥倖從天花的魔掌中逃脫出來，但臉上卻留下了永久的麻子。在清王朝的歷史上，紫禁城的高牆曾經無數次抵擋過政治的疾風暴雨，卻未能抵擋住天花的肆虐。天花已影響到皇室和八旗子弟的數量與體質。順治帝本人就生有八個阿哥，患天花夭折者四個，倖免於死者一個（後來的康熙帝）。其他皇室成員的子女死於天花者更多。康熙帝之子雍正帝曾指出：「看來滿洲、蒙古等艱於子息者，大都為出痘所殤。」

在康熙朝以前，滿洲貴族並沒有掌握對付這種瘟疫的方法，他們最常做的只是一個字——躲。順治八年（一六五一年），京城天花再次大爆發。順治帝「避痘」於河北遵化一帶的山中，十月出發，十二月才「回鑾」。一代天子竟為天花所迫，不得不藏身於北方的寒山冰河之間，惶惶不可終日，真是悲哀！最高統治者都如此狼狽不堪，平民百姓就更苦不堪言了。

這位皇帝一生都在躲避天花，但命運偏偏和他開了個玩笑。天花還是在嚴寒的冬天悄悄把他盯上、捉住，並且吞噬掉他年僅二十三歲的生命。

這可怕的天花，究竟憑什麼可以如此橫行無忌？

第二節　遍體瘡痍，誰人倖免？

天花入侵進行時

天花是世界上傳染性最強的烈性傳染病之一，由惡貫滿盈的天花病毒引起。這種病毒繁殖極快，能在空氣中以驚人的速度傳播，具有高度傳染性，至今仍沒有發明出專門針對天花的抗病毒藥物。沒有患過天花或沒有接種過天花疫苗的人，不分男女老幼，均能感染。此病來勢兇猛，發展迅速，病患往往病勢嚴重，病死率很高。死亡常出現在發病後的一

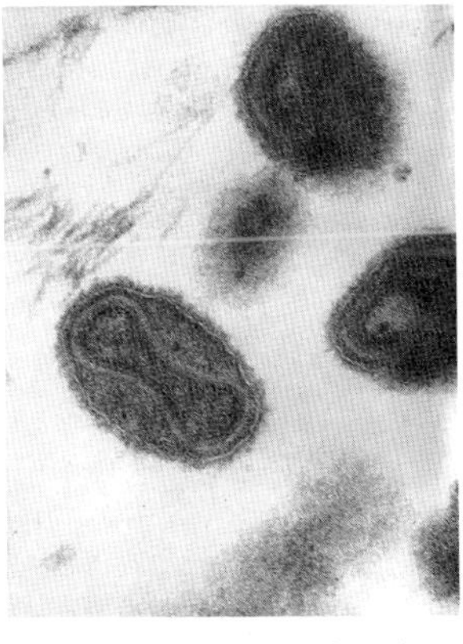

曾經猖獗一時的天花病毒。（維基百科提供）

至兩週內，約有三十%的死亡率。從這個時間段來看，同治帝的病程長了一點，但考慮到他是得天花之後繼發細菌感染而死，這個時間還是可以理解的。

通過呼吸道吸入是天花的主要傳播途徑，此外，皮膚接觸也是另一途徑。天花病毒吸附於易感者上呼吸道的上皮細胞並入侵到局部的淋巴組織，其後大量複製，進入血液循環，形成病毒血症。通過血流，病毒廣泛地播散到全身皮膚、粘膜及內臟器官組織。此時，病患開始出現嚴重的毒血症狀（寒戰、高燒、乏力、頭痛、四肢及腰背部酸痛，體溫急劇升高時還可出現驚厥和昏迷）。病毒血症可導致全身多個器官嚴重受損，甚至全身出血，極其兇險。過了大約兩到三天後，天花病毒便大肆破壞皮膚組織細胞，病患開始出現典型的天花痘疹。皮膚成批地依次出現斑疹、丘疹、皰疹、膿皰，最後結痂、脫痂，終身遺留凹陷的瘢痕——痘疤。能熬過這階段的僥倖痊癒者經常面容殘毀，俗稱「痲面」，往往在心理上受到嚴重的打擊。

因皮膚破潰及病患搔抓，膿皰很容易發生繼發性細菌感染，乘虛而入的侵略者常為金黃色葡萄球菌、溶血性鏈球菌及肺炎球菌等，它們使局部皮膚深層病損惡化，亦使得全身的中毒症狀加重和各器官受累加劇，發生如蜂窩性組織炎、喉炎和支氣管肺炎等。這些細菌感染引起的嚴重併發症，在青黴素等抗生素尚未發明的古代，完全可置人於死地。所以，同治帝不

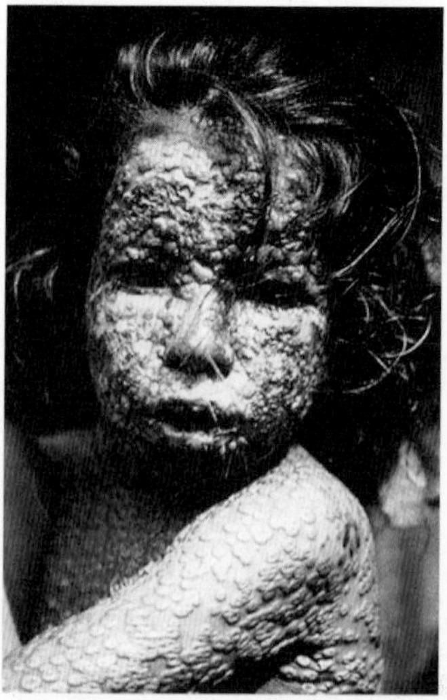

罹患天花的幼童。（維基百科提供）

一定直接死於天花病毒本身，很可能是直接死於趁火打劫的各種細菌。

同治帝感染天花病毒導致全身膿皰，最後痛苦萬分而死，其中有著多重原因。

第一，天花的季節性流行最盛期多數在春天與冬天。它的流行一般從陽曆十二月開始，高峰在次年春季，不過理論上終年均可發生。專家認為，寒冷時節，人們集居擁擠，接觸密切，可助長天花的傳播。這是天花季節性流行的原因之一。同治帝在陰曆十月底開始出現症狀，十一月達到高峰，十二月病亡，完全符合天花發病的季節規律，而該時段正好也是天花最為狂虐的隆冬時節。

第二，同治帝對天花缺乏足夠的免疫力。他從小就與母后慈禧的關係不融洽。望子成龍的慈禧對小皇帝管教嚴厲，動不動就罰跪和訓斥。成年後，同治帝在個人婚姻和政見問題上，又處處與獨斷專橫的慈禧發生爭執，但每次都處在下風。去世前不久的圓明園重修方案，又受到恭親王奕訢的掣肘，引發了一場叔侄之間的激烈衝突，最後在太后的調解下，以作為堂堂天子的皇帝被迫退讓收尾。這一切都使得年少氣盛的同治帝飽受壓抑，悶悶不樂，只好縱情於聲色（雖然不至於遊逛妓院）、犬馬、美酒之中，本來就不甚壯健的身體自然有所削弱，免疫力大為下降。

當時，起源於南方的民間種人痘法已在北方乃至皇宮內廣為傳播，成為預防天花的手段，在滿清貴族之中開展已約兩百年了。這種中國本土原創的天花免疫接種手段，雖然一度獨步當時，但此法本身就有一定的缺陷，即使接種成功後也不能產生對天花永遠的免疫力，一旦抗體在人體內消耗殆盡，對天花的抵抗力也就隨之消失，人就再次暴露在病魔面前而渾然不覺。在十九世紀後半葉，由英國人發明的更成熟的牛痘接種法已經在世界範圍內得到認可，中國部分地區也有人嘗試和接受。可是，滿洲貴族依然沉湎於他們祖宗推崇的傳統方法——種人痘，對西方的新生事物，從政治制度到醫療技術，都採取懷疑甚至排斥的態度。同治帝就沒有接種牛痘疫苗的記錄，這使得他，包括其他的皇室成員，錯過了當時最先進的免疫技術提供的保護。

第三，天花病毒極為頑固。現代實驗證明，存在於病患皮膚中的天花病毒可以存活一年以上。存在於塵土及衣被物品上的天花病毒仍可長期存活，在室溫中達數月或更久，在攝氏負十至十五度下甚至可存活四至五年。同治帝大概不知道人與物件的接觸並不能完全避免天花的襲擊。隆冬時節，即使他躲在深宮，自以為高枕無憂，也不知攜帶天花病毒的衣服、用具等物件已經把危險悄悄推到他的身上。

天花只可防止，不能根治，所有的治療都是以緩解症狀、營養支持、加強護理為主，現代也沒有專門針對人體內病毒的殺毒治療。病患能否闖過鬼門關，關鍵是看自身抵抗力和病毒入侵的強與弱，很大程度上，不管是天子還是庶民，只能是聽天由命了。

在漫長的歷史過程中，中國人對天花早已不陌生。勤勞、智慧的中國人，難道就只能坐以待斃嗎？

兵來將擋，水來土掩

天花絕對是瘟疫名人堂裡的元老級人物。

這種令人毛骨悚然的病毒其實並非中國原產。據考古資料證實，它源自於北非的古埃及，西元前一一四三年去世的古埃及法老蘭塞五世（Ramesses V）是迄今為止發現的最早的天花病人。因為人們在他的木乃伊臉上清晰地看到天花痘疹結痂後留下的終身傷害。

有人認為，大約在西元前二五〇年，天花病毒輾轉由匈奴傳入中國。因在戰爭中由俘虜帶來，故又名「虜瘡」。從此，中原地區又多了一個人人避之不及的惡魔。晉代時，著名藥學家道家葛洪在《肘後備急方》中已有相關記載，他說：「比歲有病時行，仍發瘡頭面及身，須臾周匝，狀如火瘡，皆戴白漿，隨決隨生」，「劇者多死」。

天花究竟殺死了多少中國人，至今無法作出確切統計。但是，從世界的範圍來說，醫學史上有一個估計，是一億半人！其中最著名也最典型的例證，發生在一五一九年。當年對天花大都已有一些抵抗力的西班牙人在征服美洲印第安人時，把天花帶到了這塊無辜的「新大陸」。結果，數千萬人口的印第安人幾乎滅絕殆盡，最後只剩下無力抵抗的一兩百萬人，印加帝國終於不敵為數不多的西班牙侵略軍。

今天，人們都從傳世的畫像中看到康熙皇帝的堂堂儀表。其實，宮廷畫師是刻意掩蓋了歷史的真相——皇帝臉上坑坑窪窪的痘疹瘢痕！順治帝不幸因天花而喪命，皇三子玄燁（康熙帝）卻幸運地因天花而即位。他從小就跟天花打交道，剛剛出生不久就被送到西華門外的避痘處避痘。儘管層層設防，處處小心，不到兩歲的時候，小康熙還是染上了天花。萬幸的是，由於得到奶奶孝莊皇太后的悉心呵護，他從天花死神的魔掌中掙脫出來。七歲時，他就永遠失去了父愛，成為終生之痛。而自然得病的病患一旦僥倖痊癒，則獲得了終身的天花免疫力。這是時人已經知道的規律，也是康熙帝最終能成為皇位繼承人的首要原因。

能夠以「四大發明」名聞遐邇的中國人，在醫學上的貢獻絕不僅僅只有張仲景的《傷寒雜病論》、華佗的「麻沸湯」和李時珍的《本草綱目》。相傳，唐代名醫孫思邈用取自天花口瘡中的膿液敷著在皮膚上來預防天花。又傳，早在北宋時期，四川峨眉山有一醫者能種痘以預防天花，被人譽為神醫，後來被聘到開封府，為宰相王旦之子王素種痘獲得成功。後來王素活了六十七歲。這個傳說或有訛誤，但也不能排除宋代已有產生人痘接種萌芽的可能性。

到了明代，隨著國人對傳染性疾病的認識加深和治療痘疹經驗的積累，人痘接種術正式在歷史舞臺上閃亮登場。清代醫家俞茂鯤在《痘科金鏡賦集解》中明確記載：「種痘法起於明隆慶年間（一五六七～一五七二年），寧國府太平縣，姓氏失考，得之異人丹徒之家，由此蔓延天下，至今種花者，寧國人居多。」乾隆時期，醫家張琰在《種痘新書》中也說：「余祖承聶久吾先生之教，種痘箕裘，已經數代。」又說：「種痘者八九千人，其莫救者二三十耳。」這些記載說明，至晚在十六世紀，中國已逐步推廣人痘接種法，而且世代相傳，師承相授。醫家總結出痘漿、旱苗、痘衣等多種預防接種方法。其具體方法是：用棉花蘸取痘瘡漿液塞入接種兒童鼻孔中；或將痘痂碾細，用銀管吹入兒童鼻內；或將患痘兒童的內衣脫下，穿於健康兒童身上。總之，醫師通過人為方法使被種者產生輕度的天花感染，再通過中醫精心護理，讓他們安全經過天花期。被種者由此會對天花有了一些免疫力。

鑑於自身童年的不幸遭遇，視野、胸襟開闊的康熙帝親政後就開展了大規模的人痘接種工作。皇宮中、社會上死於天花的人數明顯減少。

一六八二年，康熙帝終於把種人痘作為一種制度確立下來。他在《庭訓格言》中寫道：「國初人多畏出痘，至朕得種痘方，諸子女及爾等子女，皆以種痘得無恙。今邊外四十九旗及喀爾喀諸藩，俱命種痘；凡所種皆得善愈。嘗記初種時，年老人尚以為怪，朕堅意為之，遂全此千萬人之生者，豈偶然耶？」

此後近兩百年，天花雖然並未被徹底征服，但其凶頑不可一世的勢頭終於被遏制住了。

人痘接種法的發明，很快引起國外的注意。俞正燮的《癸巳存稿》記載，康熙時，俄羅斯遣人至中國學痘醫。這是最早派留學生來中國學習種人痘的國家。種痘法後經俄國又傳至土耳其和北歐。西元一七一七年，英國駐土耳其公使孟塔古夫人在君士坦丁堡學得種痘法，三年後又為自己六歲的女兒在英國種了人痘。隨後，歐洲各國和印度也試行了接種人痘法。這的確是中國人對世界醫療衛生事業發展的突出貢獻。

就在紫禁城高歌歡慶「降伏」了天花病魔的時候，經過文藝復興洗禮的歐洲人也在潛心研究從大清國學來的民間種痘法，在人痘接種法的啟發下，他們最後取得了突破性進展。

也許有人會問，既然人痘接種法已經被證實能較為有效地預防天花，且民間與宮廷均已開展多年，為什麼貴為九五之尊的咸豐帝、同治帝還會感染天花呢？

第三節　故步自封的代價

在長跑比賽中，中途一路領先的人不一定就能第一個衝過終點。最先發明的，不一定就是最完美的。

人痘接種法經過推介，在世界各地廣為傳播，拯救了數以千萬計的生命。但是，這種方法極其依賴接種者的個人經驗，即使在最理想的醫療條件下，仍然會有約二%的死亡率，嚴重的時候甚至會造成將近一半的被種者死亡，還是存在一定的危險性。而且更要命的是，靠這種方法獲得的免疫力並非持續終身，常常只有數年，而被種者卻往往蒙在鼓裡，以為萬事大吉呢。

十八世紀後期，幼時也種過人痘的英國鄉村醫師簡納 (Edward Jenner) 偶然發現，牛也會得一種類似天花的「牛痘」，但病情會比人得天花平穩得多。而擠牛奶的婦女很容易傳染上牛痘，可她們一旦得過牛痘後就不會懼怕天花的傳染。雖然那個時候，科學家還沒有能力找到天花的病原體——天花病毒，但簡納愛動腦筋並由此得到啟發，想到這可能是牛痘使她們對天花產生了抵抗力。

一七九六年五月十四日，四十七歲的簡納首次從正在患牛痘的擠奶女孩手上，沾了一些痘漿（疫苗），並把這些東西接種在一個八歲的未患天花的男孩手臂上。六週後，簡納特意給這個勇敢的男孩接種天花痘漿，試驗他是否發病。

沒有人知道膽大包天的簡納是怎樣說服小孩的父母和小孩本人參加這個和死神開玩笑的試驗的，反正，如果在今天的醫患關係

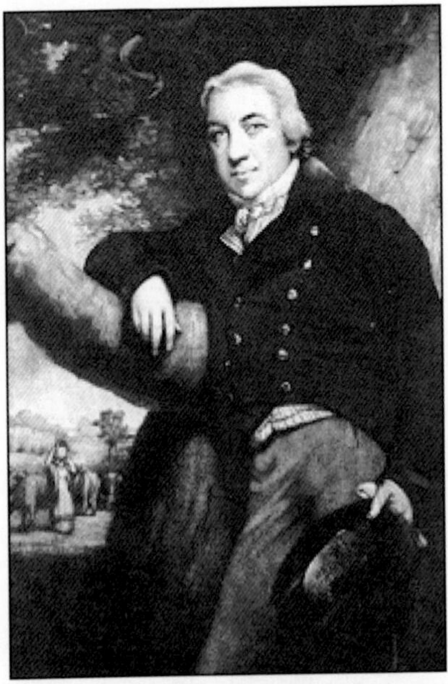

發明牛痘天花疫苗的英國醫生簡納。
（維基百科提供）

和社會狀態下，醫師和科研人員都是絕對不敢這樣做的，也許很多偉大的發明因此就和人類擦肩而過。不知道這是不是悲哀。

幸運的是，簡納一次就成功了。這個幸運應該屬於全人類。

那個男孩安然無恙！這證明他對天花有了免疫力。後來，人們發現它的持久有效性遠高於人痘法，而且操作起來更加安全。於是，可以完全替代人痘法的牛痘接種法，終於面世，並不斷完善。

約十年後，葡萄牙醫師將牛痘疫苗從馬尼拉帶到澳門。此後，東印度公司的英國醫師又把牛痘疫苗由澳門帶到廣州。從中國傳出去的人痘接種法，經過改良，進化為牛痘接種法，在世界轉了一個大圈子之後，又回到了它的故鄉——中國。

不少地方官員參與了牛痘接種的推廣，他們在許多地方成立了種痘局，為老百姓免費接種。一八一五年，廣州成立種痘處。一八二八年，北京設立京都種痘局。牛痘接種法在中國大地上推廣開來。

今天，我們不得不佩服簡納天才的想像力。其實，古老中國的統治者，也不缺乏豐富的想像力，只不過他們喜歡專門把這種能力放在權謀之術上而已。

同樣是在一七九六年，統治大清六十載的乾隆帝，為了不打破爺爺康熙帝在位六十一年的中國記錄，假惺惺地宣布退居二線，自封太上皇，讓位於皇十五子嘉慶帝。不過，人人都知道，只要他還沒進棺材，國家大事仍舊他說了算。

乾隆帝統治下的中國，達到了古代社會盛世的巔峰。然而，巔峰也就意味著下坡和衰落。此時，大洋之外的世界正在發生質變和飛躍，閉關鎖國的中國已經接近生死存亡的邊緣，而大清，上自皇帝，下至大多數的黎民，對此一無所知，仍然盲目自大，繼續做著「天朝上國」的美夢。

在退位前四年，英國馬嘎爾尼(George Macartney)使團以替乾隆帝祝壽為名開始了訪華之旅。他們的真實目的是「取得以往各國未能用計謀或武力獲取的商務利益與外交權利」。乾隆帝在熱河接見了馬嘎爾尼。不料，接見前發生了一場令史家議論紛紛、感慨萬千的禮儀之爭：清廷要求使團成員行三跪九叩大禮，而馬嘎爾尼則要求用覲見英王的禮儀，行單腿下跪、吻手禮。雙方僵持不下，結果幾乎不歡而散。乾隆帝極其不悅，當馬嘎爾尼拋出此行的真實目的——派使臣常駐北京；開放寧波、舟山群島、天津為貿易口岸……之時，乾隆帝一口拒絕，他說「天朝物產豐盈，無所不有，原不借外夷貨物以通有無」，並警告他們不要再到浙江、天津進行貿易，否則必遭「驅逐出洋」。

乾隆帝的心態，其實正好代表了一大批國人。中國失去了一次又一次發展資本主義、推進工業化的契機，變得愈加與世隔絕，愈加孤立無助，完全落後於世界潮流。醫療技術就是一個很好的例子。

正是出於某種奇怪的大國心態，宮廷的御醫們對源自西方並已在民間流行的牛痘接種法充耳不聞，仍舊死死抱著祖傳的人痘接種法不放，對這種舊法的弊端也聽任不理。咸豐帝在兩歲時，種人痘就險些失敗，雖經精心調理保全了性命，但臉上卻留下了無法抹平的麻點，成了繼康熙帝之後的第二位「麻子皇帝」。可御醫們仍然無意，或者不敢改進已經落後的人痘接種法，也不願試用來自海外的牛痘接種法。

此時的中國人和中國的統治者，早已失去對西方先進技術的求知慾，他們抱殘守缺、墨守成規、故步自封。傳統的人痘接種法對他們來說是不可動搖的，中國的一切都是優於外國的。於是，悲劇便在皇宮內、外不斷上演。順治帝的後裔同治帝，在兩百多年後再次成為了天花的獵物。而歷史給予中國人的機遇也稍縱即逝。

一八四一年一月，中英鴉片戰爭中，用堅船利砲取得節節勝利的英軍，在香港島第一次升起了他們的米字旗。北京紫禁城一片死寂和悲涼。第一次嘗到喪權辱國之味的同治帝爺爺道光帝，依舊不清楚和自己交戰了兩年的敵人——英國，到底在哪個海島上，是否與俄羅斯接壤，有多少國民。

曾經取得輝煌成就的文明古國，在此後的一百多年裡屢屢徘徊在徹底沉淪的邊緣，直到今天，儘管已脫胎換骨，今非昔比，依舊雜病纏身。這就是曾經故步自封的代價！

國父孫中山先生有句名言曰：「世界潮流，浩浩蕩蕩，順之則昌，逆之則亡。」不管你是否是一

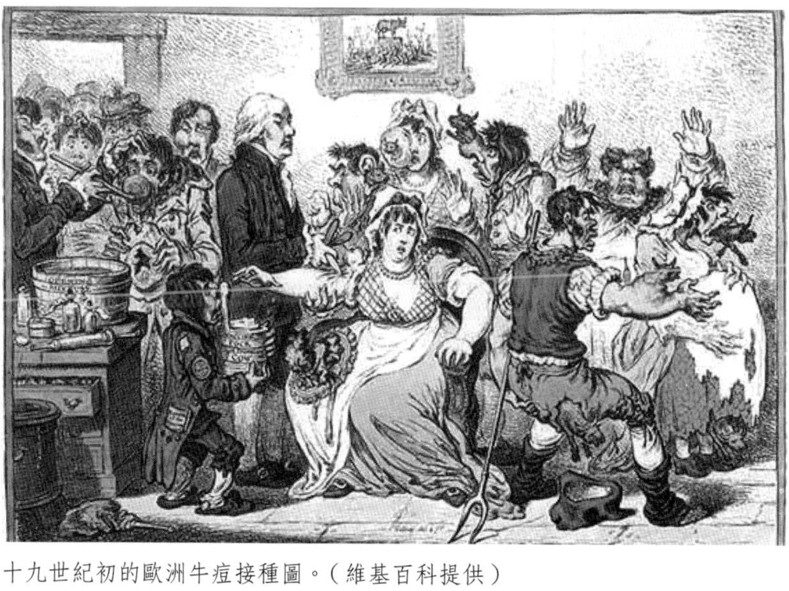

十九世紀初的歐洲牛痘接種圖。（維基百科提供）

名有家國情懷的人，請記住，收起傲慢的嘴臉，敞開包容萬物的胸襟，緊跟與時俱進的步伐。

同治帝曾一度被訛傳死於梅毒，現代醫學可還他以清白。然而，比他年長五歲的一位法國大文豪，卻真真實實地被這種疾病困擾。

抗疫防線

天花是目前爲止，在世界範圍被人類消滅的第一個傳染病。一九五〇年十月，中國大陸全面推廣牛痘接種法。經過十一年的努力，一九六一年六月，大陸最後一名天花病患痊癒出院。自此，天花在大陸徹底滅跡。一九七九年十月二十六日，聯合國世界衛生組織在肯亞首都奈洛比宣布：全世界已經消滅了天花病。雖然天花已被消滅，但人們對於傳染病的預防仍絲毫不能鬆懈。二〇〇五年十二月，時任美國總統的喬治・W・布希爲了預防生物武器的襲擊，帶頭接種了天花疫苗。因爲天花病毒如果被用作生物武器的話，具有十分可怕的殺傷力。注射或服用有預防疾病作用的疫苗，使人獲得對相應疾病的免疫力，確實能預防傳染病的發生和流行。

世界上最後一批天花病毒至今仍保存在美國和俄羅斯的研究機構裡。美、俄堅稱，保留這批樣本有助於研製出更好的疫苗，以防範日後恐怖分子可能發動的生化襲擊。

第七章 梅毒，情寄之殤

時　　間：西元十九世紀下半葉
災　　區：法國巴黎
疫病特點：性器官糜爛，晚期皮膚出現樹膠樣腫物，可合併精神失常
影　　響：文學天才與世長辭，黃金創作戛然而止；社會風氣墮落引人關注

第一節　莫泊桑，風流文豪

小說之王，傳神之筆

七月六日，當筆者打開電腦，準備講述一位文豪的生與死時，竟不經意地發現，歷史會如此的巧合：一百二十年前的今天——這位文豪的忌日！

居伊・德・莫泊桑（Henri René Albert Guy de Maupassant，一八五〇～一八九三年），十九世紀後

半期法國傑出的批判現實主義作家，一生創作了六部長篇小說和三百五十六篇中短篇小說。代表作主要有：《羊脂球》、《項鏈》、《我的叔叔于勒》、《西蒙的爸爸》、《兩個朋友》、《俊友》等等。

他的文學成就以短篇小說最為突出，擅長從平凡瑣屑的事件中截取富有典型意義的片段，以小見大地概括出生活的真實，文章布局精巧，文字行雲流水，敘事結合抒情，被譽為「短篇小說之王」，對後世產生了極大的影響，在世界文學史上抒寫了傳奇的一頁。

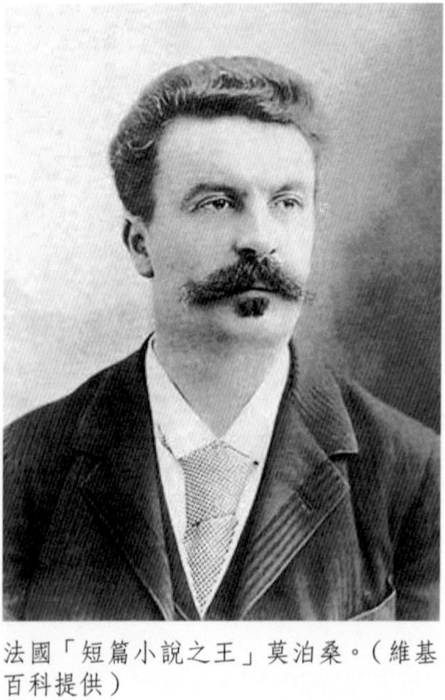

法國「短篇小說之王」莫泊桑。（維基百科提供）

出身於沒落貴族之家的莫泊桑，其父是一個遊手好閒、喜歡尋歡作樂、拈花惹草、沒有固定職業的浪蕩子。莫泊桑在諾曼第的鄉間與城鎮度過了童年，十歲時曾隨父母到巴黎小住，就讀於拿破崙中學，後因父親無行、雙親離異，隨母又回到諾曼第。故鄉寧靜的田園生活與優美的自然風光給他留下了深深的影響，成為他日後文學創作的一個重要源泉。

他的母親出身於書香門第，醉心文藝。從小聰明伶俐、生性帶有幾分詩情的莫泊桑受到良好的文學薰陶，並在母親的摯友、文學大師福樓拜（Gustave Flaubert）的親自指導下練習寫作，後來還參加了以大作家左拉 (Émile Zola) 為首的自然主義作家集團的活動。可以說，天賦以及環境，再加上高的起點，是他成名的重要基礎。

莫泊桑的作品，揭露了當時社會的黑暗面，抨擊了統治階層的腐朽、貪婪、爾虞我詐和荒淫無恥。在批判上層統治者及其毒化下的社會風氣時，他還描寫了勞苦大眾的悲慘遭遇，讚頌其正直、淳樸、寬厚的品格，對被侮辱、被損害的小人物也寄予了深切同情。

一八七〇年，法國與普魯士的戰爭爆發。莫泊桑志願入伍，作戰勇敢。退役後，他輾轉到公共部門任職，並擔任巴黎一些有影響力刊物的編輯。利用空閒時間，他繼續創作小說，一八七九年完成了傑作《羊脂球》，獲得巨大成功。這是莫泊桑經過長期寫作鍛鍊之後，達到完全成熟的標誌。

小說描寫了普法戰爭期間，法國戰敗，一輛載著法國逃難者的馬車在離開敵占區時，被一普魯士軍官扣留。軍官一定要車上一個綽號叫「羊脂球」的妓女陪他過夜，否則馬車不許出境。羊脂球出於愛國心斷然拒絕，可和她同車的那些「有身分」的乘客為了各自私利，施展各種伎倆逼她就範。羊脂球迫於無奈而犧牲了自己。但是，翌日馬車

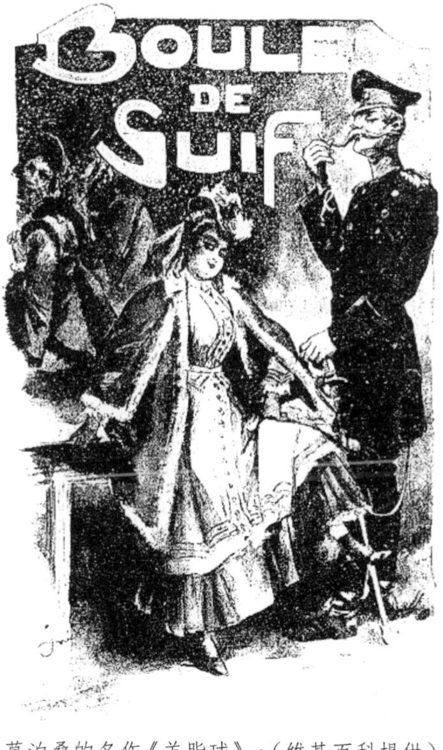

莫泊桑的名作《羊脂球》。（維基百科提供）

出發時，那些昨天還苦苦哀求的乘客們卻突然換了一副嘴臉，紛紛疏遠她，還冷嘲熱諷。她覺得自己被這些沽名釣譽之徒用輕蔑給淹沒了，他們犧牲了她，又把她當作一件骯髒的廢物，扔掉。

小說反襯鮮明，懸念疊生，引人入勝，寫出了法國各階層在占領者面前的不同態度，揭露了貴族資產階級的自私、虛偽和無恥。

除此之外，人們對莫泊桑關於妓女羊脂球的外貌描寫也讚不絕口。以下是小說的片段：

「（她的）皮膚是光潤而且繃緊了的，胸脯豐滿得在裙袍裡突了出來，然而她始終被人垂涎又被人追逐，她的鮮潤氣色教人看了多麼順眼。她的臉蛋兒像一個發紅的蘋果，一朵將要開花的芍藥；臉蛋兒上半段，睜著一雙活溜溜的黑眼睛，四周深而密的睫毛向內部映出一圈陰影；下半段，一張嫵媚的嘴，窄窄的，潤澤得使人想去親吻，嘴巴裡露出一排閃光而且非常纖細的牙齒。」

羊脂球在莫泊桑筆下可謂嬌豔動人，令讀者過目不忘、浮想聯翩。然而，天妒英才，一八九三年，馳騁法國文壇十餘載的風雲人物莫泊桑，還差一個月才滿四十三週歲，竟與世長辭，有如曇花一般凋謝了。

人們不禁要問，為何這位剛過不惑之年、如日中天、尚未到人生黃金時期的大文豪如此匆匆地告別了人世？為何他的如椽大筆總能細緻入微地刻畫出年輕女子，特別是妓女的形象？

氾濫的文豪情慾

藝術雖然高於生活，但也必然源於生活。

關於莫泊桑和他的巔峰之作《羊脂球》，很多人並不陌生，但是他荒誕及病痛的一生，則未必為許多人知曉。當你真正去了解他的時候，一定會瞠目結舌地著實大吃一驚。因為他的一生實在是太「豐富多彩」了，太過激烈動人了。他的才情，很大程度上，來源於這些「熱血沸騰」的經歷。

人們常說，有其父必有其子。很不幸，莫泊桑也不例外。估計是受到父親風流成性的不良影響，又或者從小生活在極不和諧的家庭環境中，壓抑的心靈畸形地發展。年輕時的莫泊桑不諳世事，又任性好動，被稱為「脫了韁的小馬駒」。他很早就學到花花公子的伎倆，輕率地與一些浮蕩女子交往，甚至尋花問柳。

莫泊桑是在對愛情的幻想中度過青年時代的。他最喜歡划船和游泳。十八歲時，他在家鄉海灘上看到很多來自巴黎穿泳衣的女郎。他貪婪地盯著她們，還設法結識了其中一位姑娘。他被對方媚人的笑容和優雅的風度迷住了，於是真心實意地寫了一首表達愛意的詩，獻給她。但是幾天後，當莫泊桑去拜訪她時，竟發現她正和幾個男青年嘲笑著朗讀他的詩。羞慚憤怒之餘，內心滴血的他認定女人是虛偽、輕浮和被鄙視的生靈。她們在世界上存在的唯一理由，只是作為滿足男人情慾的工具。對女人的這種成見，牢牢地控制了莫泊桑的一生。

普法戰後，他在巴黎謀得一個抄抄寫寫的小職位。繁瑣的業務和那些唯唯諾諾的人事，令他感到空虛、無聊和厭煩。一到假日，他就到塞納河畔散步，偶爾也在河中游泳。這期間，他與五個酷愛水上運動的夥伴一起購買了一艘遊艇，並取名「玫瑰之夜號」。他們甚至成立了小社團，常常是吃喝無度、夜不歸宿、和女人濫交直至筋疲力竭。他們常常在遊艇上帶幾個女伴，一起尋歡作樂，每次划船後總以和女人睡覺完事，甚至經常交換性伴侶，互相攀比情愛「業績」，切磋「技藝」。莫泊桑來自鄉間，也最喜歡鄉間的漂亮姑娘，她們打扮樸素，體態豐滿而頭腦簡單。他在一篇題為《繩子姑娘》的小說裡就講到了一段荒唐經歷，這位繩子姑娘與五個男青年上床，懷了孩子也不知道是誰的。

莫泊桑原喜歡與平民女子和妓女交往。到巴黎後不久，他就學會了跟貴婦打交道的禮節。他時常出國旅遊尋找靈感，終因寫作而名利雙收，順利進入了上流社會。此時，他不但在國內名聲大震，在國外也很受歡迎，財源滾滾，購別墅、買遊艇，同時擴大了社交圈子。莫泊桑本就體魄健壯，風流瀟灑，儀表堂堂，頗得女人的青睞。隨著他的名氣越來越大，上流社會的女士對他也產生愛慕之意。閨閣小姐甚至寫信給他表示景仰和心儀。莫泊桑討女人的喜歡，除了才華橫溢、相貌出眾外，在性格上也很有特點。在他身上，既有野蠻的獸性，又有憐憫的人性，既天真又圓滑，既狡詐又真誠，既聰明又愚癡。這就是多才、多情的浪漫莫泊桑！

對上流社會的貴婦，莫泊桑一方面為之傾倒，一方面又鄙夷地認為她們都是「加了奶油的麵粉團……講的都是那種話，用的都是那些詞，就像是麵粉團。她們在那種社會裡的俗套，就是奶油。」

一八八六年一月，比莫泊桑小十歲的弟弟走進了婚姻的殿堂。此時莫泊桑已經三十六歲了。聽到消息，他茫然不知所措。他自己是否也應該考量終身大事了呢？但對他而言，婚姻只能是空中樓閣，因為他認為沒有一個女人值得終身相許。他性慾極強，卻對女人帶有強烈的不信任感，於是不斷地變換性伴侶。他也承認：「我不愛她們，但她們逗我高興。我覺得她們把我迷住了……」

被女人弄得暈頭轉向，莫泊桑就像吸毒上癮似的，完全離不開她們。莫泊桑走到哪裡，無論在巴黎、戛納還是在國外，他都少不了找女人尋歡作樂。貴族婦人、飯館侍女、農莊姑娘、半推半就的寡婦……都與他有染。不檢點的生活，使莫泊桑迷失了方向，不可自拔。

當加入了歐洲文人的沙龍之後，要強率真、憤世嫉俗而又放蕩不羈的莫泊桑就更加一發不可收拾了。那些文人聚在一起，常常在酒酣耳熱之際，少不了談論甚至體驗一些風月韻事。這些都深刻影響著莫泊桑自己的創作和生活，讓他收穫成功的同時，也飽嘗了縱慾無度、糜爛浪蕩釀下的苦果，過早地透支了健康乃至生命。

法國作家左拉在莫泊桑的葬禮上致悼詞：「他文思敏捷，成就卓著，不滿足於單一的寫作，充分享受人生的歡樂。」這「人生的歡樂」，莫非指的是莫泊桑划船、游泳和追逐女人的遊戲人生？對於這個終身未娶的作家來說，女性占有重要地位，既見於他的日常生活，又見於他筆下的人物。

閱女無數的放蕩生活，成就了莫泊桑小說中的女人，尤其是妓女的形象。除了「羊脂球」，作品《菲菲小姐》的女主人公拉舍爾也是一名妓女。而《項鏈》、《俊友》等作品中，輕佻放蕩的女子形象、尋歡作樂的場景比比皆是。這些描寫貫穿於莫泊桑的作品中，也貫穿他的一生。與其說莫泊桑是用動人的文字描繪女性，不如說他是以自己的生命創造文學巨作。

思想太自由的人，身體往往也很自由，在他看來，已經沒有什麼可以阻止他去追求快樂了，包括什麼年齡、性別、道德、責任、愛情、法律等等，按照目前在大陸最流行的說法，「神馬（什麼）都是浮雲」。

莫泊桑到底得了什麼疾病？這是他縱慾的「罪與罰」嗎？

魔鬼的懲罰

與莫泊桑同一時代的愛爾蘭裔美籍作家法蘭克・哈里斯（Frank Harris）在《年少輕狂》（*My Life and Loves*）一書中記載：「莫泊桑多次對我說，只要是他看上的女性，就一定能抱在懷裡。」大文豪長年累月縱情聲色、流連風月，不生病才怪呢？

在十九世紀的後半葉，現代醫學已經在科學的軌道上闊步向前，很多現代人耳熟能詳的疾病在莫泊桑的時代，也早已令不少歐洲人如數家珍，比如：梅毒。

據莫泊桑的醫師給出的診斷，他二十六、七歲就染上了可怕的梅毒。但他自恃年輕力壯，似乎對這種病並未引起足夠的重視，依然沉湎於酒色之中。他在嫖妓的過程中，從她們的肉體上獲得激情、靈感、素材和故事，但放浪荒淫的私生活，讓他感染上了這種性病。從此，他的身體每況愈下。

慢慢地，他的右眼出現麻痹，不時產生幻視，又常頭痛、暈眩不已，苦不堪言。思維能力在日漸衰弱。後來，他的視力越來越差，有時候說話也顛三倒四。一位著名的眼科醫師認為，他從三十歲就開始「眼睛副神經節病變，有時更像大腦細胞核病變，很符合梅毒對神經系統的浸染」。

到了一八九一年，黃金創作期只有十多年的他，已不能再執筆寫作了，那些鮮活的女子形象從此不再更新。

莫泊桑不得不服用乙醚和嗎啡來止痛，劑量越加越大，以至後來沒有任何藥物可以緩解他的病痛。最後，各種藥物和治療方法都用遍了，但療效越來越糟糕。頭腦糊塗，幻覺叢生，他已被病魔摧殘得不成人樣。他對別人說：「我想自殺以解脫……這就是離開塵世的逃脫辦法。」在離打算切喉自殺前十八天，他草擬好了遺囑，只是突然想起要和母親一起過新年，才暫時放棄輕生。

一八九二年一月一日，幾乎病入膏肓的莫泊桑，來到尼斯探望母親，晚宴時突然發病——情緒狂躁，語無倫次，拿起鋒利的刀子，割向自己的喉嚨。被僕人阻止時，他痛苦地大叫：「我割了自己的喉嚨，我真的瘋了！」為了避免莫泊桑再次自殺，家人只得送他到巴黎巴塞精神病院住院。誰也沒想到，他再也沒有從那裡出來。

在差不多一年半的住院時間裡，他又出現了抽搐和痙攣，病得無法站立，有時在無人看管時，竟趴在地上，用嘴舔著牆壁，有時又張著嘴巴，來回晃動著腦袋，流著唾沫，掛著鼻涕。他的一隻眼睛已經徹底失明，原先氣壯如牛的中年人，在病魔的折磨下形容枯槁，骨瘦如柴，面容蒼老。一代文學宗師的淒慘之狀，令人不忍目睹。

經過無數次痙攣、抽搐和慘叫後，他陷入了昏睡，偶爾睜開一隻癡呆無光的眼睛，發出一聲無力而悲哀的嘶啞歎息。

一八九三年七月六日，終身未娶的莫泊桑，孤獨地、永遠地閉上了雙眼，離開了那個精彩紛呈的世界。

這個梅毒病患沉淪的靈魂，帶著絕望而無助的哭喊，透過一百二十年的時空，在紙張上隱隱浮現。

梅毒彷彿是潘朵拉掀開的盒子裡飛出的死亡鬼影，緊緊地吸附在健康的軀體上，使之長出斑點，慢慢地，全身到處都長出令人作嘔的疹子，像美豔的罌粟花凋謝後，那一顆顆流著白汁液的罪惡之果。梅毒流行是浮士德與魔鬼的交易，是人性陰暗與罪惡的表露，是上帝對人類的警示與懲罰。廣東話有一句很生動：「有幾（多少）風流，就有幾（多少）折墮（倒楣）。」

今天，梅毒用廉價的青黴素便可治癒。但是，在二十世紀之前，歐洲與美國大約有十五％的人得過這種當時無法痊癒的慢性疾病，絕大多數無法痊癒。天才、名人也不能倖免。

身披黑衣、手握鐮刀的死神，似乎格外關注那些天才。如果一般病魔征服不了他們，那麼，梅毒總是最後一個出場。天才們支付了健康，換取了不朽的作品，到底他和病魔，誰輸誰贏？但有一點是肯定的，強大的靈魂，更加需要強健的體魄作為倚靠。善待自己的身體，不會有錯。

梅毒，為什麼與性愛有著糾纏不清的關係？這是一種怎樣的惡疾？

第二節　花柳暗病，臭名昭著

人無行，病無情

在人類文明史上，相對於一些老牌瘟疫而言，梅毒只是傳染病名人堂的晚輩，不過也是後起之秀。醫史學家們經過研究和考證後認為，梅毒來自於美洲大陸。著名航海家哥倫布的業績是家喻戶曉的，但同時，他至少有兩種惡績是一般人所忽略的，這就是帶來了現在流行全世界的菸草與梅毒。一四九二年，哥倫布的船隊駛進美洲新大陸的時候，當地原住民的部落中，梅毒氾濫正凶，菸草也燃得正酣。當哥倫布率船隊勝利返航，得意洋洋的水手們向歐洲人展示他們從未見過的菸草時，也把梅毒悄悄「饋贈」給歐洲。於是，梅毒，如同幽靈一般，在西班牙和法國兩國的港口城市首先發難，幾年之間，便蔓延到整個歐洲。這彷彿就是報應，就是美洲原住民的報復！

隨著歐洲人航海夢的步步實現，這種疾病又隨之漂流到亞洲，乃至中國。

對中國人來說，梅毒就如同馬鈴薯、玉米、番茄一樣，是舶來品，此外，它在民間也同樣有著一個和植物相關的名字——楊梅瘡，估計是因為病患身上出現的疹子和楊梅有點類似吧。生活在十六世紀的明代傑出醫藥學家李時珍，在巨著《本草綱目》中認為，梅毒在中國的流行次序是「自南而北，遍及海宇」。他又說：「楊梅瘡古方不載，亦無病者，近時（十六世紀下半葉）起於嶺表（廣東地區），傳及四方，蓋嶺表風土卑炎，嵐瘴薰蒸，飲啖辛熱，男女淫猥，濕熱之邪蓄積既深，發為毒瘡，遂致互相傳染，然皆淫邪之人病之。」李時珍把梅毒的流行病學特點、傳播途徑、臨床表現和易感人群等，解釋得頗為到位。他最後認定，梅毒一定是行為不端者所獨有的傳染病！

到了明朝末年，醫家對梅毒的認識進一步加深。名醫陳司成曾在福建、廣東一帶行醫，親眼目睹了豪商闊客在商埠口岸嫖娼宿妓、荒淫縱慾，許多人因此患梅毒而形損骨銷、口鼻俱廢，慘況令他觸目驚心，遂使他發憤研究這種傳染病的診療。他不僅明確了性濫交在疾病傳播中的關鍵作用，還發現無辜感染者的問題：他們並未娼淫，卻亦得病，如先天遺傳或後天接觸病患的坐具等等。真可謂，一人得病，累及妻妾，累及孩童，累及全家。

明代出才子，凡才子，多風流。說起風流才子，有人立即會想起唐寅（唐伯虎），其實此君比起萬曆年間的劇作大家屠隆來說，充其量只是陪襯、跟班。屠隆，字長卿，當時社會上的熱點人物，是一個在官場，在文壇，在娛樂圈，在色情場所，不斷製造頭條新聞的大玩家，常有情色方面的是非緋聞，淫蕩的名聲徹底蓋過出眾的文才，以至於現在沒有多少人想起他有什麼作品傳世。結果，他理所當然地罹患了梅毒，從面部器官壞死糜爛起，一直到耗盡身體這盞燈油為止。另一著名劇作家湯顯祖就曾寫詩給他，談到：「長卿苦情寄之瘍，筋骨段壞，號痛不可忍。」屠長卿把感情寄託到妓女身上，妓女也就將梅毒病轉移到他身上，可能首開中國大文人梅毒死亡的記錄。這位死於梅毒的才子，其出格的風流水平，能不令人刮目相看嗎？

如果能穿越時光隧道回到明嘉靖、萬曆年間，我們會發現，那時的北京也好，南京也好，小城鎮也罷，妓院娼館充斥市井，妓女孌童誘色賣身，房術祕辛大行其道，淫具媚藥堂而皇之，絕對不似今天所謂的「成人保健店」那樣，在夜間躲躲閃閃、猥猥瑣瑣地亮起一兩盞害羞而隱晦的招牌燈。《金瓶梅》，就是這一時期盛行的小說，也是這種風氣所及的產物，充分表現出那個時代的淫亂特色。如果作者懂一點醫學，大概西門慶在他的筆下，會被寫成中梅毒而斃命。

病魔驗明正身

梅毒（syphilis）臭名昭著了數百年，中國人開始認為是瘴氣引起，歐洲人則認為是「上帝的懲罰」，直到二十世紀初，關於它的真相和祕密才被人類所洞察。

原來，這種性病是由梅毒螺旋體（又稱蒼白螺旋體，Treponema Pallidum）引起的慢性傳染病。德國科學家霍夫曼（Erich Hoffmann）和紹丁（Fritz Schaudinn）在一九〇五年首先發現了該微生物。梅毒螺旋體柔軟纖細，活力十足，在其前端長有四至六根鞭毛樣的細纖維束，動個不停，有如《射雕英雄傳》裡梅超風的「九陰白骨爪」，極其怪異和弔詭。它在人體內可長期生存繁殖，只要條件適宜，便以橫斷裂方式一分為二地進行繁殖，嗜好在陰暗潮濕的環境中鬼鬼祟祟地生活，這就是它常常寄生在男女性器官附近的重要原因。但它對外界的抵抗力很弱，對化學藥品也很敏感，在體外不易生存，曝光、煮沸、乾燥、肥皂水和一般的消毒劑（如石碳酸、酒精等）很容易將它殺死。梅毒螺旋體尤其不耐高溫，攝氏四十～六十度的環境下，它兩～三分鐘就會死亡，攝氏一百度時則立即喪命。因此，將懷疑被汙染的衣物放於陽光下曝曬，或放在乾燥的環境中儲存；將用具煮沸或用化學藥品消毒，都能使這種可惡的微生物斷子絕孫，從而阻止它的造孽作惡。

可惜，梅毒螺旋體對人類特別癡情，對其他生物反而麻木不仁、視而不見，這就注定了人類成為梅毒傳染的唯一來源。

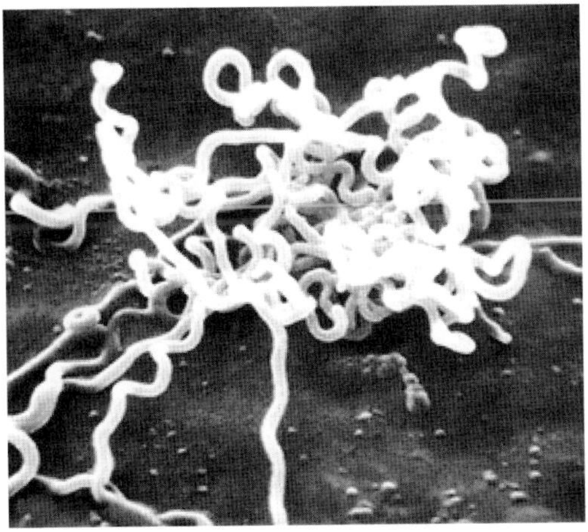

電子顯微鏡下的梅毒螺旋體。（維基百科提供）

瞭解了梅毒螺旋體的生存方式，我們就不難理解，梅毒主要是通過性交接觸傳染，除了性器官互相接觸外，也會由性器官透過口唇或手接觸傳染，其他途徑還包括哺乳、手術、輸血、接吻、醫護人員檢查、護理病患、直接接觸病患血液等，因此在醫院裡為梅毒病患檢查、護理、手術時用過的器械、衣服和被鋪必須消毒。但是，大衆捷運的拉環或樓梯扶手等公共設施，由於脫離人體，接觸光線較多，又多暴露於乾燥環境，一般不會傳播梅毒。

梅毒螺旋體入侵人體時，通常選擇皮膚或者黏膜的破損處，形成進攻突破口。這些初始的部位也被侵犯得最嚴重，往往不堪入目。人類感染後，螺旋體會很快散播到全身，從宿主細胞獲得一種叫粘多醣的物質，作為營養。人體細胞中的粘多醣由此遭到分解，組織遂受到損傷破壞，開始出現潰瘍，幾乎全身所有的器官、組織都無一倖免，所以，梅毒的臨床表現牽連全身、多種多樣、非常複雜。

梅毒是一種慢性傳染病，病程緩慢。梅毒螺旋體彷彿是一批高級特工，可向人體各器官組織滲透，也可潛伏多年甚至終身沒有臨床表現。梅毒從傳染來源可分為後天梅毒（獲得性）和先天梅毒。後天梅毒尤其值得關注，主要是性濫交的惡果。

讓我們先看看後天梅毒的「發跡史」吧。

在長期的病程中，由於人體的抵抗力和反應性會不時發生改變，所以症狀也時顯時隱。一般可分為一、二、三期。第一期又稱為「下疳期」，也就是梅毒螺旋體進入人體後，一般經過兩到四週左右，在性器官陰莖、陰唇、陰道口等處發生的炎症反應，這些突出皮膚表面的顆粒叫「硬下疳（Hard Chancre，Ulcus Durum）」，也叫「一期梅毒」；第二期為「斑疹期」，與第一期合稱早期梅毒，兩期的傳染性極強，螺旋體在人體內擴散，皮疹遍布全身，以四肢更明顯，典型的症狀為皮膚斑疹；第三期為「晚期梅毒」，會嚴重損害心臟和大動脈，造成心血管病變，並侵蝕腦和脊髓，引起視力受損、精神病變，不過此期傳染性很小。

硬下疳，初起患部微紅，逐漸出現硬結，直徑約一公分，單個，偶有兩、三個。絕大多數出現在陰莖冠狀溝附近，偶見陰莖體、陰唇系帶、尿道、恥骨部位。下疳表面也可破潰糜爛，合併感染其他細菌時慘不忍睹、臭不可聞。不過病患大多對此不覺疼痛。由於人體局部有免疫能力，下疳可「不治自癒」，自動消失，梅毒螺旋體的第一波攻擊暫告一段落，但並不意味著它就此罷休。

潛伏在體內的螺旋體會繼續繁殖，在初次感染後三個月左右，大量螺旋體進入血液循環，產生廣泛的第二期梅毒皮疹。此乃它的第二波攻擊。此時，病患皮疹（不限於性器官）多呈紅、棕或青色玫瑰狀皮疹（又稱薔薇疹）或斑疹型梅毒瘡，慣發於軀體前、側面和上肢，對稱，不融合，圓形、橢圓形或稍不規則形都有，可謂「琳瑯滿目」。由於人體存在一些免疫力，第二期同樣可「不治自癒」，螺旋體再次偃旗息鼓，進入靜止的潛伏狀態。如未徹底治癒，在感染後兩年之內仍會復發，皮疹更趨糜爛，稱為第二期復發的梅毒疹。

以上的早期梅毒期限為兩年左右，超過兩年即進入第三期，即晚期梅毒。

晚期梅毒的損害不僅限於皮膚粘膜，還可侵犯許多內臟器官，尤其擅長侵蝕心臟瓣膜、動脈血管壁和脊髓、腦等部位的神經組織，破壞性強，後果極其嚴重，但發生時間晚（感染後二到十五年），病程長，可危及生命。好發於四十到五十歲之間。主要因未經正規抗梅毒治療或治療時間不足，用藥量不夠引起。人體內外環境失調亦有一些關係。過度飲酒，吸菸，身體衰弱及患有結核等慢性病者更易發生，預後不良。這就是螺旋體的第三波攻擊，也是致命一擊。

晚期皮膚粘膜的梅毒病變很有特色，分為結節型梅毒疹和梅毒瘤兩種，多發於頭部、前臂、肩胛等處。後者又稱樹膠樣腫（gumma），初發如豌豆大小，漸增大如蠶豆乃至李子大或更大，堅硬，觸之可活動，數目多少不定。開始顏色為正常皮色，隨結節增大，顏色逐漸變為淡紅、暗紅乃至紫紅，結節容易壞死，可逐漸軟化，破潰，有稠厚的樹膠樣分泌物，可形成特異的圓形、橢圓形、馬蹄形潰瘍，境界清楚，邊緣整齊隆起如堤狀，好發於頭皮、前額及小腿關節等處，上腭及鼻的樹膠樣腫可致硬腭、鼻中膈穿孔，形成具有特徵性的鞍鼻等醜陋外觀。樹膠樣腫還可侵及骨及軟骨。

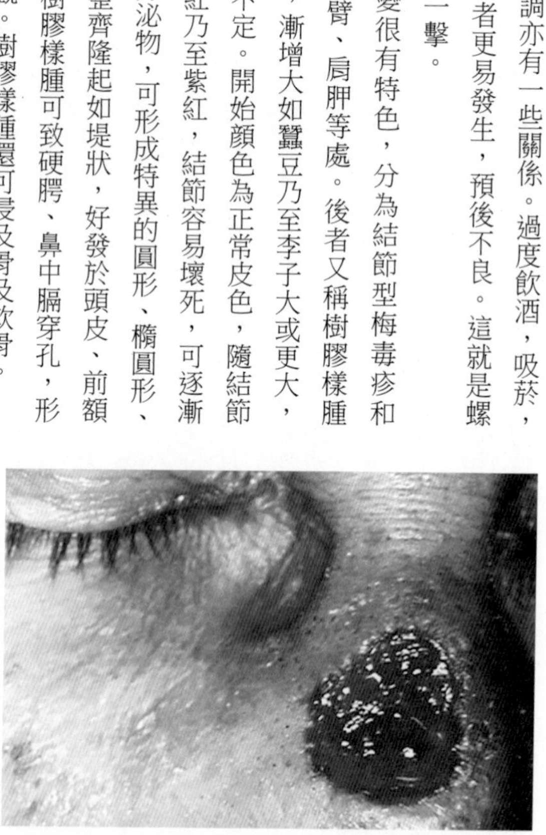

三期梅毒造成的皮膚損害。（維基百科提供）

三期梅毒感染十至二十年後可發生內臟損害，主要是梅毒性心臟病、主動脈瘤、主動脈夾層以及脊髓痨、麻痹性癡呆等神經系統病變。

先天梅毒也稱胎傳梅毒。梅毒螺旋體通過患病孕婦經胎盤進入胎兒血循環，引起胎兒的全身性感染。螺旋體在胎兒的肝、脾、腎上腺等器官大量繁殖導致流產、早產、死胎或出生活的梅毒兒。這些小兒早期病變有梅毒性鼻炎、梅毒性天疱瘡和斑丘疹，晚期呈現鋸狀形牙齒、先天性耳聾和間質性角膜炎等，形貌和功能嚴重受損，貽害終生。他們大多是在娘胎內被不檢點的母親傳染的，非常無辜與可憐！

在科技昌明的現代，靜脈注射青黴素可以把體內的梅毒螺旋體殲滅，但是徹底剿滅仍有難度，當病患的螺旋體被清除後，人仍可再次感染，而且重複出現一期梅毒的症狀。此病週期性潛伏與再發的原因可能與體內產生的免疫力有關，如人體免疫力強，螺旋體便能縮成一團，變成顆粒形或球形，收起鋒芒，韜光養晦，在體內一些部位潛伏起來，伺機而動。一旦人體免疫力下降，螺旋體又重出江湖、興風作浪，侵犯體內某些部位。所以，擁有現代化的武器，還不如保持潔身自好的修養和習慣。

大文豪的墮落歸宿

雖然文獻資料沒有顯示莫泊桑的體表病變，但他在三十歲之前就被醫師診斷為梅毒，應該是可信的，因為這種病在十九世紀十分常見，任何有經驗的醫師都能作出合理的判斷。但在莫泊桑的時代，人們只能用含有汞的製劑外用於患處，這雖可殺滅部分體表的梅毒螺旋體，但對於體內廣泛存在的螺旋體大軍，只能鞭長莫及。更何況，莫泊桑一味的風流快活、醉生夢死，妓女們就不斷地把身上暗藏的梅毒螺旋體轉移到大文豪身上，其身體成為源源不斷的螺旋體最理想的落腳點。於是，莫泊桑反反覆覆受到它們的侵襲，機體被搞得千瘡百孔，最後發展到不治身亡。

關於莫泊桑的症狀，最明顯的就是右眼視力下降，反覆出現頭痛、頭暈，其後出現抽搐和精神失常。這些都可從三期梅毒裡找到吻合點。

梅毒螺旋體在三期梅毒階段，可以侵犯腦血管、腦膜、脊髓和腦組織，造成梅毒性腦膜炎等嚴重併發症，甚至合併腦損害。病患顱內壓力增高，可表現為頭痛、噁心、嘔吐、抽搐、失語和偏癱。醫師檢查時，常發現他們精神錯亂、譫語和視神經乳頭水腫。有時視神經會被直接侵害，導致視力下降或喪失。

全麻痹性癡呆是由螺旋體損傷腦實質而致的腦膜大腦炎。常在感染後十五到二十年發病。病程慢性，遷延多年。特徵為同時有精神病學和神經病學表現。早期主要表現為精神異常，包括漸進性記憶喪失、智力受損和性格變化。而後，出現辨別力下降、情緒不穩定、妄想和行為異常。病患還會有手指震顫和書寫、語言障礙。未經有效治療者，發生症狀後數月至五年內即可死亡。文思泉湧的莫泊桑去世前幾年即已喪失了寫作能力，從出現明顯的精神失常到死在精神病院內，時間跨度約一年半，符合三期梅毒的自然病程。

江山代有「惡魔」出，各領「毒」騷數百年。

二十世紀下半葉，隨著醫藥學日新月異的發展，在性病界稱雄數百年的梅毒，開始有點沒落，開始被人類逐步征服。它不再是不治之症。

正當有些行為不端的人因此而開始歡呼雀躍、縱情聲色時，一個比梅毒更可怕的怪物突然在二十世紀八〇年代浮出水面，張開血盆大口，令老梅毒黯然失色，令全世界大驚失色。梅毒不曾退隱江湖，新的傳染病領軍人物就已經舉起恐怖大旗，向人類發起新一輪的挑戰。

它是愛滋病，即後天免疫缺乏症候群（Acquired Immune Deficiency Syndrome，AIDS），是因感染人類免疫缺陷病毒（Human Immunodeficiency Virus, HIV）後導致免疫缺陷，併發一系列機會性感染及腫瘤，嚴重者可導致死亡的綜合症。這種一度在同性戀者中盛行的瘟疫，主要通過性交、輸血等方式傳播，能把人類的免疫力完全摧毀，大大小小、或強或弱的細菌、病毒均可對毫無防備能力的軀體魚貫而入、大肆劫掠。愛滋病患，就像是一個沒有盾牌、沒有盔甲、赤身裸體的武士，在格鬥場上，面臨無數虎視眈眈、手持利刃的敵手。

目前，人類尚且沒有找到消滅體內 HIV 的竅門，不管是藥物還是儀器。此外，針對 HIV 的疫苗也暫時僅存於構想之中。這就意味著 HIV 還能在相當一段時間內，在與人類的交手中，占據上風。雖然人類總是發出「道高一尺，魔高一丈」這樣的豪情壯語，也確實能研製出可以遏制 HIV、延長愛滋病患壽命的療法，但是從根源上說，有效的防範，勝過千千萬萬的神奇藥劑。

梅毒如此，愛滋也如此。

第三節　情愛誠刺激，愛情價更高

情愛是物慾橫流的濫觴，愛情是執子之手的承諾。

如果說，愛情的定義是「被對方的魅力所吸引，因而產生了一種強烈的思念和愛慕之情。」那麼，情愛的定義就是「被對方的魅力所吸引，因而產生了一種強烈的慾望和衝動之感。」

從古代到現代，愛情和情愛，從來都是這個世界上最為重要的非理性力量，不同的是，前者與富貴貧賤、門當戶對相抗衡；後者則與自律自愛、單純專一相對壘。愛情的殉道者是焦仲卿和劉蘭芝，情愛的表演者是西門慶和潘金蓮。

每個人的內心，都藏著白色的天使以及黑色的魔鬼，天使總是在人們產生慾望的時候，教導人們克制，引導人們要做一個端端正正的人；魔鬼呢，在人們的慾望萌芽之時，總是縱容人們去滿足，去發洩，甚至去為所欲為。當天使被魔鬼壓制的時候，人，也就開始失控，就像一艘在大海中壞掉航海羅盤的船，或許能僥倖地漂移到孤島上擱淺，但更多的時候，是撞在堅硬鋒利的礁石上，粉身碎骨。

腎上腺素噴湧而出時，相信的，是自己的身體而不是思考。這就是莫泊桑們的通病。衝動爆發之際，如同狂風捲起千堆雪浪，沖向雲霄，自詡強悍的生命在激蕩中，成就了天才的構想、華麗的符號、絢爛的色彩，也獲得了無窮的快感。當一切歸於平靜的時候，天才的身軀，也許就是退潮後的沙灘，一片狼藉，一片死寂。

從淋病，到梅毒，再到愛滋，所有的一切災難都彷彿是上天刻意給人類制定的魔咒和戒律。人之所以為人，就是因為他們懂得如何珍藏愛，而不是發洩「愛」。

雖然人總是在文明的道路上奔跑，但這只是物質的文明，因此，他們只是更多地發明新的武器去摧毀對手、新的藥劑去殺滅病菌，而在精神的發展層面上總是滯後和遲鈍，以至於科學越發達，人的放肆就越荒唐。當莫泊桑們被梅毒折磨致死後，人類發憤圖強研製出青黴素，然後沾沾自喜地繼續縱慾。於是，上天就把愛滋這個魔鬼從地獄裡放出來，讓它具有在人體內躲避所有藥物殺傷的超能力，作為懲戒。當人類不甘失敗，把保險套設計得無懈可擊時，又不知道上天會讓哪一隻魔鬼降臨到人間。真正「道高一尺，魔高一丈」的是上天，是大自然。人類不可能徹底戰勝自然，就如同孫悟空永遠跳不出如來佛的五指山一樣。因為自然規律才是永恒的力量，而自然規律就是排斥貪婪的慾望，就是要世間萬事萬物保持節制和平衡，不容過濫。

大多數人在談論愛情的時候，他們所談論的只是慾望。慾望很簡單，愛情很複雜。情愛是迷亂，愛情是唯一。

人的一生中見過成千上萬的異性，也會對其中的很多肉體產生慾望。但只有一個，讓人甜蜜愛慕，苦苦思念，讓人覺得他或她，全身上下無一處不可愛，讓人竟說出「至死不渝」這樣的傻話來。愛情就是連自己都百思不得其解的化學作用，充滿了機緣和巧合。

《詩經》裡說：「青青子衿，悠悠我心。縱我不往，子寧不嗣音？」僅僅是衣領的一角，就讓人不能自拔。

《紅樓夢》裡，賈寶玉和林黛玉相愛至深，卻從未相互說過一句「我愛你」，只有兩顆心相互吸引和印證的過程。賈寶玉只說：「你證我證，心證意證，是無有證，斯可云證。」愛意是不必吐露和證明的。

這樣的愛情，是失傳已久的天才技藝，似乎只存在於史書泛黃的紙頁以及遊吟詩人喃喃的細語中。一位先生車禍受重傷，一個月做了四次開顱骨手術。結婚二十年的妻子二十四小時不停呼喚他，助他度過了一生中最危險的二十九天。看來，只有愛情，才是宇宙間獨一無二的，才是大自然最敬而遠之的。

當某一天，你經過一間打折店時，也許會從櫥窗裡讀到這樣的文字：這兒所有的貨物都打折，唯有愛情保價！

才子莫泊桑是否懂得真愛，人們不得而知。在歐洲，還有一位傑出的文學家，名垂千古。他傾情寫下了歌頌真愛的《陰謀與愛情》，可惜，也是因為傳染病的緣故，早早離世。他究竟是誰呢？

抗疫防線

1.杜絕不正當的性行為：要潔身自好。若萬一不慎，有了可疑梅毒接觸史，應及時作梅毒血清試驗，以便及時發現，及時治療。

2.推廣健康教育：瞭解梅毒對社會文明、經濟、家庭帶來的危害，形成良好的社會風氣，提高全社會的健康素質和意識。

3.提倡乾淨的性生活：正常性生活前，注意保持身體清潔；使用保險套。

4.隔離病人：對梅毒病患應盡早進行隔離、治療。

5.及時治療：對可疑患梅毒的孕婦，應及時給予預防性治療，以防止將梅毒感染給胎兒；對未婚男女病患，建議婚前把梅毒治癒。

6.加強身體鍛鍊：如果身體情況較差，對疾病的抵抗力就會大大降低，患梅毒的機率就會大大增加，建議堅持身體鍛鍊，保持良好的體質。

7.避免接觸梅毒病患的個人用品：梅毒除了性途徑傳播外，還可以通過非性接觸傳播，這就應該不直接接觸梅毒病患的個人用品，如毛巾、臉盆、剃刀、餐具、被褥、衣服、用過的馬桶圈等，避免間接感染梅毒。

第八章
肺結核，毒焰燎人

時　　間：西元十八世紀～十九世紀
災　　區：德國魏瑪
疫病特點：長期低燒、咳嗽、咳痰、咯血、逐漸消瘦
影　　響：大量民眾病殘、病亡，促使科學家在微生物學和醫藥學領域不懈探索

第一節　席勒，《歡樂》絕唱

一顆追求自由與博愛的心

「歡樂，歡樂，歡樂女神聖潔美麗
燦爛光芒照大地！
我們懷著火樣熱情

來到你的聖殿裡
你的威力能把人類
重新團結在一起，
在你的溫柔翅膀之下
一切人類成兄弟。」

一七八五年十月的某天，在德國德累斯頓的近郊，一位詩人應邀參加一場婚宴。宴會上，他被新人的幸福、朋友的熱情和現場的歡樂氣氛深深感染，隨後寫下了這首頌詩。

詩人寫了歡樂，更寫了愛，這種愛超越時代，超越種族，超越地域，超越國界，兩百多年來深入人心。這首詩，後經偉大的音樂家貝多芬譜曲，成為他《第九交響曲》第四樂章的主要部分，歌詞便與優美的旋律一起傳遍了世界，在人們心中久久迴蕩。

這就是《歡樂頌》（*An die Freude*），作者席勒。如今，《歡樂頌》作為歐洲聯盟的盟歌，代表著歐盟的理念——自由、和平、團結，一次次地唱響，高揚著詩人對自由、平等、博愛的追求和理想：「你溫柔的翅膀飛到哪裡，那裡的人們都結成兄弟……億萬生民，互相擁抱吧！把這一吻送給全世界！」

約翰・克里斯多福・佛里德里希・馮・席勒（Johann Christoph Friedrich von Schiller，一七五九～一八〇五年），德國著名詩人、歷史學家、哲學家及劇作家，有「德國詩聖」、「德國莎翁」之稱。

席勒出生於一個貧窮之家，父親是軍醫，母親是麵包師的女兒。童年時代，席勒就對詩歌、戲劇有著濃厚的興趣，少年時接受過嚴格的軍事教育，青年時還讀過醫學，期間接觸了莎士比亞、盧梭、歌德等人的作品，日後逐漸走上文學創作之路。

二十一歲時，子承父業，席勒在斯圖加特謀得了一個軍醫職位。但他對這份工作毫無興趣，將全部的激情投入到文學創作之中。第二年，他創作的戲劇《強盜》在曼海姆上演並引起轟動，作品對專制統治、宗教束縛和社會腐敗的抨擊諷喻引起了巨大的反響。當時萬人空巷，人們潮水般地湧入狹窄的禮堂觀賞戲劇。有些評論家甚至認為席勒就是德國的莎士比亞。

隨後，這位追求自由的「叛逆」青年受到統治階層的迫害。不久，席勒逃離了斯圖加特，開始了顛沛流離的寄居生活。這期間他輾轉多個城市，生活全靠朋友資助，但創作的腳步卻從未停止。《陰謀與愛情》、《歡樂頌》、《唐•卡洛斯》等膾炙人口的劇作和詩歌都是這位才華橫溢的前軍醫這一時期的作品。

一七八六年，席勒前往魏瑪。次年，在著名文學家歌德（Johann Wolfgang von

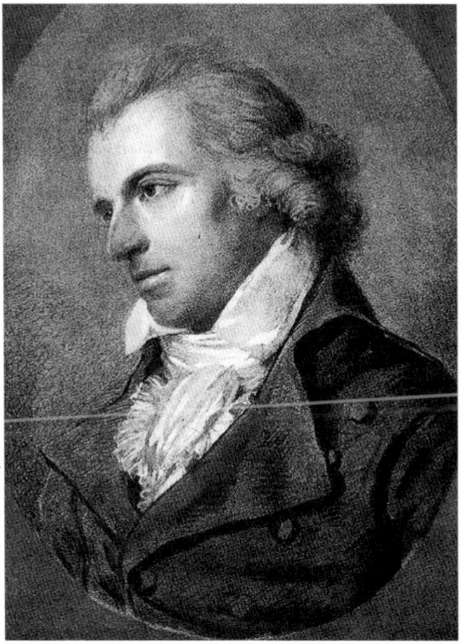

德國莎翁——佛里德里希•席勒。（維基百科提供）

Goethe）的舉薦下任耶拿大學歷史教授。一七九四年，席勒與歌德正式結交並很快成為摯友。在歌德的鼓勵下，席勒重新進入了一生之中第二個旺盛的創作期。兩人共譜了德國文學史上的「華彩篇章」。

這兩位文化巨人一同創建的、迄今仍聳立在魏瑪的民族劇院成為德意志民族文學獨立和統一的標誌與象徵，為後來德國的統一，起到的凝聚作用是不可低估的。

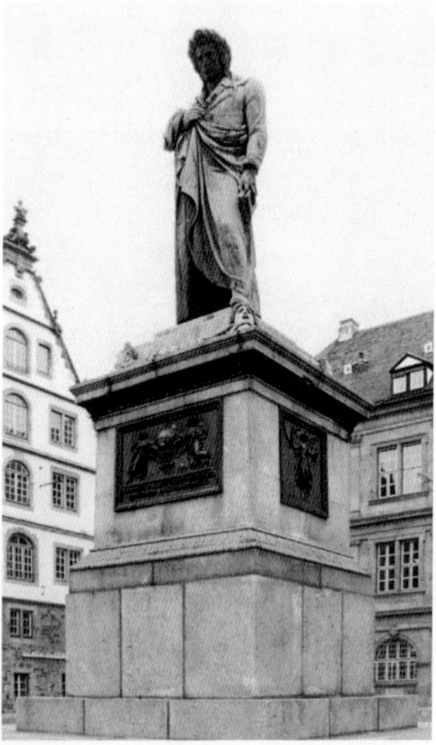

德國最古老的席勒紀念像，位於斯圖加特的席勒廣場。（維基百科提供）

席勒是德國古典文學史上僅次於歌德的第二座豐碑。一八〇五年五月，四十六歲的他不幸逝世於魏瑪，歌德為此痛苦萬分地說：「我失去了席勒，也失去了我生命的一半。」二十七年後，歌德辭世，遵照遺言，他被安葬在席勒的遺體旁邊。

如果說，莎士比亞的戲劇離不開基督教，那麼，席勒的戲劇則離不開民族與國家。他襟懷曠達，思想高遠，熱情洋溢，眼光深邃。這位偉大的文學家，為什麼在四十六歲就撒手人寰呢？

一個孱弱的軀殼

席勒自幼多病，長得白皙纖弱，又愛好文學，頗有點男版林黛玉的模樣。多年的飄蕩生活，居無定所，食不甘味，再加上繁重的寫作任務和很不規律的作息習慣，「夜貓子」席勒早早就被病魔盯上了。

一七九一年，年屆三十二歲時，席勒生平的第一場大病災降臨了。他發著高燒，咳出帶有血的黃膿痰，不得不從七尺講臺上暫時退下，倒在病榻上靜養。當時的治療方法不過就是放血、使用發泡硬膏、催吐劑和瀉藥而已。病人恢復緩慢。這場大病使他在病床上足足躺了好幾個星期，對此，他抱怨道：「我常常感到胸口持續不斷地陣痛，在進行深呼吸或呼吸加快時，胸部右側刺痛特別明顯，這表明右肺有炎癥。咳嗽不止，偶爾還會覺得憋悶。」本身就是醫學科班出身的席勒，對自己的病況描述得很仔細。

病情得到暫時緩和後不久，席勒又一次遭受了重病的襲擊。他自述到：「呼吸是如此的困難，我盡力來獲得空氣，每一次呼吸似乎都導致氣管破裂……高燒讓我非常怕冷……右胸的劇烈疼痛沒什麼好轉。」一七九一年六月，當時的一家報刊居然登出了席勒的死訊和訃告。也許上帝不忍，也許席勒還算年輕。這次的重創，他暫時挺了過來，但是長期的病痛折磨卻從此繼續了十多年。

一八〇五年初，席勒已經變得弱不禁風了。五月一日，他生命中的最後一場大病襲來了。那天晚上，他決定去歌劇院度過一個難忘的夜晚，對他而言，舞臺的氛圍始終具有魔術般的吸引力和心靈的鼓舞。他在動身的那一刻，就在自家門口遇到了歌德。他倆一起走了一段路後才相互道別。可是，誰都沒有想到，這一別竟成永訣。在歌劇院入口，一位演員看到席勒後非常驚訝，他回憶道：「席勒看上去十分痛苦，臉色蒼白，目光呆滯，似乎還在發燒。」

當演出結束時，攙扶席勒的人們發現，他渾身發冷，牙關抖動不已。好不容易回到家中，他倒頭便睡。第二天一早，傭人們看見他虛弱地躺著，處於一種半醒半睡的狀態，眼皮下垂，耷拉著腦袋，每一根神經都似乎在劇烈地痙攣抽搐。當女傭把一個檸檬送到跟前的時候，他急匆匆地伸手去抓，好像要一口吃掉，但與此同時又用一隻無力的手將它無可奈何地放回果盤上。整個晚上，席勒高燒不退，昏迷不醒。第三天醒來時，他讓人把幼子帶到病榻前，吃力地轉過身來把孩子拉到身邊，用無比痛苦的目光看著愛子，好像為他祈禱。突然，席勒痛哭失聲，哭得非常傷感，看來，他是預料到自己不久就要與心愛的骨肉作永別了。

他要求傭人把窗簾打開，他要看到燦爛的太陽，他要看到美麗的晚霞，他要向大自然告別。

五月六日，匆忙趕來的醫師聽到了他的喉嚨發出陣陣呼嚕聲。他無法把氣管裡的痰順利咳出。脈搏變得非常細弱，他開始煩躁不安，在床上輾轉呻吟，咳出顏色很難看的痰液，臉部不停地抽搐。慢慢地，他又進入了昏睡狀態。

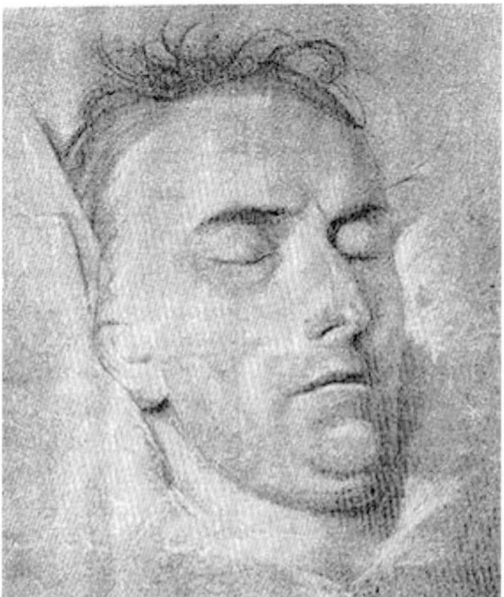

畫家筆下病逝的席勒。（維基百科提供）

五月九日傍晚六點三十分，席勒的腦袋在枕頭上一歪，以最安詳的姿態展示出他曾經俊朗的面孔。他，永遠地睡著了。

這位德國的詩聖，患有什麼不治之症呢？

「白色瘟疫」

很多人在昏睡的時候會產生朦朦朧朧的幻覺，在裡面，他們往往看見少年時代的自己。不知道彌留時的席勒，是否也夢到二十七年前，十九歲的自己。

那一年，還在攻讀醫學的他親手撰寫了一份屍體解剖報告。被研究者，是他不幸病故的十七歲同窗。席勒在進行了仔細的探查和分析後，對病人的肺部描述得很是詳盡：「肺部的一些部位感染發炎，並伴有一些小小的白色硬結。」

從病理學的角度看，這很像是肺結核（pulmonary tuberculosis）。

當時的歐洲人對這種稱為「白色瘟疫」的疾病完全不陌生，因為它太常見了，奪去任何人的生命都再正常不過。而席勒則很可能與學友的相處中第一次被這個病魔糾纏上。

按照人們的經驗，肺結核常常造成一種很有特徵性的形貌：體態瘦長，頭髮紅色。而青年時代的席勒也是如下的模樣：骨瘦如柴，一頭紅捲髮，一張缺乏陽光照射的蒼白臉龐，鷹鉤鼻子下襯托著的一雙灰色眼睛，深深地埋在紅色的眉毛之下。雙側臉頰下陷，似乎看不見血色。他的聲音甚至有點尖細，讓人聽了不太舒服。

白色瘟疫，不同於天花、霍亂，經常快速奪命，它是慢性虐殺的施暴者，似乎不把人折磨得只剩下一具骷髏，就不肯罷手。然而，它與文學、藝術的淵源，古今中外竟然都出奇得深。

法國文學家小仲馬在《茶花女》裡這樣刻畫一位女主人公：「在夜宵快結束時，瑪格麗特一陣狂咳，這是我來到她家裡以來，她咳得最厲害的一次，我覺得她的肺好像在她胸膛內撕碎了。可憐的姑娘臉漲得緋紅，痛苦地閉上了眼睛，拿起餐巾擦著嘴唇，餐巾上隨即染上了一滴鮮血。」

素白加上些許血絲的憔悴面龐看起來更讓人憐愛。曹雪芹的《紅樓夢》中，林黛玉同樣在肺病的折磨下，咳血不斷，最終香魂一縷隨風散，也永遠在讀者心中留下了她「病如西子勝三分」的形象。病態美，在中國人的審美情趣中，曾經長期占據著一席之地。

在十八、十九世紀的西方社會，結核病，更準確地說是肺結核，被視為一種浪漫的疾病，患有肺結核的人被認為會具有更加敏銳的感觸。肺結核病患面色蒼白、身形消瘦，正好符合當時大眾的審美。這種疾病被說成象徵著精神的純潔。而午後出現的潮紅又為病患蒼白的臉上增添了一縷紅暈，看起來頗為「優美」。結果，許多上流社會的年輕女性故意將她們的膚色裝扮的更加蒼白以獲得類似患有肺結核的外表。英國詩人拜倫甚至寫過：「我希望自己能死於肺結核。」於是，肺結核逐漸成為一種「時髦」的疾病，一種藝術家的疾病。它甚至影響了文學家和藝術家的創作和思想，乃至社會風氣。「面色蒼白、身體消瘦、一陣陣撕心裂肺的咳嗽……」這樣的描寫比比皆是。淑女們常被描寫得極為纖弱而無聲氣，極容易昏倒而且有陣發劇咳。當時的服飾也反應了肺結核的流行，例如男士們穿的高領衣服，彷彿就是為了隱藏頸部的結核性淋巴結炎。

除了席勒之外，還有許多文學名流都患有肺結核，名單長得令人頗感到意外和歎息：巴爾扎克、雪萊、愛倫坡、契訶夫、莫里哀、卡夫卡、梭羅、勃朗特姊妹等。詩人在這裡面又顯得十分突出，並且大多英年早逝。憂鬱成為那個時代，這一疾病的主要症候，這種消極與婉約竟孕育出大量絕佳的詩句。英國詩人約翰‧濟慈（John Keats）在《夜鶯頌》中就這樣寫到：

「這使人對坐而悲歎的世界；
在這裡，青春蒼白、消瘦、死亡，
有幾根白髮在搖擺；
在這裡，稍一思索就充滿了
憂傷和灰色的絕望，
而美麗保持不住明眸的光彩，
新生的愛情活不到明天就枯凋。
……
我幾乎愛上了靜謐的死亡，
我在詩思裡用盡了好的言辭，
求他把我的一息散入空茫；
而現在，哦，死更是多麼富麗：

在午夜中溘然魂離人間，
當你正傾瀉著你的心懷
發出這般的狂喜！
……」

他還說過一段著名的話：「我能嘗到我嘴裡的血腥味，這種血腥味意味著我的死亡。」二十六歲時，患肺結核的他竟然一語成讖。

在群星薈萃的音樂家中，死於肺結核的也不乏其人。鋼琴大師蕭邦因患肺結核，在三十九歲時去世。十九世紀法國女小說家喬治·桑這樣說過：「蕭邦的咳嗽中顯現著無限的優雅。」一八四〇年，在法國尼斯的一所房間裡，小提琴家帕格尼尼死於肺結核，終年五十八歲。

這都是些青史留名的人物。或許關於他們，結核的存在顯得頗有點吟風弄月，附庸風雅，甚至矯揉造作，真正的瘟疫，不可能是人類的朋友。它的存在，只能是痛苦和苦難，而不是浪漫與瀟灑。那些普普通通的老百姓，受到肺結核殘害的，簡直就不計其數。截止到二十世紀中葉以前，肺結核在全世界，尤其是欠發達地區，一直大肆流行，散布到社會的每個角落，各個階層，生活困頓的人更成為了肺結核攻擊的首要目標，而且是當時造成死亡的主要原因，被人們稱為「巨大的白色鼠疫」。今天，結核病仍然是世界範圍最嚴重的公共衛生威脅之一，人類絲毫不能鬆懈。

第二節 白色瘟疫，耗盡血氣

結核，人類如影隨形的魔鬼

結核病的歷史，本身就是人類歷史的一部分。

這種「白色瘟疫」有記載的歷史，可以追溯到七千年前的地中海沿岸。科學家在當地的人類椎骨化石中發現了結核的痕跡。在西元前三千至兩千四百年的埃及木乃伊身上，研究者也發現了肺結核的主要病理特徵——結核結節。中國一九七二年在湖南長沙馬王堆一號墓出土的兩千一百多年前的女屍，其左肺上部及左肺門發現有結核鈣化灶，證明她生前曾得過肺結核。這是中國有證可查的最早肺結核病人。

大約在西元前四百六十年，西方醫學的奠基人古希臘醫師希波克拉底斯就對肺結核進行了這樣的描述：「這是目前流行最廣泛的疾病，症狀包括咳血與發燒，而且這種病通常是致命的。」在工業革命之前，歐洲甚至有人認為肺結核是吸血鬼導致的。通常家庭中有人因肺結核去世後，其他的成員也會相繼死去，人們覺得這是由於最早去世的人攝走了家庭中其他人的生命。更令人奇怪的是，肺結核病患表現出了與傳說中吸血鬼同樣的特徵：紅腫的眼睛，蒼白的膚色，嘴唇邊殘留著血跡。民間還有觀點認為該種病是由於病患的靈魂在夜晚被精靈召喚而去。

在中國，肺結核有一個更為通俗的名字——肺癆。中醫對癆病的記載和研究可謂歷史悠久，最早見於《黃帝內經》。中國傳統醫學認為，這種病是由於正氣不足，感染了「癆蟲」所致。我們老祖宗的這種解釋似乎比近代歐洲人的更接近真相。肺結核病患由於長期被疾病侵蝕、折磨，導致營養不良、形貌殘頹，甚至發育異常。那些瘦骨嶙峋、臉色慘白、有氣無力、一搖三晃、唉聲歎氣、奄奄一息的可怕模樣，再加上一人得病、四鄰遭殃（勾走人的靈魂）、見者唯恐避之不及的現實，一切與人們想像中的鬼怪聯繫在一起，病人遂被稱為「癆病鬼」，一個頗具貶義的詞彙。

在席勒的時代，肺結核的主要治療手段就是去溫暖的地帶，仰仗大自然純淨的空氣和充沛的陽光，再加上安靜的休息和豐富的營養，以提高人體自身的抵抗力，擺脫病魔。因此，一個個療養院得以建立、發展和繁榮。世界第一個療養院是一八五四年德國醫生在巴伐利亞的阿爾卑斯山脈一個小村子裡建立的。

如今因世界經濟論壇聞名的瑞士小城 Davos 因海拔高、四面環山、空氣乾爽清新，在缺少肺結核有效藥物的十九、二十世紀，曾是享有盛譽的療養聖地。Davos 最早的療養院建立於一八六〇年，之後，各國患病的富裕人士迅速蜂擁而至。那時，只有有錢有閒的貴族名門才有可能去療養院休養治療。

傳統中醫對肺癆的治療是有功效的，但「十癆九死」的結局證明，在沒有科學瞭解結核病真相的前提下，任何經驗性的治療都是很不夠的。在西方，道理也一樣。這個傳染病界的大佬，在歷史上一直是患病率及死亡率極高的疾病。直到二十世紀三〇年代，人們對肺結核的治療仍停留在休息、吸新鮮空氣、增強營養等間接療法上，療效不足，死亡率仍高。後來人們又發明了人工氣胸、人工氣腹、胸廓改形術等，療效有提高，但距離治癒仍有遙遠的距離。

早在十七世紀，荷蘭的一位醫師首次描述了肺結核導致的肺部病變，包括肺部的膿腫與空腔，但肺結核之謎尚無人知曉。一八六五年，法國一位學者根據死於所謂「消耗病」的屍體解剖，發現其肺臟及其他器官有黃白色顆粒狀的病變，其形態特徵遂被稱為「結核」。自此，結核的名稱一直沿用至今。

德國現代微生物學之父羅伯・柯霍（Robert Koch）首次意識到，肺結核是由微生物感染引起的，並且證實了這一論斷。他使用染液使結核分枝桿菌著色，成功地在顯微鏡下證實了該細菌的存在。接著，柯霍收集研究了大量的死亡病人肺部標本（如肺部的乾酪樣壞死組織等），並從中分離出了細菌，用這些細菌再次感染新鮮的組織，得到了同樣的病變。這一系列實驗證實了肺結核是由這種結核分枝桿菌感染引起的。一八八二年，柯霍對於肺結核病原體——結核分枝桿菌的介紹引起了巨大的轟動。這是人類歷史上的里程碑事件，柯霍也由此榮獲了一九〇五年的諾貝爾獎。

小菌大害

一八八二年，對於結核分枝桿菌家族而言，是有著轉折意義的一年。從這以後，他們身上的隱形衣被掀掉，其行蹤也逐漸被人類掌握，再也不能像以前一樣隨心所欲地興風作浪了。

這個家族的歷史比人類歷史還要長。經過多年的進化、發展，其成員並非形單影隻，還有著好幾個亞種，分為人型、牛型、鳥型、鼠型等等。各個型號對號入座，侵襲相應的動物。人型結核分枝桿菌就是造成「只見腮上通紅，自羨壓倒桃花，卻不知病由此萌（《紅樓夢》之林黛

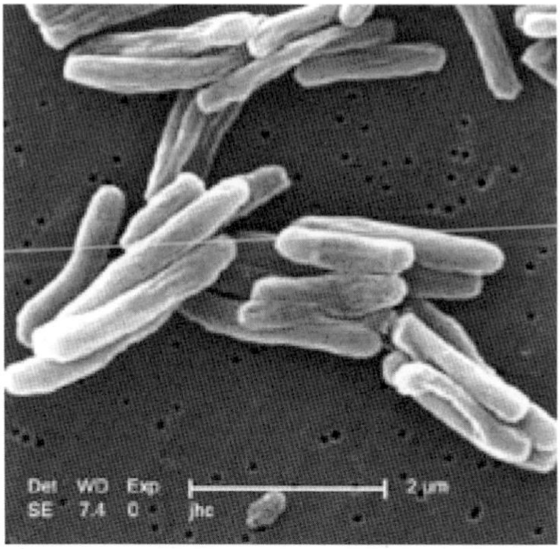

結核分枝桿菌原形畢露。（維基百科提供）

玉形象）」之類肺病的元兇。值得注意的是，結核分枝桿菌本身只是分枝桿菌這大家族的一個分支而已，因此，並非其他的分枝桿菌也能造成結核病。

結核分枝桿菌是細長而略帶彎曲的桿菌，大小一～四×〇·四微米。看似微不足道，實際上掀起的滔天惡浪曾經使得二十世紀上半葉的中國人聞之色變，光是肺結核的死亡率就達兩百～三百／十萬，居各種疾病死亡原因之首。此菌可侵犯全身各組織器官，造成脊椎結核、腸結核、結核性胸膜炎、結核性腹膜炎等等，但以肺部感染，即肺結核最多見。

作惡多端的結核分枝桿菌，是典型的頑固份子，對乾燥的抵抗力尤為出色，粘附在塵埃上保持傳染性可達八～十天，在乾燥的痰內甚至可存活六～八個月。在陰暗潮濕的環境中也能生存數月之久。其細胞壁中含有的大量脂類物質，構成了一個幾乎密不透風的保護傘。一般的消毒劑因不溶於脂質，故難以攻破這道防線。但畢竟一物治一物。由於細胞壁的脂質可被乙醇滲透，因此它對乙醇敏感，接觸酒精兩分鐘即死亡。它對濕熱也很敏感，在液體中加熱攝氏六十二～六十三度十五分鐘或煮沸即被殺死。此外，它很怕紫外線。到底害人無數，做賊心虛，見不得陽光。直接的日光照射數小時可將其殺死。結核病患的衣服、書籍等消毒可用此法，經濟、實惠、便捷。

需要關注的是，結核分枝桿菌的抵抗力與環境中有機物的存在有密切關係，如痰液，可增強其抵抗力。五％石炭酸在無痰時三十分鐘可殺死此菌，有痰時竟需要二十四小時！現在，大家應該明白不隨地吐痰的重要性了吧？這不僅是儀容、聲譽的問題，甚至關係到他人的健康與生命。

雖然結核桿菌生長緩慢，性情懶懶散散，運動能力又差，繁殖也頗為緩慢，但千萬別輕視它這帶有欺騙性，貌似疲憊不堪的偽裝行為，其破壞性往往讓疏忽大意的科學家大敗虧輸。

與其他產生毒素的細菌不一樣，結核分枝桿菌分泌不出生毒素，不能依賴這些鋒利的武器直接破壞人體，它幾乎是赤手空拳地闖進人體，引發組織和細胞自身的病變。其致病性與細菌在人類組織細胞內大量繁殖引起的炎症、菌體成分和代謝物質的毒性、人體對菌體成分產生的免疫損傷有關。

讓我們看看結核分枝桿菌是怎樣一步步誘導肺結核的形成吧。

當它們侵入呼吸道後，人體立刻拉響了警報，具有免疫功能的巨噬細胞迅速集結，準備消滅入侵之敵。結核菌隨即被肺泡的巨噬細胞輕而易舉地吞噬。然而，得意洋洋的巨噬細胞高興得太早，還來不及慶功，厄運就降臨了，自己竟被倒打一耙。結核菌就如同進入鐵扇公主腹中的孫悟空一樣，竟如魚得水，在巨噬細胞內利用對方的營養存活和複製自己，最後還把這個保衛者侵蝕而死。破肚而出的結核菌們，已經呈現了幾何級數的增長，隨即擴散至鄰近非活化的肺泡巨噬細胞，刺激、引誘對方吞食自己，重複著上一個環節，那些被害致死的巨噬細胞殘骸，像戰場上堆積如山的屍首，與其他炎症物質發生化學反應，形成了一大坨顯微鏡下的結節樣物質，中間是肇事的結核菌，這就是早期的感染灶——結核結節。

幸運的是，除了巨噬細胞，人體的免疫系統還有其他精兵強將，假如這是一個身體很健康的人，這些免疫力量會阻止和消滅結核菌，而巨噬細胞的屍體實在太多的時候，屍橫遍野，反而形成了阻礙結核菌擴展的屏障。此時，這些該死的侵略者不是被殺滅，就是被封鎖在結核結節內，作繭自縛。結核菌死後，身上的脂類大量溢出，和其他細胞混成一團，慢慢地，結核結節的中心呈固態黃白色、乾酪樣，這個壞死的結核灶遂成為了結核病的典型標誌。

當然，結核菌身上還有一些名叫多醣、菌體蛋白的物質，它們不容小覷，能誘導人體產生免疫攻擊力，這本意是要殺滅細菌的，但這種攻擊力有時候精準度不夠，或火力過猛，會誤傷人體自身，引起局部組織的嚴重破壞。結核菌因此幸災樂禍，坐享其成，得以在這些殘損的部位繼續擴大戰果。

綜合來看，一個人感染了結核分枝桿菌之後，「肺結核」是幾乎不能避免的。只是程度有差異。當身體抵抗力很強，或入侵的菌量很少時，肺部就只會形成一些小的結節，細菌在裡面沉睡至死，天長日久形成鈣化斑塊，不影響肺部功能，人等於是自動痊癒，在發病時也沒有太多的不適，甚至不知道自己曾經被結核菌侵犯過，直到若干年後做體檢才看到胸部X光片上那曾經的傷痕。可是，當身體的免疫力下降，或細菌大軍洶湧而來時，人體就招架不住了。這時候，結核結節便鎖不住那些野心勃勃的結核菌，人的免疫力也震不住它們。於是，肺部的病灶會越來越大，越來越多，細菌的擴張如同燎原之勢，一發不可收拾。或者，原先沉睡在小結核結節中的細菌，趁著機體孱弱，無力顧及，突然甦醒，重新獲得能量和攻擊的慾望，結節的立體防

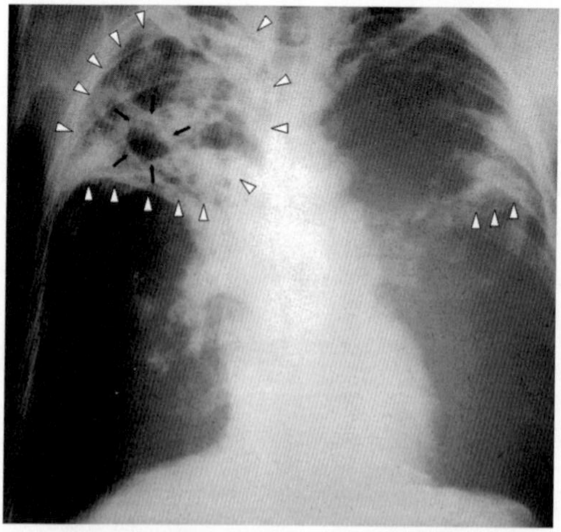

肺結核病患的胸部X光片——雙側上肺可見結核浸潤（白色箭頭指示處），右側還可見結核空洞（黑色箭頭指示處）。（維基百科提供）

線遂被衝破，細菌開始了最瘋狂的旅程。

這些貪婪的結核菌大量吸食了人類的營養，同時把肺部糟蹋得一塌糊塗。肺臟的功能漸漸每況愈下，可以獲得的新鮮氧氣和養分也捉襟見肘。由於營養不足和缺氧，病患逐漸形骸消瘦、面無血色；又由於肺部血管被腐蝕破壞，咳血也成為這些病患常有的苦惱。最後，他們不是死於全身消耗殆盡、油盡燈枯，就是死於血塊過大，卡住氣管導致的嚴重窒息。

當活躍的結核菌從肺部的血管竄進人體的血液循環時，全身中毒症狀就開始把病患折磨得苦不堪言。新的病變蔓延到全身，在遠處其他器官，開始如火如荼地蠶食病患的軀體。各種各樣的結核隨之而生，病患則可能隨之而亡。

瀰漫在空氣中的白色兇手

結核病的傳染源，主要是痰塗片或痰培養陽性的肺結核病患者，即痰中帶結核分枝桿菌者，其中尤以痰塗片陽性的肺結核傳染性最強。糖尿病病人、免疫力低下或被抑制者、營養不良者等等，都是結核分枝桿菌最喜歡落井下石的對象。生活貧困、居住條件差是經濟落後社會中人群結核病高發的重要原因。席勒自幼體質欠佳，二十出頭就開始顛簸流離，這樣的人在結核菌面前更顯得脆弱。

結核分枝桿菌主要通過呼吸道傳染。排菌的肺結核病人咳嗽、噴嚏或大聲說話時，會形成以單個結核菌為核心的飛沫核，懸浮於空氣中，從而感染新的病人。此外，病人咳嗽排出的結核菌乾燥後附著在塵土上，形成帶菌塵埃，亦可繼續侵入人體形成感染。經消化道、泌尿生殖系統、皮膚的傳播則極少見。因此，空氣和飛沫是肺結核的主要傳播媒介。

近代，那麼多藝術家受到結核的戕害並非偶熱。歐洲上流社會和文學、藝術界的沙龍、聚會造成了結核病在他們之間的大肆流行。名流們濟濟一堂，壁爐裡的炭火燒得旺盛，他們或坐或站，手拿紅酒和咖啡，一起聆聽蕭邦的《夜曲》，或者品讀巴爾扎克的小說。在這種聚會上朗讀作品，針砭時弊，探討藝術與人生，都將產生大量的飛沫。研究表明，病患在咳嗽時會產生直徑〇・五～五微米的傳染性氣溶膠顆粒，一次噴嚏可以產生四萬個這樣的顆粒，每一個顆粒都足以傳播肺結核。由於肺結核感染所需的劑量很低，吸入十個結核分枝桿菌就足以引起感染。由此可見，席勒不僅很可能在寒窗苦讀的青年時期就感染過肺結核，而且在日後的文藝社交活動中，繼續受到結核菌的襲擾。最終，新老細菌在體內沆瀣一氣，把他的肺部乃至整個身體搞垮。

關於肺結核，中國人早就開始積極探討。經過數千年的經驗積累，明清時代的名醫對「肺癆」的臨床表現都有了深刻的認識。明代的李梴在《醫學入門》指出它的六大主症為：「潮、汗、咳嗽，或見血，或遺精。」清人李用粹的《證治匯補》對結核病的描述更具體：「癆瘵外候，睡中盜汗，午後發熱，煩躁咳嗽，倦怠無力，飲食少進，痰涎帶血，咯唾吐衄，肌肉削瘦。」

肺結核病患常有一些結核中毒症狀，其中發燒最常見，一般為攝氏三十七・四～三十八度的低熱，可持續數週，部分病患伴有臉頰、手心、腳心潮熱感。急性血行播散性肺結核、結核空洞形成或伴有肺部感染時可表現為高燒。夜間盜汗是結核病的特徵性中毒表現，為熟睡時出汗，幾乎濕透衣服，覺醒後汗止，常發生於體虛的病患。

咳嗽、咳痰（尤其是黃濃痰加血絲）、咳血、胸痛、呼吸困難、逐漸消瘦等等，雖然特異性不高，很多其他的疾病都有，但在絕大多數肺結核病患中，它們都存在，並且牢牢地吸引住醫師和文學創作者的眼球。

回顧席勒患病時的臨床表現，我們不難發現這與上述的描繪完全吻合。在他生命的最後日子裡，結核菌不僅使得他血氣耗盡，還把他的呼吸、循環功能逐漸摧毀，將他推到死神的懷抱中。

結核病的體系內，種類繁多，肺結核固然是最容易傳染他人的一種，因為病患會吐出痰液，而這些痰液之中藏匿著大量的結核菌，因此這樣的病患需要嚴格隔離。至於其他結核病，比如結核性胸膜炎，由於傳染性較低，無需隔離。人們切忌草木皆兵。

人類的艱苦轉戰

一八九五年，德國物理學家倫琴（Wilhelm Conrad Röntgen）發明了X射線，這為肺結核的診斷與病情觀察提供了極大的方便。之後，在第一次世界大戰期間，法國科學家卡邁特（Calmett）和介嵐（Guérin）共同發明了可以預防結核的卡介苗（Bacillus Calmette-Guérin, BCG）。他們在培養基上不斷傳代培養牛分枝桿菌，希望獲得減毒株以作疫苗，在經歷了十三年兩百三十次傳代後，終於獲得了這種減毒的菌株，足以刺激人體產生抗體，從而起到免疫保護作用。這是一個偉大的奇蹟。到了二次大戰期間，結核病治療的重大突破出現了。此前，美國微生物學家瓦克斯曼（Selman Abraham Waksman）一直致力於提取可抑制結核桿菌的抗生素。二戰末期，他終於從灰色鏈黴菌中獲得了鏈黴素（Streptomycin）。一九四七年，這種特效藥首次應用於結核病人。使用後發現，病程發展停止，結核桿菌也在病人的痰液中消失，最終痊癒。瓦克斯曼獲得了成功。雖然此後結核桿菌的耐藥突變帶來了麻煩，但又有數種抗結核藥物相繼被發明，包括殺菌力強大的異菸肼（Isoniazid），它們的聯合使用基本解決了這一問題。當時美國有專業人士樂觀地估計，結核會在二十一世紀到來前被徹底消滅。

的確，這些抗結核藥物在很長一段時間都使結核菌招架不住，人類結核病的患病率也得以逐漸下降。不過「哪裡有壓迫，哪裡就有反抗」，結核桿菌家族也在一代一代地總結失敗教訓，研究如何抵擋這些藥物的進攻。同時，隨著人類旅行和交流活動的增多，以及人類免疫缺陷病毒（HIV）這個強有力盟友的加盟、協助，到二十世紀下半葉，結核菌在全球範圍內貌似又有了揚眉吐氣的機會。結核病捲土重來，患病率又呈現上升趨勢，許許多多的愛滋病患者死於這種舊時代的不治之症。

頑固的「癆病」又向人類發起了新一輪的挑戰。據WHO的報告，近年來肺結核在全球各地死灰復燃，一九九五年全世界有三百萬人死於此病，大大超過了肺結核猖獗流行的一九〇〇年。二〇〇三年三月二十四日「世界防治結核病日」，「制止結核病」世界行動組織公布的數據顯示，全球每天仍有五千人死於結核病，而每年罹患結核病的人數超過八百萬。

現在，人類仍在積極備戰，試圖通過規範化治療、提高篩查和診療技術把結核菌一網打盡，但結核菌也絕不坐以待斃，它們也在不斷「發展壯大」、優勝劣汰、自我培育新品種，衍生出各種耐藥結核分枝桿菌。人類與結核分枝桿菌的較量，究竟會是怎樣的結局，現在下結論還為時尚早。

第三節　病痛是成就的另類催化劑

莎士比亞說過：「放棄時間的人，時間也放棄他。」

到底是藝術家的聚會觸發了肺結核的流行，還是肺結核的毒害促成了藝術家的誕生？

人生，漫長而又短暫，對於苟且活著的人，終結的日子似乎遙遙無期。對於心有所託的人，逝去的日子步伐匆匆；此刻的光陰，稍縱即逝；來日的朝暮，定是如白駒過隙。

世界上最快而又最慢，最長而又最短，最平凡而又最珍貴，最容易被人忽視，而又最令人後悔的，就是時間。

一代梟雄曹操，矗立在赤壁之崖，鳥瞰大江東去和潮起潮落，不禁橫槊賦詩：「對酒當歌，人生幾何？譬如朝露，去日苦多。」

古人大多不壽，懷揣抱負的英雄豪傑，之所以名垂青史，常常是因為後人對他們英年早逝、出師未捷身先死的扼腕痛息。周瑜、諸葛亮、祖逖……一串長長的名單，力透紙背的是金戈鐵馬與才華橫溢，更是痛病累累的苦楚、留戀時日的哀怨。

有志者，事不一定竟成，不可或缺的是時間。

但是，當一個人被賦予了太多的時間，他可能會像坐擁億萬金錢的富翁那樣，任意揮霍，不思進取，得過且過，他離成功的彼岸也就越來越遠，等到黃金散盡便吝嗇起來，開始懊悔從前的浪費。當一個人已經被剝奪了太多的時間，或將失去珍貴的光陰時，他就可能獲得責無旁貸的緊迫感，夜以繼日，廢寢忘食，榨盡不多的日子裡每一點每一滴的養分。這樣，儘管他的肉體留在這個世界上的時間只會更短，不會更長，但他的精神會隨著他的成就，永遠流淌在世人的心中。

肺結核，在古代和近代都是絕症。當醫師小心翼翼地告訴病人得了這個病的時候，慢性虐殺的程序就已經啟動。人固有一死，但當你得知自己走向死亡的步子被迫突然加快時，你會怎麼想？怎麼辦？

席勒之所以成為席勒，偉人之所以成為偉人，是因為他們不屑於消極，拒絕墮落和頹廢，義無反顧地選擇了勇往直前。在生命的最後五年，他留給這個世界，留給歷史的，還有一系列的煌煌巨作，光是戲劇，就有《華倫斯坦三部曲》、《奧爾良的姑娘》、《瑪麗亞・斯圖亞特》、《墨西拿的新娘》、《威廉・退爾》、《德梅特里烏斯》等等，堪稱震撼。

他，沒有遺憾。

來日不多，就該輕擲生命嗎？來日無多，反而讓他們不敢懈怠，用盡僅存的精力和才智，把人生的這臺戲努力演下去。當一個人被病魔折磨得生不如死，被命運扼住咽喉難以呼吸的時候，希望之光就可能在腦中閃耀，靈感的火花可能猛然迸現，這時會有充滿創意的興奮與喜悅，感知力深邃，洞察力敏銳，這也許是上帝為他們開啓的另一扇門吧。

不知不覺地，傑出的成就慢慢磊起，本來灰暗的人生慢慢獲得昇華，直至絢爛。

絕症，竟是成就的催化劑。

人生苦短，若虛度年華，則短暫的人生就太長了。消極的心態，附上充裕的時間，只會衍生出更平庸的行屍走肉；積極的心態，哪怕只有殘缺的時光和軀體相伴，也會譜寫出激動人心的華麗篇章。

面對如手中沙子一樣漸漸流走的日子，請用心，用力把它握一握。

一八八二年，德國柯霍發現了結核分枝桿菌，成就斐然。同樣在這一年，在遙遠的美利堅，一個男嬰呱呱墜地。很多年後，他也取得了偉大的成就，譽滿天下。然而這背後，隱藏著多少苦難和艱難？

抗疫防線

1.生活有規律

避免長期過勞和精神緊張，飲食要均衡，適當進行鍛鍊，增強抵抗力。

2.預防與結核病有關的疾病

如愛滋病，可使結核病發生機會增加數十倍。其他如矽肺、腫瘤、接受器官移植、長期使用糖皮質激素的病患等，同樣需要小心。

3.防止結核分枝桿菌的傳播

(1)減少結核菌播散：加強健康教育，使大家懂得結核病的危害和傳染方式（因其是呼吸道傳染），養成人人不隨地吐痰的衛生習慣；肺結核病患的痰應進行焚燒或藥物消毒處理；病患在咳嗽、打噴嚏時，要用手帕捂住嘴或戴口罩，不要近距離面對他人大聲說話；肺結核病患所用物品應經常消毒和清洗。

(2)減少環境中結核菌的濃度。結核菌容易在通風不良的較密閉環境（如冬季居室內、擁擠的集體宿舍或工棚）中傳播。因此要養成定時開窗通風的習慣，盡量讓日光進入室內。

(3)注意隔離，減少接觸傳染源。隔離排菌的肺結核病患，不要讓他們到擁擠的場所活動。家庭成員中的病患，除積極治療和經常通風換氣外，最好單獨住一室，無條件者也要分床睡。

但結核性胸膜炎、腸結核、脊椎結核等病患，以及治療後痰中無菌的肺結核病患，無需隔離。

4.爲小兒接種卡介苗

疫苗接種對象為新生兒。接種卡介苗（BCG）可以使小兒產生一定水平的特異性抵抗力，減少日後感染機會，即使在感染自然結核菌時仍能限制細菌的生長繁殖，減少細菌數量，起到預防、減輕兒童結核病作用。

5.及早發現結核

肺結核初期大多症狀不明顯，民眾可以利用「七分篩檢表」進行自我檢測，檢測項目包括「咳嗽有痰—2分」、「咳嗽超過兩週—2分」、「體重減輕—1分」、「沒有食慾—1分」、「胸痛—1分」，如果超過5分者，請盡速就醫檢查。

6.結核病患需要早期、聯合、規律、足量和全程的藥物治療

DOTS是Directly Observed Treatment Short-Course的英文簡稱，中文的翻譯是「短程直接觀察治療法」，或稱「都治」，簡單來說就是由訓練合格的關懷員，把藥送到患者手中、看著患者服藥入口、等患者吃完藥之後才走的一種治療方式。「都治」計畫並不是強迫結核病患吃藥，而是配合患者的生活作息，同時給予人道關懷，在治療這段半年到一年多的漫長時間內，提醒個案服藥，幫助病患重拾健康。

第九章
小兒麻痺症，貽害終身

時　　間：西元一九二一年
災　　區：加拿大坎波貝洛島
疫病特點：發燒之後出現一側下肢癱瘓，逐漸發展至肌肉萎縮、終身殘廢
影　　響：前途無量的政治家猝然殘疾，激發其奮勇抗爭，直至成就斐然

第一節　富蘭克林・羅斯福，輪椅巨人

創紀錄、開紀元的政治家

富蘭克林・德拉諾・羅斯福（Franklin Delano Roosevelt，一八八二～一九四五年），美國第三十二任總統，也是美國歷史上唯一蟬聯四屆的總統。羅斯福從一九三三年開始執政，一直到去世，在二十世紀的經濟大蕭條和第二次世界大戰中扮演了重要的角色：他推行新政挽救了經濟；二戰爆發後，他

推出租借法案援助盟國對抗法西斯，並促成美國加入二戰戰場，戰爭後期，他對建立戰後世界新秩序又發揮了關鍵的作用，尤以在聯合國的成立中表現突出。歷史學家普遍認為羅斯福是美國最偉大的三位總統之一，與華盛頓和林肯齊名。

出生於富裕家庭的羅斯福，自幼就在母親的薰陶下受到良好的教育，其後學習了拉丁語、法語、德語、書法、數學和歐洲歷史。五歲時，他跟隨父親拜訪當時的總統克利夫蘭，總統曾給他一個奇怪的祝願：「祈求上帝永遠不要讓你當美國總統！」可是，這個小孩後來卻真成了美國歷史上在位時間最長的總統，也是最有威望的總統之一。

一九〇〇年，羅斯福進入哈佛大學攻讀政治學、歷史學和新聞學。四年後，他進入哥倫比亞大學法學院學習。二十三歲時，他完成了人生大事——結婚。時任總統的遠房堂叔，老羅斯福，親自參加了婚禮，使得場面非常隆重，但富蘭克林・羅斯福發現，大多數人不過是因總統而來。這大大激發了他從政的決心。一九〇七年，他從法學院畢業，進入律師事務所擔任律師。一九一〇年，他以民主黨人的身分開始涉足政界，幸運地當選了紐約市參議員。

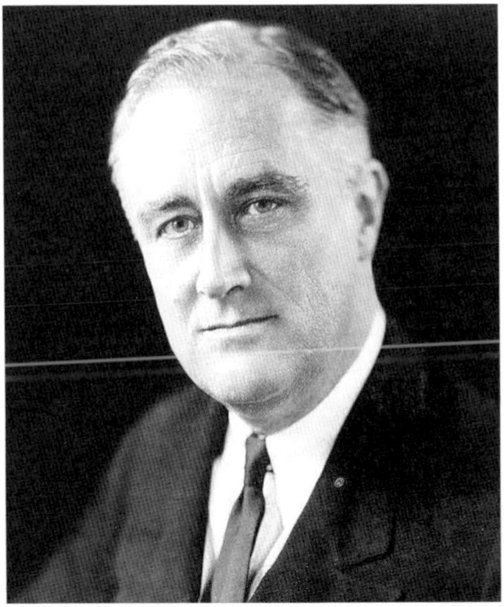

與華盛頓、林肯比肩的羅斯福總統。（維基百科提供）

一九一三年，威爾遜總統任命羅斯福為海軍助理部長。他在任七年，表現出色，主張建設「強大而有作戰能力的海軍」，在海軍中建立了貫穿其一生的影響。一九二〇年，他參加競選副總統。雖然競選失敗了，但他，一顆冉冉升起的政治新星，光芒絲毫未減。

這個智慧、多才、幹練、淵博、視野開闊的青年才俊，眼看就要一步步邁向人生的高峰了。然而，橫禍不期飛來。一九二一年八月，三十九歲的羅斯福帶領全家到加拿大的坎波貝洛島（Campobello Island）休假。其時，一場山林火災突然席捲而至。年輕力壯的羅斯福勇敢地參與了滅火。事後，疲憊的他跳進了冰冷的海水暢游一番。然而，沒想到大病由此而生。高燒、疼痛、肢體麻木，繼而下肢殘疾、癱瘓……

後半生殘廢，只能靠輪椅、拐杖和攙扶度日！這一突如其來的重大打擊，並沒有使羅斯福自暴自棄、放棄堅定的理想和信念。相反，這位志向高遠、心態樂觀的政治家一直堅持不懈地鍛鍊，試圖恢復行走和站立的能力。他用來療養的「佐治亞溫泉」被眾人稱之為「笑聲震天的地方」。在康復期間，羅斯福大量閱讀各種書籍，其中有不少是傳記和歷史著作。

經過七年的休養，一九二八年，在夫人的理解與支持下，他重返政界，並於一九二九年出任紐約州州長。一九三二年，作為民主黨總統候選人的羅斯福提出了「新政」和振興經濟的綱領，參加嚴重經濟危機下的總統競選。政敵們常以殘疾來嘲諷、攻擊他，這是羅斯福餘生都不得不與之鬥爭的事情，但是他總能以出色的政績、卓越的口才與充沛的精力將其一一化解。他曾說：「一個州長不一定是一個雜技演員。我們選他並不是因為他能做前滾翻或後滾翻。他做的是腦力勞動，是想方設法為人民造福。」依靠堅韌不拔和遠見卓識，羅斯福終於在一九三三年以絕對的優勢當選了總統。

在上臺之初，美國到處是失業、破產、倒閉、痛苦、恐懼和絕望。羅斯福表現出壓倒一切的自信，他在宣誓就職時發表了一篇富有激情的演說，告訴人們：我們唯一害怕的就是恐懼本身。（The only thing we have to fear is fear itself!）新總統堅如磐石的信心和輕鬆愉快的樂觀，「點燃了舉國同心同德的新精神之火」。他大力推行的「新政」拋棄了傳統的自由放任主義，加強了政府對經濟領域的干預，大力發展公共事業，幫助美國人民度過難關，並使國家逐漸復興。

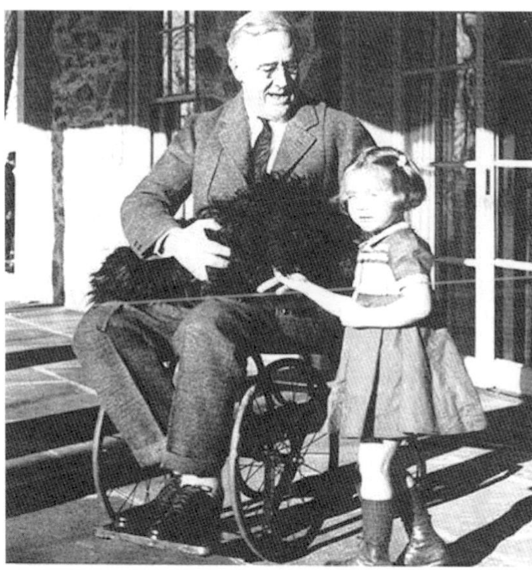
輪椅上的羅斯福。（維基百科提供）

一九四一年十二月七日，日本偷襲珍珠港，太平洋戰爭爆發。美國向日本、德國和義大利宣戰，正式參加第二次世界大戰。羅斯福成為抵抗法西斯侵略的中流砥柱。

次年元旦，在羅斯福的倡導下，美、英、蘇、中等二十六個國家的代表在華盛頓簽署《聯合國家宣言》，國際反法西斯同盟正式形成。值得一提的是，當時中國是以「四大國」之一的身分簽字的，中國的國際地位得到空前提高。羅斯福曾致電蔣中正：「中國軍隊對野蠻侵略所進行的英勇抵抗已經贏得美國和一切熱愛自由民族的最高讚譽。中國人民，武裝起來的和沒有武裝的都一樣，在十分不利的情況下，對在裝備上占極大優勢的敵人進行了差不多五年的堅決抗擊，所表現出的頑強乃是對其他聯合國家軍隊和全體人民的鼓舞。」

一九四五年四月十二日，第四次當選總統的羅斯福不幸因患腦溢血，在戰爭即將勝利的早晨，與世長辭了。

羅斯福無疑是時代巨人。他有著懾人的魅力、堅韌的毅力和傑出的才幹，對未來總是充滿信心。正是他，帶領美國走出了經濟困境，捍衛了民主政體，幫助世界正義力量推翻了獨裁與暴政。而他身後的美國，也迅速走向巔峰。

縱觀羅斯福的一生，在大病之前，他似乎順風順水，而那場大病，雖然在肉體上摧殘了他，但他知難而進，越挫越勇。疾病不僅無損他的事業和成就，反而更讓這位輪椅上的總統贏得了世界人民的景仰。

這究竟是一場什麼病？

惡疾與堅毅，誰是勝者？

不幸癱瘓後，羅斯福使用固定脊柱的金屬支架，以驚人的毅力進行下肢功能鍛鍊。最終，他頑強地重返政治舞臺。平時，他可使用金屬支架支撐著臀部和腿部，艱難地利用旋轉軀體並藉助拐杖，作短距離的移動。在私下場合，他會使用輪椅，但在公共場合則格外謹慎，他盡量不讓別人看到。公眾面前，尤其在二戰後期「三巨頭（羅斯福、史達林、邱吉爾）」的聚首中，他通常由助手或兒子攙扶著，筆直地站立。

二十多年前的那個夏天，儘管以愉快開場，但對羅斯福來說，還是不堪回首的。

一九二一年八月，羅斯福一家於週日晚上到達了坎波貝洛島。歡樂、輕鬆的氣氛環繞著這個理想的休假地。一到島上，羅斯福就開始了瘋狂的玩樂。遠洋海釣是他的至愛。每天下午他都駕船出海，還游泳、打網球、玩棒球。和孩子們一起嬉耍更是必不可少。八月十日，全家人一起出海的途中，他們看到一個小島起了山火。羅斯福和孩子們趕緊上岸，拿著紮成捆的松樹枝撲打了好幾個小時，才把火漸漸撲滅。他們的眼睛都被煙薰得淚流不止，全身髒兮兮的，身上還被火星灼傷了好幾處。

下午四點，他們才回到家。羅斯福覺得整個人都像散了架似的，遂決定到島上的湖中游泳以恢復精神。他和孩子們又步行了兩英里到達了湖邊，在微溫的湖水裡嬉戲，最後又跳進冰涼的海水中游泳。再回到家時，他已經筋疲力盡，倒頭便睡，以至於連游泳褲都沒換。

大約一小時後，羅斯福突然感到全身發冷。他跟夫人說自己可能是感冒了。夫人給他端了些吃的東西，但他毫無胃口。那一夜，他輾轉反側，難以入睡，雖然蓋了兩床毛毯還是冷得直發抖。這是發燒的前兆。

次日早上，羅斯福的病情更加嚴重了。當他想要起床時，竟發現自己的左腿彎曲著，無法用力。他掙扎著站起來洗漱，以為過一會兒就沒事。他回憶說：「當時我一直對自己說，左腿只是肌肉疲勞的問題，慢慢地活動一下就會沒事的。但還是不行，過了一會兒，另一條腿也不能動了。」他只好艱難地回到床上。夫人給他量體溫時發現，他已發燒到攝氏三十九度。

他們的度假屋裡沒有電話，夫人只好派人去請他們的家庭醫師前來診治。該醫師在給羅斯福做了檢查後說他可能只是患了重感冒。八月十二日，他已經站不起來，到了晚上他連挪動雙腿的力氣都喪失了。他還感覺兩腿麻木，兩手的大拇指也開始無法自如地活動，連筆都拿不起來。

身體每況愈下。很快，他的手和胳膊就像雙腿一樣麻木，而高燒還在持續，他身體的各個機能都在衰退。夫人寸步不離地陪著他，照顧他的一切。

後來，一位哈佛大學矯形外科的專家（同時也是美國脊髓灰質炎研究的權威）於八月二十五日抵達坎波貝洛島的羅斯福寓所。這時，羅斯福身體的腰部以下已完全癱瘓，仍在發燒。他的背部、胳膊肌肉都沒有力量，腿部更加無力，已不能自己坐起。專家明確地下了診斷：「很顯然，羅斯福患上了脊髓灰質炎。」

雖然專家給出了診斷，但這種病在當時並沒有太先進的療法。羅斯福只能接受物療按摩和泡溫泉。然而他的活動能力恢復很慢，雙腿的肌肉也在繼續萎縮，好在雙側上肢的功能已經正常了。

一九二一年十月底，羅斯福出院回到了寓所。經過艱苦的功能鍛鍊後，他已經可以自己拉著繩索站起來了。在看護的幫助下他坐上了輪椅。儘管醫師並不鼓勵他太急於進行其他練習，但他仍然非常急切地想要學習使用拐杖。十二月，他在理療師的幫助下開始了計畫周詳的恢復訓練。他膝以下部分的肌腱已經僵硬攣縮，需要通過物療把它們重新舒展開。這是一個非常痛苦的訓練過程。物療師讓他躺在一張木板上進行訓練。一般病患都會因為無法承受如此痛苦的治療而選擇一週最多三次的訓練，而羅斯福卻堅持每天都進行該項治療。

次年三月，羅斯福裝了一副十四磅重的鋼製矯形器，把他從腳踝到大腿都支撐了起來。在臥床七個月之後，他已經失去了平衡能力，需要大家的幫助才能站起來。由於他腰部以下已全部癱瘓，連挪動大腿都難以做到，他開始學習如何用拄拐行動，如何利用他的頭部和上半身保持平衡。儘管一再摔倒，但是能站起來，他已經很高興了，而且他慢慢地還是學會了獨自拄拐走路。

羅斯福常常整個下午在礫石路上練習走路，雖然帶著矯形器的步伐有些蹣跚，姿態也不甚優雅，但他確實做到了能拄著拐杖一步一步地前行，而且每天都能多走一點點。在夏天快結束的時候，他向醫師報告說：「我一直都在練習走路，終於能夠習慣拄著拐杖走路了，我現在能站一個小時都不覺得累。」他總是那麼的樂觀。女兒安娜從歐洲回來過暑假的時候，非常驚訝於父親付出的努力。她在日記裡這樣寫道：「我非常痛苦，父親曾經能夠和我一起遠足，和我一起划船，可以比我跳得更高。當我看到曾經那樣生龍活虎的父親現在只能依靠拐杖走路，還要忍受沉重矯形器的折磨時，心裡非常難受。我看到他的臉上常常淌著汗水。他還跟我說，今天要走到大馬路上去。這樣的情景讓我越發難受。」

光陰似箭，三年過去了。羅斯福的下肢功能恢復仍不理想，他是徹底殘廢了。對於四十出頭的人來說，這是一個何其沉重的打擊；而對於一個政治人物來說，成為殘疾人幾乎等同於被宣判政治生涯的結束。此時，他的母親極力主張他回到紐約州的莊園，像當年他父親一樣，做一輩子富有的鄉紳，悠閒地度過餘生。但他沒有因身體的殘疾而自卑，也沒有改變自己的人生理想。

這位未來的總統很願意繼續為民主黨出力。在離開好長一段時間後，羅斯福打算自己走回他的辦公室。自尊心很強的他要自己跨過人行道，走進大門，穿過大廳，一直走到遠處的電梯裡。當他不用別人的攙扶，獨自艱難地走過人行道時，街上的路人都駐足觀看。有人為他打開大門，有人給他讓路。走過大理石大廳光滑的地面時，他已經很是吃力，汗水從頭上一滴一滴地淌了下來。突然，他的左腿一個趔趄，滑倒了，躺在了大理石的地面上，拐杖被摔到了一旁。在掙扎了一番之後，他終於坐了起來，自嘲地笑了笑，對周圍捏了一把汗的人們說：「沒什麼好擔心的，很快就好了，請扶我一把。」周圍的人趕忙扶起他並自動讓出一條路，大家都屏住呼吸，目送著他離開大理石大廳。他一邊對眾人點頭微笑，一邊艱難地挪動著步伐，露出了他已被拐杖磨白了的衣袖。

一九二四年六月二十四日，民主黨全國代表大會召開。羅斯福作為紐約代表團的主席出席了大會開幕式。步入會場時，他用左手抓住兒子詹姆斯的上臂，然後把身體的大部分重量壓在右臂下的拐杖上，這樣慢慢地一步一步向前。為了盡可能順利地通過走道，且不讓外人過多地留意到他的步履維艱，他每次早早就到達會場，然後等人都走了才離開。後來，詹姆斯回憶說：「對父親來說，走到座位上的過程真是一種折磨。為了應付大會全體起立的儀式，我們在椅子上練了好多次，他站起來的時候我扶著他，他坐下的時候我給他把拐杖拿開。當他坐下後，我的任務就是站在一旁，做點雜事，傳傳話，而當父親想站起來的時候我就得攙著他。」

六月二十六日，按照計畫，羅斯福將在中午發表演講。他和詹姆斯離開了他們的座位，慢慢沿著走道向上走。這位父親看上去很輕鬆，很自信，但是兒子卻分明感受到他心裡的緊張。他的手指頭緊緊地抓住兒子的胳膊，臉上掛滿了汗珠。

當羅斯福艱難地走向演講臺時，在場的八千名代表、候補代表以及觀眾都凝神注視著他。他那戴著矯形器的雙腿每一次沉重的落下都彷彿在向人們詮釋著什麼叫做勇氣。當他終於到達演講臺之後，他沒有能夠向大家揮手致意，因為要緊緊地抓住講臺以免摔倒。他只能向眾人綻放他迷人的笑容，昂著頭，支著肩。整個會場頓時傳來了雷鳴般的掌聲，所有的代表都起立向他致意，持續了三分鐘之久。人們看到了他的堅毅和樂觀，心裡都充滿了敬意。

羅斯福的演講一共有半個多小時。他深沉的聲音在會場上空縈繞，雖是娓娓道來，但卻非常振奮人心。激動的人們時不時用鼓掌和歡呼來打斷他的演講。當時，《紐約時報》把羅斯福稱作此次大會上最耀眼奪目的人。

那場致人殘廢的大病，在壯志凌雲的名人前，居然顯得那樣的微不足道。不過，疾病到底還是疾病，必須用科學的眼光看待。脊髓灰質炎，也就是我們通常所說的「小兒麻痺症」，顧名思義，就是小孩子容易得的惡疾，為什麼會發生在三十九歲的羅斯福身上呢？這種病暗藏著什麼玄機？

第二節　一朝不慎，一生遺憾

直擊要害的病毒

脊髓灰質炎（poliomyelitis），是由脊髓灰質炎病毒引起的病症。病毒通常經口或鼻傳播，可感染脊髓神經的灰質，最明顯的特徵是數日間可引起手腳麻痺、癱瘓，甚至導致永久殘廢，嚴重者可致呼吸肌麻痺、窒息而死。這種疾病較多發生在五歲以下的兒童，日語譯作「小兒麻痺」，故得名。

脊髓灰質炎病毒是一種沒有包膜的病毒，由一條單股RNA和蛋白質外殼組成，直徑約二十五奈米，其貌不揚，但包藏禍心。除人類外，猴子也會受這種病毒的感染。倘若它不是與神經系統有「曖昧」關係的話，那麼它根本就沒有機會揚名海外，只能做寂寂無名的小卒。

在外界環境中，它有較頑強的生存力，不怕髒，不怕凍，在汙水和糞便中可存活數月，冰凍條件下甚至可潛伏數年。它還有一個特長，就是不懼酸液，在酸性環境中很是穩定，不易被胃酸和膽汁滅活，這為它順利闖進人類的消化系統並安居樂業創造了有利條件。一般的乙醚和乙醇也對它無可奈何，但加熱至五十六攝氏度以上則可對其致命。而甲醛、各種氧化劑如過氧化氫溶液、含氯石灰、高錳酸鉀等，是這種病毒最害怕的化學藥劑。

人類是脊髓灰質炎病毒的自然宿主，隱性

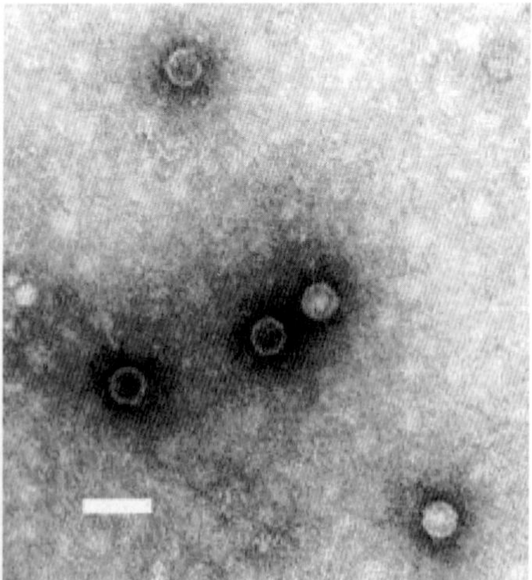

喜歡戕害小朋友的脊髓灰質炎病毒。（維基百科提供）

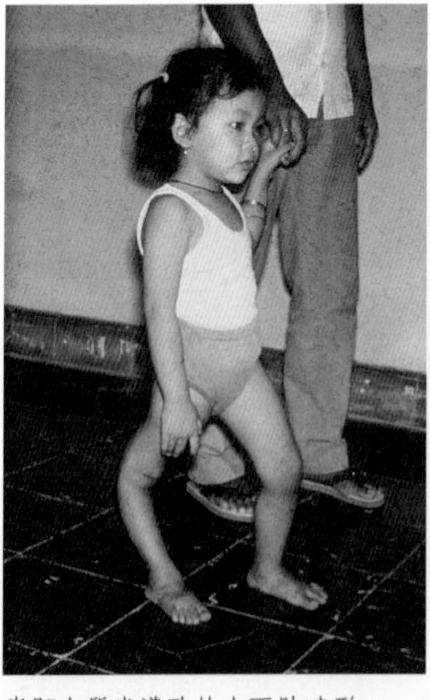

脊髓灰質炎導致的右下肢畸形。

感染者和輕症癱瘓型病患是這種病的主要傳染源，其中隱性感染者，即無症狀的病毒攜帶者約占所有感染者的九〇％以上。

此病以糞—口感染為主要傳播方式。感染初期，病患的鼻咽也能排出病毒。隨著病程進展，在帶毒者的腸道內繁衍生息的病毒，由糞便排出體外，通過被其汙染的水、食物以及日常用品而播散，危害嚴重。此外，口服的減毒活疫苗在通過糞便排出體外後，在外界環境中也有可能恢復毒力，從而感染其他易患者。

脊髓灰質炎病毒經口進入人體後，即侵入咽部和腸道的淋巴組織並在其中繁殖。如果此時被入侵者體質很好，抵抗力很強，人體便產生足夠多的特異性抗體，可對進犯的病毒實施堅強的抵抗並將其包圍、逐步剿滅，於是局部感染得到控制，形成了所謂隱性感染，人體並無特殊的不適。

倘若被入侵者的身體條件不太好，抵抗力較差，產生的抗體就不那麼多了，此時它們沒有足夠的兵力消滅來犯之敵，於是，病毒——漏網之魚便從胃腸道偷偷溜進入血液循環，引起全身性的病毒血症，病患會出現類似感冒的表現：發燒、疲倦、頭痛等等。如數日內，病患還有第二次機會招兵買馬，在血液循環中派出更多的特異性抗體，將病毒遏制乃至圍殲，則反擊成功，疾病發展到此為止，此階段在臨床上相當於前驅期。這樣的病患可不治而癒。

倘若不幸，人體虛弱而缺乏免疫力，沒有足夠的抗體壓制病毒的進攻，則血液中的病毒就滲透進血腦屏障，侵入到中樞神經系統（如腦、脊髓），並沿神經纖維擴散，導致運動神經元受損嚴重，引起了肌肉癱瘓。於是，病情從前驅期跨過了癱瘓前期，開始出現癱瘓期的典型症狀。

脊髓灰質炎病毒鎖定的攻擊目標可囊括整個中樞神經系統，以脊髓損害為主，腦幹次之，可波及脊髓整個灰質、後角和背根神經節。其中，頸段和腰段脊髓的受損最劇，尤其是腰段，可致下肢癱瘓，而單側肢體更多見。

如果說，腦部的神經系統是最高司令部，脊髓就是基層司令部，那麼，脊髓控制的肌肉則是普通士兵。雖然腦部發出指令要求肢體做某一動作，但這最高指示無法直接傳達到每一個兵手裡，必須通過脊髓這一中間指揮機構，層層下達。一旦脊髓被破壞，活動指令也就喪失了實現行動的可能，這就是癱瘓。

神經系統中的呼吸中樞（位於腦幹）被病毒波及後，就有可能直接造成呼吸肌癱瘓，病患喪失呼吸功能而死。

在癱瘓期，神經系統的破壞，從顯微鏡的角度看，包括神經元（即神經細胞）的損害和炎症反應兩方面。神經元損害表現為，病毒潛入胞體內，把裡面結構的逐一溶解，直至細胞完全壞死消失。炎症反應指的是炎症細胞廣泛浸潤，導致局部水腫，相關的功能暫時喪失。疾病恢復期，炎症可以消退，但大量神經元壞死區形成了空洞和膠質纖維增生，這些區域等於是永遠的傷疤。悲哀的是，人的神經元，不同於皮膚細胞，死亡後可以再生出無數個以作填補，神經元是生下來有幾個就幾個，死一個就少一個，直至老死時全部神經元幾乎喪失殆盡。因此，人的神經系統受損，是不可逆轉的，無法徹底修復的。

受損運動神經元所支配的肌肉纖維，由於上線死亡，自身就成為無源之水，營養供應迅速耗竭，慢慢就萎縮了。倖存的運動神經元，猶如慘遭壓迫的奴隸，為了應付主人焦躁而頻繁的活動指令，填補同伴死亡造成的空缺，拚命超負荷地工作，承受無窮的壓力，加速了衰老的進程，很快也勞累而死，最終變成了惡性循環，肌肉纖維的生存狀態也就隨之越來越惡劣。整體來說，這一部分的肌肉無力和癱瘓難以避免。

隨著病情發展，患肢可逐漸出現各種畸形。早期的畸形可以糾正，後期的癱瘓肌肉則不再恢復，肌纖維愈加萎縮變小，甚至消亡。因肌肉萎縮、肌力不平衡和身體的負重，肢體會產生組織攣縮、骨關節畸形，如馬蹄內翻足、足外翻、膝內翻或外翻、骨盆傾斜、脊柱側凸、下肢縮短等。不僅功能缺失，而且有礙觀瞻。這就是脊髓灰質炎的後遺症期。

到了這時候，病患進行日常活動已比較困難，如做飯、打掃、購物和開車等等。像手杖、拐杖、助行器或輪椅等輔助工具，對於他們是必需的。

羅斯福的病史回顧

其實，大多數人感染了脊髓灰質炎病毒，由於免疫力正常，並沒有發病。少數人感染後出現了疲勞、發燒、頭痛、四肢疼痛等症狀。只有大約一〇%的人會導致病毒侵入神經系統，從而發展到脊髓灰質炎後遺症。在癱瘓的病患中，又有約五~一〇%的人會因呼吸麻痺而死。

羅斯福患脊髓灰質炎，原因是多方面的。

首先，從易感個體來說，羅斯福的身體免疫力在發病前是不夠完善的，這樣貌似健康實際脆弱的身體，自然成為病毒襲擊的首選目標。

從剛出生到六個月的嬰兒階段，由於寶寶直接從母體裡繼承了脊髓灰質炎病毒抗體，可以有效地防禦病毒的入侵，因此這些寶寶很少發病。之後，這些抗體一點點地自動代謝完畢，小孩就逐漸喪失了抵抗力，非常容易成為這種病毒的獵物。到了五歲之後，即使沒有用過疫苗，小孩子很多也已接觸過病毒，只是沒有發病而已，體內已經萌生了足夠的抗體，因此他們也不易得病。這就是五歲以下的幼童最易受害的原因。

在羅斯福的時代，脊髓灰質炎疫苗尚未發明，他是不可能通過這個方法獲得免疫力的。雖然他體格比較健壯，但是遠遊他國，鞍馬勞頓，且一開始就瘋玩不已，最後又救火，又游泳，樣樣都使體力嚴重透支，精神疲倦，休息匱乏，人體處在一個亞健康狀態。這種時候正是一個人抵抗力最差之時，任何病毒都可以乘虛而入。這就是他以三十九歲「高齡」患小兒麻痹症的內在原因。

其次，從疾病流行的時間看，夏秋季節正是脊髓灰質炎病毒最活躍最猖狂的時候。羅斯福於八月登島旅行，在這期間受到病毒的攻擊，也在情理之中。

再次，從傳播途徑看，羅斯福非常喜歡海上活動，包括駕船、釣魚等等，一些受病毒汙染的水，很自然會與他的手接觸，然後再經口腔進入人體；另外，海島旅館的衛生條件比不上美國紐約，郊外野炊的食品潔淨狀況也比不上日常餐桌，病毒從這些衛生死角轉移到羅斯福的肚子裡也是輕而易舉的。

讓我們看看羅斯福的發病過程。

八月初，自從登上了坎波貝洛島，羅斯福很快就「被」脊髓灰質炎病毒親密接觸了。病毒鑽進他的胃腸，在胃酸等消化液之中安然無恙，伺機而動。這就是潛伏期，平均約一兩週，但也允許有三天到三十五天的跨度。

十日，經過出海兜風、撲滅山火、湖海暢泳等一番折騰之後，羅斯福的身體疲勞到極點，抵抗力在與病毒的抗衡中逐漸敗北，晚上，他出現了高燒、寒戰。這就是前驅期。有些病患還會合併煩躁、咽痛、咳嗽、噁心、嘔吐、腹瀉等。

隨後，病毒破壞了羅斯福的腰段脊髓，導致他出現了下肢功能障礙，甚至腰部以下截癱，動彈不得，這就發展到了高峰——癱瘓期。數月乃至數年之後，他的下肢畸形已無法逆轉，雖經訓練可勉強活動，但步履維艱，到了嚴重的後遺症期階段。

脊髓灰質炎病毒重創了羅斯福。在這場災難的洗禮中，他不僅用堅韌不拔的精神和樂觀向上的心態，與病魔進行了終生的戰鬥，還以他無私奉獻的愛心，幫助科學家戰勝、消滅這種戕害過無數人軀體和心靈的惡疾。

永不孤單的抗爭之路

一九二六年，羅斯福花了近二十萬美元買下一處溫泉，成立了「佐治亞溫泉基金會」，致力於脊髓灰質炎病患的康復工作。溫泉後來成為研究這種病的國際中心。為此，他幾乎耗盡了個人的全部財產，但他認為此舉意義重大。

一九三八年，他又成立了「脊髓灰質炎全國基金會」，並開展了一個全國性的募捐活動，為立志於研究此病的科學家們提供研究經費。正是在基金會的扶持下，匹茲堡大學的約納斯•沙克（Jonas Salk）在一九五二年研發出「去活化脊髓灰質炎疫苗」（inactivated poliovirus vaccine, IPV），又稱「沙克疫苗」，並被證實有效。數年後，同樣在基金會的資助下，阿爾伯特・沙賓（Albert Bruce Sabin）也研發出稱為「沙賓疫苗」的「口服脊髓灰質炎疫苗」（oral polio vaccine, OPV）。沙賓疫苗在服用上較為簡易，且免疫時間也較沙克疫苗為久，逐漸成為多數國家使用的疫苗類型。

從此，脊髓灰質炎這隻病魔在世界範圍內，尤其在發達國家，只能躲躲閃閃，再難以大行其道，無奈地走向銷聲匿跡了。

今天，初為人父母的家長們，打開寶寶那本填滿了各種疫苗記錄的小冊子時，是否也想到，這每一項捍衛寶寶健康的成就背後，幾乎都有著一段段充滿心酸坎坷而又不屈不撓的故事？

第三節　逆境不墮青雲之志

一個人身體殘疾並不可怕，可怕的是精神上的殘疾。一個人身處逆境之時並不悲哀，悲哀的是從逆境走向墮落、墜入深淵。

小時候，讀過司馬遷的〈報任安書〉，裡面有一段話給我的印象特別深刻：「西伯（周文王）拘而演《周易》；仲尼厄而作《春秋》；屈原放逐，乃賦《離騷》；左丘失明，厥有《國語》；孫子臏腳，《兵法》修列；不韋遷蜀，世傳《呂覽》；韓非囚秦，《說難》、《孤憤》。《詩》三百篇，大抵賢聖發憤之所為作也。」那個時候，一個懵懂少年，僅僅對司馬遷的生平略知一二，連《史記》都不曾好好讀過，是不能全部理解這其中深意的，更不會體會作者的真實心境，只是朦朦朧朧地覺得，人在困境中是可以有所作為的，僅此而已。

為什麼周文王被拘禁反而能推演出六十四卦，寫成了《周易》？為什麼孔子一生困頓不得志，居然寫成了《春秋》？為什麼屈原被流放，還能完成千古名篇《離騷》？為什麼孫臏受刑致殘，卻能讓兵法一書流傳後世？還有，為什麼煌煌《二十四史》裡面，只有司馬遷的《史記》最能感動讀者，最能震撼今人的靈魂？當初，我們只知道結果，卻不知道過程。其實，從逆境出發，可以走出兩條截然不同的人生，一條通向自暴自棄和沉淪；另一條通向奮發圖強和飛躍。

回想起快樂的童年，也許那個時候並沒有什麼真正的困頓和逆境。在家裡一直由爺爺、奶奶照料的小童，是溫室的弱苗，可能接觸外面的世界很少，感染病菌的機會也就不多，當然很少生病。然而，一旦上了幼稚園，接觸的小朋友多了，吸入的空氣難免混濁不淨，此後，感冒發燒在所難免，甚至一年好幾次。這是成長的代價，幾乎沒有家長會因此而讓孩子輟學在家，因為，孩子還要上小學、中學、大學，直至進入社會，學會謀生，安身立命，不可能一輩子待在家裡被日漸年邁的父母供養下去。這些病痛，對孩子固然有些打擊，每次夜裡聽到兒子煩躁不安地咳嗽、吵鬧、啼哭時，心裡難免有刀割般的疼痛，每次在醫院看見病兒在打針時的苦苦掙扎、家屬的愁眉苦臉，心裡也不免有一陣惻隱和同情。

對兒童而言，這就是人生最初的逆境，這就是洗禮，人人避無可避。你，別無選擇！跨過去，就贏得了一次勝利，就好比打了一支有效的疫苗，對疾病的抵抗力會有所增強，對社會的適應性會有所提高。人，也就是這樣慢慢長大。

年歲在悄悄地增加，學堂上的高分、低分逐漸成為了青少年生活的中心。因為考試的成績不佳，我們曾經在老師嚴厲的目光中，在家長無奈的嘆息裡，自己偷偷掉眼淚。這是豆蔻年華最常遇見的逆境。這時，耳邊常會響起激勵、鞭策的聲音，於是，路還是照樣走下去，書也是照樣讀下去，因為總是相信每天的太陽都是新的，新的陽光一定能驅散逆境中的陰霾。

後來，我們真正步入了社會，步入了職場，甚至步入了婚姻殿堂。考驗仍然應接不暇。小人無情的打壓讓人心浮氣躁，惡人無恥的冷箭讓人防不勝防。冷嘲熱諷的唾沫彷彿不把你淹沒就誓不罷手，惡意中傷的毒舌似乎不把你刺傷就永不休止。辦公室政治、爾虞我詐、流言蜚語，還有那躲在陰暗角落裡一雙雙貪婪而又猥瑣的眼睛……於是，你不得不摔倒在逆境的泥潭中，不可自拔還是絕處逢生？

這就是我們絕大多數人一生當中屢屢遭受的困惑。是的，我們可以橫眉冷對，但不可以輕眼視之，可以重新爬起，但不可以輕言失敗。闖過了一關又一關，你注定會變得心智成熟，甚至變得百毒不侵，當回首人生時，你還會覺得精彩紛呈。那些跳梁小丑，只是這一活劇中不可或缺的反角而已。

慢慢地，我們也會變老，父母親也會步入垂暮之年。這時候，親人和自己的生老病死就成為我們最常遇見的逆境。這一步，人類是無法逾越的，因為人，不管多偉大，多了不起，都不過是自然界的一分子。但是，我們可以過得豁達，過得開朗，讓逆境在心中盡量少地留下傷痕，讓淚光繼續充滿希望，並把這種希望感染我們的摯友、我們的下一代。

常人的一生，遭遇逆境與面對逆境，無非如此。但是，偉大人物的境況卻遠超於此，這也就是為何天下有常人和偉人之分。兩千多年前的那位史官，他遭受過最不公正的審判和最奇恥大辱的刑罰，很多人會想到自殺，他也動過一死了之的念頭。但是，為了父親的囑託，為了完成歷史賦予他的神聖使命，痛定思痛之後，他決定活下去，不是苟且地活下去，而是堅強剛毅地活下去，用那枝如椽大筆，更用那顆不死的心。因為他有著那股不撓的執著，有著一種為理想而搏鬥的精神。心不死，精神不死，人也就不死，雖然肉體早已腐朽。於是，兩千多年來，人們都能感受到《史記》的壯美雄渾和司馬遷「重於泰山」的生命價值。他何曾離我們遠去？

人所擁有的任何東西，都可以被剝奪，只有一樣東西，沒人可以奪走，那就是無論身處任何境遇，每個人都可以保有的「心」！

活著，就應該有信念。

人的一生中，難免遭遇各種挫折與痛苦，這有時就像一把利刃，尖銳到會摧毀一個人，讓人痛不欲生、一蹶不振，讓人絕望、迷失；但是相反，有的人在那樣痛苦的當下，反而找到了讓自己重新出發的能量與勇氣。

沒有苦難，司馬遷成不了寫就經典的司馬遷，羅斯福也成不了自強不息的羅斯福。正是不幸的逆境，點燃了這些有信念的人，內心熊熊的烈火。想想他們的人生，苦難給予他們的磨練，絕對是其建功立業的最強推動力。困頓的環境激發了他們的潛能和毅力，把他們推向高峰。

其實，無論是逆境還是順境，都是外在的因素，自身的信念和毅力才是他們得以持之以恆、努力奮進直至成功的根本。孟子說：「天將降大任於斯人也，必先苦其心志，勞其筋骨，餓其體膚，空乏其身，行拂亂其所為。」漫漫長夜，終究會迎來黎明的光輝的。

鳳凰浴火前，總有陣痛。

無論順境還是逆境，都權當是「天將降大任」的考驗，我們才不枉此生。請相信，被苦日子折磨的你我，就好比鐵爐大火中的一塊生鐵，只有熬過了烈焰，才能變得堅硬無比。

羅斯福總統正是趁著日本偷襲珍珠港的契機，對日宣戰。在日本法西斯發動的戰爭中，陰險殘暴的軍國主義者無所不用其極，他們有真槍實彈的偷襲戰，也不乏卑劣無恥的細菌戰。在這樣的戰爭裡，有一種細菌被迫充當了他們的幫兇。

抗疫防線

1. 提高免疫力。通過免疫預防疫情主要有自動免疫和被動免疫。自動免疫是通過服用脊髓灰質炎疫苗，獲得對該病的免疫力。沒有服用過疫苗者，若與脊髓灰質炎病患密切接觸，就應及時在醫師的指引下注射丙種球蛋白，以達到短期免疫目的。
2. 早期發現病患，及時隔離治療。一般自發病之日起至少隔離四十天。
3. 切斷傳播途徑。糞—口傳播是脊髓灰質炎傳播的主要方式。在發病早期，病患咽部排毒亦可經飛沫傳播。因此，病患的糞便和呼吸道分泌物，以及被其汙染的物品，必須徹底清理和消毒。搞好衛生，消滅蒼蠅。加強食物、飲水的衛生管理，以免汙染。任何人均要飯前、便後潔手。在疫情流行期間，避免去擁擠的場所，更應該避免過度疲勞或著涼導致免疫力降低而感染此病。

第十章
炭疽病，爲虎作倀

時　　間：西元一八七二年
災　　區：今波蘭沃爾斯頓地區
疫病特點：牲畜和人出現皮膚水腫和黑色似煤炭的乾痂，嚴重時大片表皮壞死
影　　響：科學家在探索炭疽桿菌生活史的過程中，把病原體的研究推向高潮

第一節　羅伯・柯霍，洞察天機

瘟疫與絕症的剋星

在前文中，我們反覆提到一位在微生物學界屢建奇勳的科學家——羅伯・柯霍，他對鼠疫傳播途徑的研究以及霍亂弧菌、結核分枝桿菌的發現，功不可沒，是名副其實的「瘟疫剋星」。他到底是怎樣的一個人？在傳染病猖獗的十九世紀，他是怎樣洞察天機、拯救人類的呢？

羅伯・柯霍（Robert Koch，一八四三～一九一〇年），生於德國的克勞斯特爾，是一名醫師兼細菌學家。他是世界病原細菌學的奠基人和開拓者，對醫學事業所作出開拓性貢獻，也使他成為令德國人驕傲無比的泰斗巨匠。除了發現許多在人類世界肆虐多年的病原菌外，他的另一重要貢獻就是，首次證明了如下醫學基本原理：一種特定的微生物是引起某種特定疾病的病原。一九〇五年，大名鼎鼎的羅伯・柯霍以舉世矚目的成就，當之無愧地摘走了諾貝爾獎桂冠。

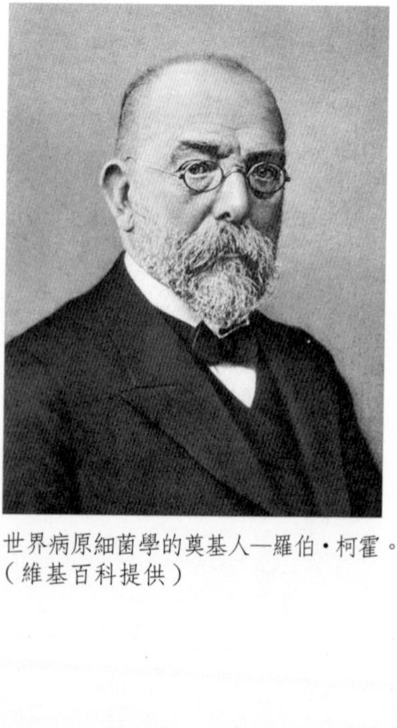

世界病原細菌學的奠基人—羅伯・柯霍。（維基百科提供）

這位貧窮礦工的兒子，天賦極高，五歲就能借助報紙自己閱讀學習。他從小就對生物學流露出濃厚的興趣，喜歡旅行，熱愛大自然的美景和奇觀，專門搜集地衣、苔蘚、昆蟲、樹葉來玩耍。家鄉布滿樹木、青草的綠坡，是孩子們的樂園。小柯霍更是常常流連忘返。那些帶著露珠兒的綠葉，穿一身斑駁外衣的昆蟲，閃著五色折光的礦石，都讓他著迷不已。他有一個小小的「博物館」，裡面陳列著自己採集來的標本，從分類、編目的程序來看，頗有些像訓練有素的博物學家。後來，父親又送了一面透鏡給他。他的觀察更細，興趣更濃了。通過透鏡可以清楚地看到螞蟻的觸角、蒼蠅的眼睛，許多疑問整天都在他的小腦袋瓜裡轉悠。小柯霍在大自然的懷抱中慢慢成長為一個具有相當才智的青少年，他的數學、自然科學尤為優異。

小柯霍很早就表現出開拓者的遠大志向。有一天，父母在清點他們的十三個子女時，發現不見了兒子柯霍。大家頓時慌作一團，費了好多功夫和時間，心急如焚的母親終於在一個小池塘邊找到了她的兒子。這時，小柯霍正蹲在池塘邊全神貫注地觀察著一隻漂浮的小紙船。當母親百思不得其解地問他在幹什麼時，小柯霍很陶醉、很自信地回答說：「媽媽，我長大要當一名水手，到藍色的大海遠航去……」

那個時候，文明程度較高的歐洲，依然面臨著各種各樣疫病的侵襲，許多人由於得不到適當的治療而過早離世，令人惋惜。

七歲的時候，克勞斯特爾城的一位牧師因病去世了。小柯霍向前去哀悼的母親提出了一連串的問題：「牧師究竟得了什麼病？」「這是不是絕症？」「難道絕症就不能治好嗎？」母親一臉的茫然，居然被問得不知所措。這件事在年幼的柯霍心中留下了深刻的印象，並促使他立志於將來獻身征服病魔的醫學事業，治好那些「不治之症」。正是畢生憑著這個理想，柯霍在病原細菌學方面作出了非凡的貢獻。

二十三歲時，他畢業於哥廷根大學，獲得博士學位，當了一名住院醫生。婚後，柯霍到東普魯士一個小鄉村當外科醫生。在那裡，他逐步實現了自己童年的夢想——尋找疾病的根源。他節衣縮食，建了一個極其簡陋的實驗室，配備了一些較原始的器材，便開始單槍匹馬地長年在此從事病原微生物的研究。他毫無先進設備，也無法與圖書館聯繫，更無法與其他科研人員進行交流。他的實驗室就是他的家。科研工具，除了妻子用全部積蓄買下來送給他作生日禮物的顯微鏡外，其餘都是他自己設法解決的。就在這樣不可思議的條件下，他在業餘時間內，全把自己關在實驗室內，幾個星期都可不出來，像著了魔似的廢寢忘食地研究病原微生物與疾病的關係。他深信，每一種疾病都是由某種特定病菌引起的。

由於過度癡迷，許多人懷疑他得了精神病，家人也無法諒解，以至於他的第一任妻子乾脆跟他離了婚。

面對人生的挫折，柯霍毫不動搖。當時，炭疽桿菌已被人發現，但它與疾病的關係，乃至生活史，尚無人知曉。在前人的基礎上，柯霍發明了用固體培養基的細菌純培養法，第一次培養和分離出炭疽桿菌。其後，他趁勝追擊。一八七六年，他用三天時間以公開演示實驗的方式證明炭疽桿菌是炭疽病的病因，並報告了炭疽病菌的生活史是從桿菌—芽孢—桿菌的循環，而炭疽芽孢可以較長時間保持不死。這是人類第一次用科學的方法證明某種特定的微生物是某種特定疾病的病原，這一觀點，糾正了當時認為所有細菌都是一個種的觀點，把病原體的研究逐步推向高潮。

一八八〇年，成名後的柯霍應邀赴柏林工作，在德國衛生署任職。在那裡他擁有了先進的實驗室和能幹的助手。次年，他創立了固體培養基畫線分離純種法。應用這種方法，主要的傳染病病原菌被相繼發現。此後，他轉向結核病病原菌的研究。通過改進染色方法，他發現了當時未能得到的純種結核桿菌，並進而闡明了結核病的傳播途徑。一八八二年三月二十四日，他在德國柏林生理學會上鄭重宣布：結核桿菌是結核病的病原菌。他為當時危害人類健康最甚的結核病防治作出了突出的貢獻。這一天成了人類醫學史上的一個重要里程碑。那年，他才三十九歲。

哪兒有疾病流行，哪兒就有柯霍的身影。一八八三年，他被任命為德國霍亂委員會主席，並被派往埃及調查那裡的霍亂爆發流行情況。在當地，他和同事們一起發現了霍亂病原菌是形如逗號的霍亂弧菌，還發現該菌可以經過水、食物等途徑傳播。根據霍亂弧菌的生物學知識以及其傳播方式的了解，他提出了控制霍亂流行的法則，這些法則至今仍作為控制方法的基礎被沿用。為此，他受到德國政府給予的十萬馬克獎勵，並於一八八五年被聘為柏林大學的衛生學教授。

一八九一至一八九九年間，柯霍又在埃及、印度等地研究了鼠疫、瘧疾、回歸熱和錐蟲病等，揭示了許多傳染病的祕密，碩果纍纍。

在柯霍身邊，差不多每天都有新的細菌學奇蹟出現。他被後人尊為細菌學鼻祖，被授予了德國皇冠勳章。由於對結核病的出色研究，他最終榮獲了諾貝爾生理學和醫學獎。

柯霍不僅發現了許多不為人知的病原體，而且現代許多細菌學研究的基本原則和技術都是他奠定的。有人還統計過，他在醫學寶庫中增添了近五十種診治人和動物疾病的方法。他一生的工作奠定了醫用細菌學的基礎，為人類征服結核、炭疽、霍亂、鼠疫等危害極大的傳染性疾病作出了永不可磨滅的功勳。

這位為了捍衛人類健康付出畢生心血的科學家，晚年因病住進了巴登—巴登溫泉療養院。療養期間，他還念念不忘細菌學的研究。一九一〇年五月二十七日，六十七歲的柯霍由於心臟病突發，在一張椅子上靜靜地與世長辭了。即便這時，他身旁仍然帶著那臺陪伴多年的心愛顯微鏡。

柯霍根據自己的研究經驗，總結出了著名的「柯霍法則（Koch's Postulates）」，即要想證明一種疾病是由某種微生物的感染所引起，必須滿足一下四項條件：

一、每一例病患都可能分離到該病菌（致病微生物）；二、該病菌可在體外培養繁殖；三、新培養出的細菌可使實驗動物引發同樣的疾病；四、發病的動物中可以分離到同樣的病菌。正是在這個法則下，柯霍明確了炭疽病的病因和結核病的致病菌，也是在這個法則的指引下，他陸續發現了很多種致病微生物。儘管該法則今天看來還有某些缺陷，但它畢竟在指導細菌學的研究和發展方面有著劃時代的意義。

艱辛的發現之旅

一八七二年，正在沃爾斯頓（Wollstein，現屬波蘭）城擔任醫師的柯霍，碰到了一些疑難雜症。這些病，一開始並不是出現在人類身上。

小城周邊有不少風景如畫的小鄉村，農民們幾乎家家戶戶都養一些牲畜，比如牛和羊，還有他們當時必須的交通工具——馬匹。奇怪的是，有一段時間，這些牲畜突然大量離奇的死亡。羊兒經常急性發病：搖擺不穩、磨牙、抽搐，掙扎、粘膜發紫，突然倒斃，有的七竅出血，流出帶氣泡的黑紅色血液，像醬油似的，很難凝固。病程稍長的也只持續數小時後即死亡。死後，屍僵不全、腹部膨脹。有些呈慢性病變的牛，在頸、胸、肩胛、腹下或外陰部出現水腫，皮膚溫度增高，堅硬，甚至局部壞死成焦黑炭狀，有時還形成潰瘍。當人們剖開這些動物死屍時，更不可思議的事情出現了：牠們皮下、肌間、咽喉等部位有漿液性滲出和出血；脾臟高度腫脹，達正常的數倍，還呈黑紫色。

稍後，一些與病畜與畜屍接觸過的人也相繼病倒，他們或是皮膚上長滿一處處焦痂似的黑色壞死灶，或是高燒、咳嗽而死，或是腹瀉不止而死。簡直就是莫名其妙。村莊很快就籠罩在瘟神的陰影裡，人們惶惶不可終日。

人們把這種可怕的瘟疫叫做「炭疽病」！

那段時間，柯霍一點都沒閒著，他正處於亢奮之中，因為他找到了新的研究對象！每天很晚很晚，他才疲憊不堪地回到診所。妻子把晚飯留在桌子上，早早地睡了。他卻顧不上這些，趕緊掀開棕色布簾，把從鄉間採回的患病動物血樣，迫不及待地放在那臺顯微鏡下進行分析。一遍又一遍，他在鏡下看到了許多像小枝條似的奇怪東西，有的非常短，形狀像小木棍，有的又像一條細線。凡是死於那種怪病的牛羊血液中，都可以觀察到這樣的「小木棍」和「線條」。他一直觀察了好幾個月，做過無數次對照試驗，但在健康的牲畜的血液中卻總也找不到這樣的「小木棍」和「線條」。「這些傢伙一定是炭疽病的病源！」柯霍對此深信不疑。但是科學結論需要大量的事實來證明。

關於炭疽病，其實歐洲已經有人先於柯霍進行過研究，

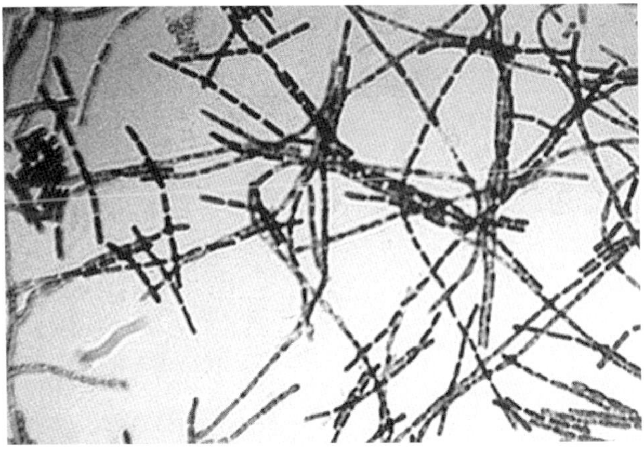

顯微鏡下無所遁形的炭疽桿菌。（維基百科提供）

包括偉大的微生物學先驅巴斯德（Louis Pasteur）。巴斯德宣稱：「每一種疾病，都是由一種很小的、有生命的細菌引起的。」但是他們都沒有找到可靠的證據。可怕的炭疽病開始嚴重威脅著歐洲大陸。肥沃的牧草，溫和的氣候，曾給牲畜創造了良好的生存條件，可是人們在炭疽病面前束手無策。它奪走一個農戶的五、六百隻肥羊，就像平地颳一陣風那樣容易，一家人瞬間赤貧！一頭小牛上午還在青蔥的草地上撒歡，下午就像霜打的莊稼那樣無精打采，甚至氣息奄奄，主人還沒來得及請獸醫，這頭小牛就直挺挺地四腳朝天了。一隻牲畜死了，成群跟著倒下。有時，主人或牧工也會染上這種可怕的炭疽病，不久死去。這種颶風般的傳染病，蔓延速度無比驚人。而當時的科學界，還不能幫助人們從這種絕境中解脫出來，許多人甚至認為這是上帝對人類的懲罰。

柯霍被這個問題深深地吸引住了，他決心揭開炭疽之謎。於是，他一門心思撲在研究上。鄉間的土路上，他疾步行走，絡腮鬍沾滿了塵土。哪個地方炭疽病流行了，他趕去收集染病牲口的血液；屠宰場開宰了，他又急急忙忙奔去和屠夫交涉，因為他急需健康的牲畜血樣作對照。夜以繼日，他長時間俯在顯微鏡上觀察，一幹就是幾個小時，顧不上休息，有時連看東西都眼花繚亂。這時他才會取下眼鏡，閉上雙眼，輕輕地用雙手揉一下眼眶。

當他掌握了數百種標本，獲得了寶貴的第一手資料時，內心隨即豁然開朗。那些鏡下的小生物不就是細菌嗎？他激動地對自己說：「我要證明這些細菌是活的，真正看到它們生長、繁殖、乃至引起疾病的全部過程。」

冬天過去了，柯霍的研究像春天一樣進入了新的階段。他要讓一隻健康的小白鼠染上炭疽病！現在看起來，這試驗並不複雜。但正像世界上所有的第一次一樣，都是在許多失敗和挫折中突圍而出的。柯霍用一塊擦乾淨的薄木片，通過火焰消毒，把木片上的細菌先殺死。然後，在小白鼠尾巴的根部切開一個小口，用那木片蘸上一滴病死動物的黑色血液，刮進白鼠的傷口，再把牠單獨關進一只籠子裡以便觀察。第二天清早，他一睜開眼就跑到實驗室。那隻小白鼠果然死在籠子裡！柯霍立即把鼠屍放在臺子上解剖，那個脾臟特別大，呈現暗黑色，血的顏色也是可怕的黑色。他小心翼翼地取了一滴血，放在顯微鏡下，視野之中再次出現了早已熟悉的小棍狀或線狀的細菌。第一次用人工方法，將病菌接種到健康白鼠體內的試驗成功了！隨後，柯霍反覆進行了三十多次同樣的試驗，獲得了三十多次同樣的結果。這就是導致炭疽病的細菌！

是不是可以向醫學界宣布自己的成果呢？一般人看來，是時候了，因為事實證明這種細菌繁殖的速度是驚人的，健康的動物感染到微量的細菌後，這種細菌馬上就瘋狂地繁殖起來，直到把動物殺死。但一向嚴謹的柯霍沒有急著下結論，他說：「我必須確實看到這些小棍條生長，必須找到一種能在動物體外培養這種細菌的方法。」

怎樣才能觀察到這些細菌的生長呢？柯霍整天苦思冥想，試驗一再失敗，他的心情不免十分煩躁。突然，他想出了個好辦法。他找到一塊較厚的顯微鏡觀察用玻片，小心翼翼地在中間磨了一個小凹槽，再取一塊薄一些的玻片，加熱滅菌後，放上一滴用來培養細菌的營養物質——牛眼分泌液，再將一隻剛剛死去的白鼠的脾組織放在分泌液中，蓋上磨有凹槽的玻片，並在四周塗上凡士林使之密封。最後，他把兩張片倒置過來放在顯微鏡下，不時地觀察。兩小時過去了，顯微鏡下面的液滴中突然有了動靜！

他發現一些「小棍」分裂並成長了，接著新的「小棍」又繼續分裂增殖。幾個小時之後，這一滴營養物中長滿了糾纏在一起的長線條！這是一個令人毛骨悚然的事實。柯霍將試驗重複進行了八次，擁有了人工培養的純炭疽菌種。他把培養出來的菌種接種到小白鼠的尾部，設想這些小鼠將很快一命嗚呼。果然不出所料，二十四小時後，牠們全死了。柯霍又把菌種分別接種到羊、兔、貓等十二種動物身上，結果完全一致。

試驗期間，柯霍發現炭疽菌其實出奇的嬌氣，如果在陽光下曝曬或沒有充足的營養物，它們就會很快死去。那麼，它們又是如何在大自然惡劣的環境中適者生存呢？試驗還遠遠沒有結束。他隨後發現，原來，傳播炭疽病的不是這細菌本身，而是炭疽菌的芽孢！所謂芽孢，就是炭疽菌乾縮後形成的珠狀體，渾身長著厚壁，能保護自身不受乾、熱、陽光和化學藥品的侵害。即使沒有食物和水，它像冬眠一樣，照樣死不了。而一旦危險解除、生存條件改善，厚壁就破裂，細菌便又從中鑽出，繼續興風作浪。柯霍還發現，炭疽菌從不在動物的活體內形成孢子，只是在死屍中才形成。

於是，柯霍向人們提出一個十分重要的建議：把死於炭疽病的動物屍體焚燒或者掘深穴埋掉，這是防止炭疽病蔓延的有效措施。

一八七六年四月，春暖花開，風和日麗。柯霍終於把自己的研究成果公諸於世。德國許多資深科學家都前來觀看這位名不見經傳的地區醫師演示他研究的炭疽菌的生活週期。他們中間不免有懷疑和困惑。但是，柯霍用三天的演示實驗徹底消除了所有人的顧慮，並把大家一一征服。他在人們面前一再強調這新發現的意義：「每一種疾病，都是由某一種細菌、僅僅是某一種細菌引起的。炭疽菌引起炭疽病；傷寒菌引起傷寒病……」

就是這樣，柯霍在極其簡陋和艱苦的條件下，用堅韌不拔、鍥而不舍的頑強精神，洞察了炭疽病和炭疽桿菌的天機。隨後，他的一篇篇論文相繼問世了。每一篇著作都像鑽石一樣在醫學界和微生物學界大放異彩。他的「正能量」感動、折服了歐洲，乃至世界。

第二節　塵封狂魔，罪惡黑日

不死的黑鬼

在中國華北地區，發生過這樣一件怪事。抗日戰爭時期，有一批戰馬患上了炭疽病，被拋棄、封鎖在一個隱蔽的窯洞裡面。由於戰爭頻繁和後來的許多變故，村裡的知情人都慢慢不在了。沒有人知道那兒曾經有過這麼一個詭異的窯洞，更不知道那兒曾埋葬過患病的戰馬。四十多年後的二十世紀八〇年代，由於一個偶然的機會，那個窯洞被挖開了。那些戰馬當然早成了一堆堆枯骨，可揚起的灰塵卻讓炭疽桿菌感染了不少參與挖土的民工。沉睡數十年的可怕疾病瞬間在村子裡流行，造成至少十幾個人病故。

這還只是四十多年，英國有些放置了差不多八十年的炭疽桿菌樣本，照樣可以一朝睡醒，立刻噬人。這難道是不死的魔鬼嗎？

炭疽（anthrax）出自古希臘「anthrakos」一詞，原意是煤炭，因典型的皮膚炭疽呈黑痂狀而得名。

炭疽病是由炭疽桿菌引起的人畜共患急性傳染病。主要因食草動物接觸土生的炭疽芽孢而感染。人類接觸病畜及其產品或食用病畜的肉，也可被感染。

西元前三千五百年的古巴比倫就留有炭疽為患的可疑印跡。古羅馬一詩人在西元前二十五年也描述了一種與炭疽病有很多相同之處的動物瘟疫，並警告說，它有可能通過接觸被汙染的獸皮傳染給人。古代中國的《黃帝內經》也對疑似炭疽的疾病進行了相關記載。

炭疽病雖然古老，但比起同樣老資格的天花、鼠疫等瘟疫，就傷害人類而言，稍顯平庸。但它在動物中的流行，無疑為轉而攻擊人類準備了條件。炭疽成批地殺死人類的主要食用動物時必然帶來難以避免的饑荒；同時，高蛋白食物陡然短缺造成的飢餓，又反過來大大降低了人類自身抵禦傳染病的力量。這樣一來，使得不慎感染炭疽且發病者大有人在。僅一八七〇年至一八八〇年間，俄國因牲畜患炭疽就損失了九千萬金盧布，僅一八七五年就有近十萬俄國人死於炭疽。只是因為炭疽桿菌對人的大規模傳染只能通過「動物（或物品、環境）→人」的傳播途徑來實現，幾乎不存在「人→人」，所以它才沒有像其他疫病那樣醒目地被歷代典籍記錄者付諸更多的筆墨，把大量慘痛的記錄留給後人。

炭疽桿菌體型粗大，是致病菌中最大的細菌，這也是它很容易被柯霍用簡陋儀器一覽無遺的重要原因。它兩端平截或凹陷，身形似竹節。儘管此菌面對日光、熱和常用消毒劑都顯得弱不禁風，但它擁有一樣神奇的本領，可以抵擋住很多猛烈的攻擊，這就是「大變身」！變身成芽孢。

物競天擇，適者生存。

當狡猾的炭疽桿菌遇到不利的形勢時（如被襲擊、被吞噬，或寄存的動物死去，體內不再提供養分），身體便像烏龜一樣縮成一團，體內的特殊裝置隨即長出一層堅韌、耐毒、防水的脂質薄膜，將菌體嚴嚴實實地裹進去，細菌隨即進入休眠狀態，不再依賴外界的營養支持，這就形成了芽孢狀態。芽孢的抵抗力超強，可在土壤、汙水、屍體和皮毛上多年不死，在乾燥狀態下甚至可存活二十～三十年。經煮沸十分鐘後，芽孢仍有部分存活。此外，它在五％的石炭酸中也可活二十～四十天。直接日光曝曬一百小時、煮沸四十分鐘、攝氏一百一十度高壓汽蒸六十分鐘以上，或浸泡於一〇％的甲醛溶液十五分鐘以上，才能將芽孢徹底殺滅。

在自然環境中，一旦被牲畜攝入，這些芽孢便開始在動物體內逐漸甦醒，掙脫了薄膜，變身回細菌狀態，開始大肆繁殖和瓜分宿主的養分。當宿主被耗竭而死時，無利可圖的炭疽菌們又重回睡眠的芽孢狀態，從腐爛的屍體裡溜回大自然，繼續潛伏，等待罪惡的再次睡醒，像吸血鬼似的等待下一個受害者，循環往復。這種芽孢就是炭疽桿菌的少林「金鐘罩」，甚至是「免死金牌」，真讓人不得不感嘆造物主的法力無邊！

毒害，由表及裡

炭疽桿菌，在細菌狀態下，儘管自身的防守能力很平庸，但攻擊能力卻可圈可點。它能產生殺傷力很強的毒素，這是它的「進攻利刃」。該毒素直接破壞受害者的細胞，使組織呈急性出血性炎症，繼而組織結構離解殆盡。

皮膚不慎接觸自然界、畜類產品中的炭疽桿菌或其芽孢，是導致人和牲畜感染的主要原因。從皮膚侵入後，芽孢很快變回活力十足的細菌，在皮下迅速繁殖並產生毒素，引起局部組織缺血、壞死和周圍水腫以及毒血症，這就是皮膚炭疽。除了有損傷的皮膚為該菌打開方便之門外，呼吸道由於無法阻止空氣中的各種病菌、汙染顆粒入侵，炭疽桿菌也能暢通無阻，導致了肺炭疽。炭疽桿菌還能跟隨食物和飲水（如進食帶菌肉類）從消化道侵入，引起腸炭疽。在動物或人體內，它如魚得水，很易擴散而引起鄰近的淋巴結發炎，甚至闖進血液循環中導致敗血症，引發各組織器官的炎症，如併發血源性肺炎和腦膜炎等，甚至可引起微血管血液外滲、微循環障礙，最終誘發感染性休克，使病患死亡。

皮膚炭疽最為多見，約占炭疽病例的九十五%，又分為炭疽癰和惡性水腫。炭疽癰多見於面、頸、肩、手和腳等裸露部位，初起為丘疹或斑疹，逐漸形成水皰、潰瘍，最終形成黑色似煤炭的乾痂，周圍有水腫。患處堅實，但疼痛不顯著，而潰瘍不化膿為其特性。發病初一兩天後，病患可出現發熱、頭痛等。惡性水腫，則多累及組織疏鬆的眼瞼、大腿等處，無黑痂形成而呈大塊水腫，擴散迅速，可致大片壞死。病患全身中毒症狀明顯，如治療不及時，可出現敗血症、肺炎及腦膜炎等併發症。在未使用抗生素的情況下，皮膚炭疽病死率為二〇%～三〇%。

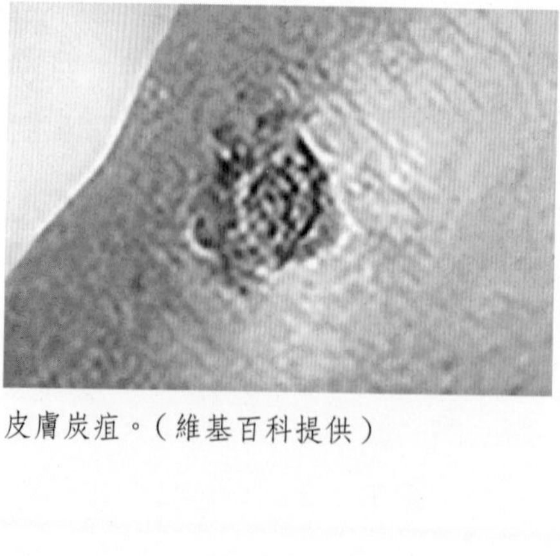
皮膚炭疽。（維基百科提供）

少數人會患肺炭疽，臨床上亦較難診斷，經常是死後解剖才發現。肺炭疽常造成肺炎，通常起病較急，出現發燒、咳嗽、周身疼痛、乏力等症狀。經數天後症狀加重，出現高燒、胸痛等，在發生呼吸困難後一兩天即死亡，病死率在八〇%～一〇〇%。

腸炭疽也很少見。病患出現劇烈腹痛、腹脹、腹瀉、嘔吐，大便為水樣。重者繼之高燒，大便血性。病患因中毒性休克，可在發病後三～四天死亡，病死率為二十五%～七〇%。

草食動物牛、馬、羊、騾、駱駝、豬、犬等因最常接觸土壤、草叢而感染，之後再傳染給人。但人與人的直接傳播很罕見。各年齡的人群均普遍易感，好在病後獲得的免疫力較持久。二十世紀發明的青黴素也可以殺滅進入人體的炭疽桿菌。

這種有著特殊能力的細菌無疑是人類潛在的大敵，它不幸被瘋狂的好戰者利用了。

細菌戰的大幫兇

炭疽芽孢毒力強、易繁殖、易獲得、易保存、易攜帶、易發送、高潛能、低視性，因此，它曾被一些戰爭狂人和邪惡分子看中，作為製造生物武器和恐怖行動的工具。於是，炭疽桿菌便為虎作倀起來。

二〇〇一年，震驚世界的「九・一一」恐怖襲擊事件突發後，美國境內又陸續發現了炭疽病患者，且先後有數人死亡。一封封裝有炭疽芽孢白色粉末的信封，捎帶著死亡信息，將恐怖陰影籠罩在全人類的頭上。人們頓時風聲鶴唳、草木皆兵。

恐怖分子躲在陰暗的角落裡發出陣陣獰笑。

有人以為這是人類有史以來第一次遭到人造炭疽的攻擊。實際上，早在六、七十年前多災多難的中國，日本侵華部隊就對中國軍民進行過慘無人道的細菌戰，包括炭疽戰。

長期以來，對於細菌戰，日本政府不是根本否認就是厚顏抵賴。實際上，早在一九四五年八月，前蘇聯就對其在中國東北俘獲的十二名參與研製和使用細菌武器的日本軍人進行了審判，史稱「伯力審判」；與此同時，中國國民政府也對在押的一部分日軍細菌戰戰俘進行過審訊，並留下了大量的檔案。一九九七年，中國浙江和湖南的細菌戰受害者在王選女士的帶領下向日本政府提起民間索賠，日軍在華細菌戰才再次成為中外人士共同關注的二戰遺留問題。二〇〇二年八月東京地方法院的一審判決中，日本法官首次正式承認了日軍在華細菌戰的事實，但拒絕向中國受害者道歉和賠償。

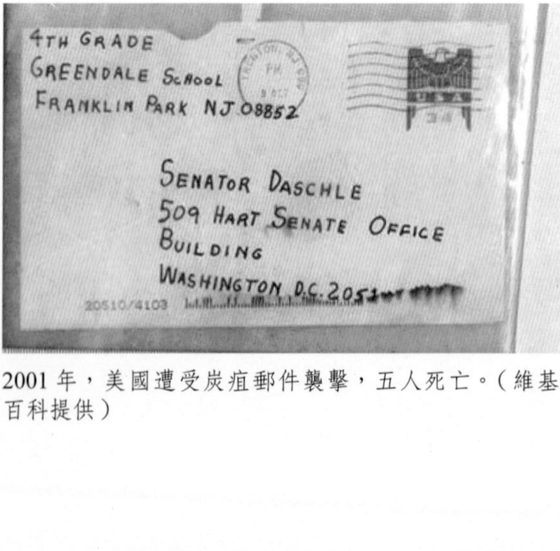

2001 年，美國遭受炭疽郵件襲擊，五人死亡。（維基百科提供）

細菌武器，或稱生物武器，是一種大規模的殺傷破壞性武器，其作戰原理是利用生物劑的致病特性攻擊敵對方。對於這種反人道主義的武器，世界各國早在一九二五年就於日內瓦簽訂了《禁止在戰爭中使用窒息性、毒性或其他氣體及細菌的作戰方法》議定書，明令禁止生產和使用。日本悍然拒絕參加，並公然冒天下之大不韙，組織力量廣泛搜集細菌戰的情報，自主研發、製造細菌武器並用於侵略戰爭。

為何日本軍國主義者如此熱衷於細菌戰呢？衆所周知，早在「九・一八」事變以前，日本就拋出了「欲征服世界，必先征服中國」的田中奏摺，準備發動侵華戰爭。但日本國土小，人口少，兵源不足，又缺乏製造槍砲和子彈的礦產，戰爭資源非常匱乏，不能持久作戰，對征服中國乃至世界是沒有絕對把握的。恰好這時，身為軍醫官的石井四郎，將自己學習到的細菌學知識與軍事行為合二為一，提出了細菌戰的陰謀。他認為細菌武器的第一個特點是威力巨大，第二個特點是成本低廉，少量經費即可大量生產。石井四郎的花言巧語打動了野心勃勃的日本軍界，他本人也逐步晉升為細菌戰的頭目。

一九三三年，日軍在中國東北地區成立了細菌戰劑工廠、人體實驗室和細菌靶場。三年後，日軍又分別在哈爾濱、長春正式成立了七三一、一〇〇等臭名昭著的細菌戰部隊，由此也開始了細菌戰的全面研發、運用。一〇〇部隊是以家畜為主要研究對象的細菌部隊，因此炭疽病等畜類傳染病是他們的研究重點。據在「伯力審判」中受審的高橋隆篤（曾任關東軍獸醫處處長）供認，一〇〇部隊首先培養的細菌就是炭疽桿菌，他自己認為這是最有效的細菌武器之一，還積極向上級推薦使用。日本軍閥大喜過望，完全採納，並把炭疽桿菌等細菌看成是「小國對付大國的有效核武器」。

隨後，日軍很快提升了研製能力，他們每月可生產和培養五百至七百公斤炭疽桿菌，同時，繁殖一批炭疽桿菌的時間也縮短到短短四十八小時。長春的一〇〇部隊從一九四一到一九四二這一年間，各個實驗室就生產了一千公斤以上的炭疽桿菌。生產之多之快，令人瞠目結舌！當時，石井四郎考慮到細菌戰劑的不耐高溫，遂發明了「石井式細菌彈」。這種細菌彈用陶瓷或矽藻土燒成彈殼，可用少量炸藥從殼外引爆，產生的熱量小，不至於傷害內部的細菌。耐熱的炭疽桿菌芽孢、氣性壞疽菌就是這種炸彈填充物的首選。

在儲備了相當多這類武器原料以後，各細菌部隊便加緊實驗。其手段之卑劣和殘忍，讓人義憤填膺和毛骨悚然。他們用炭疽桿菌進行傳播土壤的實驗，還在一些河流中撒上炭疽桿菌，以便檢驗炭疽病大面積流行的可能性。最慘無人道的莫過於用活生生的中國人作炭疽活體實驗。有注射的，有逼喝培養液的。他們強迫被俘中國軍人和被抓的老百姓喝下炭疽桿菌培養液。這些人即使不死也被殺掉，然後被解剖，以便日本人研究炭疽的威力。還有更喪心病狂的，一些東北的打靶場被日軍定期用來進行炭疽野外試驗。他們每次將大約十個精壯的中國人押到靶場，綁在彼此相隔五米的牢固柱子上。然後，飛機就在距離他們一百五十米的上空扔下「石井式細菌彈」，炸彈在距地五十米時爆炸。這個炸彈內填滿的就是可怕的炭疽桿菌！那些可憐的中國人，或者從鼻腔吸進細菌導致肺疽菌，或被炸得體無完膚，破片引起皮膚炭疽。兩三天後，至多七八天，這些人全都渾身潰爛，痛苦而死。

隨著侵略步伐踏進中國內地廣大地區，獲得滿意實驗結果的日軍磨刀霍霍，開始在中國進行多次炭疽戰。其中，浙江的蕭山可能是最早遭到日軍炭疽攻擊的地方。一九三九年上半年，日軍占領了錢塘江以北，錢塘江以南尚未淪陷，因此，地處南岸的蕭山就成為日軍最早實施細菌戰的地區。根據日軍的陣中日記記載，當時日軍將大量的細菌從東京運至上海，指定上海某醫院組織細菌培養工廠，共分鼠疫、霍亂、傷寒、白喉、赤痢五種，在華中、華南前線向河流內投放，並利用漢奸散布到各游擊區。雖然這裡似乎沒有提到炭疽。不過事後調查發現，一九三九年六月，日軍在蕭山用飛機撒下了各種不明的細菌後，蕭山南部的樓塔和雲石不久就出現了許多有炭疽症狀的病人：小腿及腳開始潰爛，難以癒合，潰爛皮膚呈黑色。這是典型的炭疽症狀！由此可以肯定，日軍對蕭山施放了炭疽桿菌。同時也看出，日軍細菌戰開展得非常隱祕，即使是內部成員也不一定知道這些陰謀的詳情。

一九四〇年和一九四二年，日軍又在浙贛地區進行過兩次大規模的細菌戰，而這兩次均使用了炭疽桿菌。

在一九四〇年的細菌戰中，具體指揮者是大田澄，他和碇常重（炭疽班班長）的出場就意味著炭疽的懾人幽靈悄然而至。細菌戰的主謀石井四郎對此次作戰的效果甚為滿意，他甚至將其親自參加細菌作戰的鏡頭和細菌戰的戰果、戰例聯繫在一起，拍成紀錄片，以宣傳自己的「赫赫戰功」，保佑自己的「武運長久」。

一九四二年，日軍把炭疽戰進行了升級。據參加者川島清和柄澤十三夫的供詞，當時七三一部隊派了約一百人的遠征隊到浙贛地區，攜帶了約

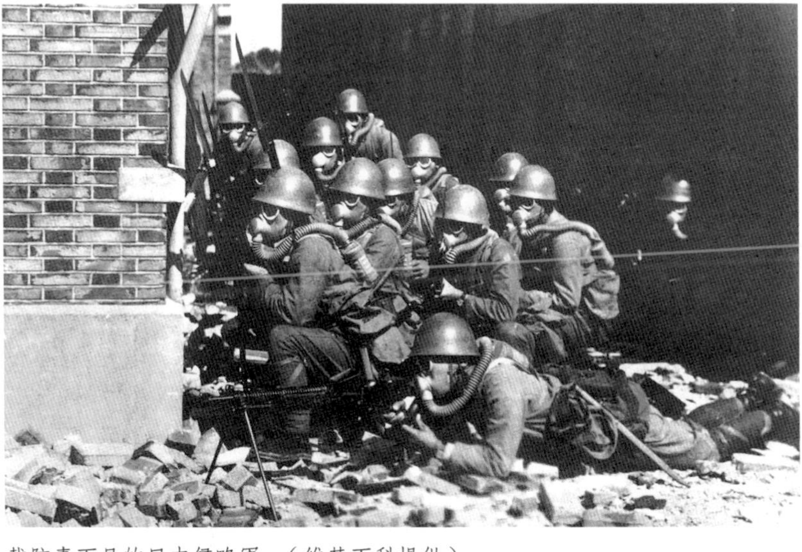

戴防毒面具的日本侵略軍。（維基百科提供）

一百三十公斤的傷寒菌和炭疽菌，以備作戰之用。石井四郎命令手下用一些不同尋常的炮彈向中國的民眾進行轟擊。那是一種薄壁鋼殼炸彈，暗藏玄機，內裝「一千五百個浸在五百毫升炭疽菌乳狀液裡的圓柱小片」。受害者的悲慘遭遇可想而知。

更令人髮指的是，石井還為當地的小孩特意準備了一種「精美的禮品」——摻雜了炭疽桿菌的巧克力，發送給天真的孩童們；當他在浙江時，還命人特製了一部分含有炭疽桿菌的「蛋形、長扁形的餅乾」，然後讓士兵向中國老百姓分發，以擴大炭疽戰的威力。據日軍戰俘榛葉修交代，一九四二年的細菌（包括炭疽桿菌）散布時間是六月至七月，次數、數量等不詳。地區以浙江省的金華為中心。不料，由於中國軍隊迅速撤退，未知詳情的其他日軍部隊過早進入散布地區，休息、住宿、燒飯時使用了附近的水源，結果竟自作孽不可活，導致自己連隊發生許多傳染病患者。但是，中國居民的受害更甚。日俘供稱「其目的，是企圖將惡性劇烈的病菌散布在敵軍陣地後方，人為地使傳染病猖獗起來，以毒斃敵軍，消滅其士氣。但對普通居民也造成了很大惡果。」

日軍的醜行在當地留下了極大的災禍和無窮的後患，許多老百姓終生受到殘害。據悉，二戰期間，光是金華市有超過六千人直接死於細菌戰，其中約三分之一死於炭疽病。很多活下來的人，六七十年的餘生，都不得不在痛苦的煎熬中度日如年，甚至家破人亡。有的老人家，年輕時被日軍的炸彈劃傷皮膚，後來這些患處不斷流膿、潰瘍、壞死，肌肉一小塊一小塊地掉下，糜爛的地方逐漸只剩下骨頭和筋絡；有的肌肉全部爛空，不得不截肢治療；有的後代患有各種各樣稀奇古怪的疾病，喪失勞動力且早逝；有的患肢奇臭難聞、稀稀爛爛，還長出了觸目驚心的黑痂！

侵華日軍進行的炭疽戰、細菌戰這一事實，鐵證如山，已被牢牢地釘在歷史的恥辱柱上。當代的人們更應警鐘長鳴，把安全牢記在心。

柳暗花明的新前途

雖然炭疽桿菌曾經被人認為劣跡斑斑，但是近年來，美國馬里蘭州衛生機構的研究人員卻把它視為醫療領域的新星，正在研究將它的毒素通過基因工程技術進行重新組合，試圖改變毒素的成分，使之對人體健康無害，而在對付某些癌細胞上顯示出潛在的價值。

科學家使用的實驗工具是模擬腫瘤生長狀態的老鼠，通過在老鼠身上注射這種經過改良的炭疽桿菌毒素後，人們驚奇地發現它能夠在某種程度上限制老鼠腫瘤生長所獲得的血流量，從而抑制腫瘤的生長。此外，科學家還發現，這種改良的毒素能直接摧毀某些腫瘤細胞本身，其中最容易受到毒素攻擊的是黑色素瘤和乳腺癌等。

鑑於炭疽桿菌具有相當大的危險性，稍有不慎就有可能導致不堪設想的後果，科學家指出，使用炭疽桿菌治療癌症，必須在動物身上經過數年嚴格的試驗之後，才能考慮在人體開展臨床研究。目前炭疽桿菌是否可造福人類、將功贖罪，倉促下結論還為時尚早。

由此看來，炭疽桿菌只是大自然的一分子而已，它在這個環境中早已生生不息，自身歷史不比人類歷史短，本無所謂邪惡與正義之分，關鍵是看它掌握在什麼人的手裡罷了。

第三節 純潔・良知・科學

德國是一個很偉大的國家，德意志民族是個很了不起的民族，這樣的國度，孕育出了柯霍，改寫了人類任由細菌病毒宰割的歷史，後來又培育出了愛因斯坦，為人類跨入原子時代奠定了理論基礎。

在科學界，德國人可謂群星閃耀。然而，不可否認的事實是，有一群頭腦非常靈活、學識非常淵博的學者，卻帶著不可告人的罪惡，混進了這個本該異常純潔的隊伍。

一九四五年八月六日，當愛因斯坦得知日本廣島遭原子彈轟炸的消息時，頓覺五雷轟頂。作為推動美國研究原子彈的第一人，他不無遺憾地說：「我現在最大的感想就是後悔，後悔當初不該給羅斯福總統寫那封信……我當時是想把原子彈這一罪惡的殺人工具從瘋子希特勒手中搶過來。想不到現在又將它送到另一個瘋子手裡……我們為什麼要將幾萬無辜的男女老幼，作為這種新炸彈的活靶呢？」

原子彈變成了強大的毀滅工具，不僅毀滅法西斯，也會毀滅人類乃至地球。那些曾經參與過原子彈研究和製造的科學家們深感震撼，大多都產生深深的懺悔和自責。

不過，並非每個人都會有同樣的感想。就在愛因斯坦們感慨萬千的那個動蕩歲月，一片殘垣斷壁的德國邊境線上，隱藏著一個蠢蠢欲動而又鬼鬼祟祟的身影，他時而偽裝平靜，時而焦急萬分。

他叫約瑟夫・門格勒 (Josef Mengele)，又稱「死亡天使」(the Angel of Death)，一個恐怖和殘暴的代名詞。他是納粹集中營的醫生，同時也是希特勒的忠實追隨者。

當年，納粹德國橫行無忌的時候，這個醫生每天親自接收從各地運來的猶太人來完成他的科學實驗，目的是為了更好地為納粹主義服務，為希特勒的狂想效勞。他常陰森森地揮舞著一根小棍，把那些可憐人分成兩行，一行直接走向焚屍爐，一行暫時留下來。據估計，從一九四三年到一九四五年，經門格勒之手就有三十八萬人死於非命。這個身為人種生物學家的魔鬼，還負責執行一項大規模的種族滅絕計畫。他希望發現一種遺傳學上的祕密，從而有助於培養出純種的德意志人。為此，他搜集了兩百對孿生兒和兩千名兒童做試驗，試圖研究出如何把他們的眼睛變成藍色，頭髮變成亞麻色。他和助手把顏料注入小孩的眼睛，把三氯甲烷注入他們的心臟，甚至用刀和針刺進他們的頭蓋骨和脊柱……經過一系列非人的折磨後，那些被他稱為「豚鼠」的孩子們一個個消失。最終從門格勒手中僥倖活下來的孿生兒只有二十對左右。

可就是這麼一個血債累累的惡魔，在二戰結束後，竟然奇蹟般地逃脫了正義的制裁，一直逍遙法外，至今下落不明。

在那個特殊的年代，瘋子和天才，睿智和狂癡，都畸形地集中在科學家這個「神聖」的頭銜上，不足為奇，於是好戰的國家、獨裁的政權紛紛製造出駭人聽聞的武器和新聞。其實，這種情況不僅僅出現在戰爭年代。在所謂的和平年代，仍然有無數聰明而博學的腦袋在從事著罪惡的勾當，只不過不那麼直接血淋淋而已，有的研製出新型毒品用以獲取暴利，有的發明過稀奇古怪的電腦程序用以詐騙投機，有的構思了別出心裁的走私方式用以瞞天過海，有的散布開昧著良心的彌天大謊，目的只是討好高高在上的當權者……只要這個世界上存在利益和誘惑，科學就似乎難以純潔。

正是這種利益的追求，促使人類的智慧指數呈加速度提升的態勢，越來越先進的科技發明便是這種追求的結果。可是，人類的基因之中天生或許就存在這種無限追求利益的頑疾，歷經千萬年的惡化，已經變成一種把科學高度異化，也把人類逐步推向毀滅深淵的絕症，最終可能使人類成為已屆末日的物種。

科學不能因為某些人的私利，成為坑害民眾的幫凶。科學家沒有良知，比起社會大眾沒有良知更可怕，對社會的危害也就更大更深遠。

醫學，科學的其中一個分支，亦當如此。但是，時下有的醫生為了謀取暴利，不惜絞盡腦汁地從病患身上榨取錢財，不該做的手術花言巧語地勸服人家去做；不必住院的，連嚇帶唬把病患哄到住院部，根本不考慮病患是否獲益，目的只是為了把風險轉移到別的醫師身上；不該放的血管支架硬生生地植入，還美其名曰「性命攸關」；不需要吃的藥物為了「有備無患」盡量多開給病患；本可口服的藥片，為了從靜脈點滴中賺取利潤，提高收費，便毫無原則地讓病患去冒靜脈用藥的風險，打出的口號是「加快吸收、促進康復」……凡此種種，不一而足。

最終受傷害的，不僅僅是病患，還有整個醫療行業，乃至整個社會，最後是所有的人，包括「罪」有餘辜和無辜牽連的。

科學，本來就是為了人類的福祉而生，為什麼就不能回歸到真、善、美的軌道上呢？

發明牛痘接種的英國醫師簡納，他的墓碑上刻著這樣的文字：「他以畢生的睿智為半數以上的人類帶來了生命和健康。讓所有被拯救的兒童都來歌頌他的偉業，將其英明永記心中……」

在微生物學上創造了許多「第一」的德國科學家柯霍，他的墓碑上也刻著這樣的文字：「從這微觀世界中，湧現出一顆巨星。您征服了整個地球。全世界人民感謝您。獻上的花環永不凋零，您的美名萬古流芳。」

人們歲歲年年緬懷著這些傑出的英靈，不是因為他們有多麼的聰明，有多麼高的天賦，甚至有多麼淵博的知識，而是因為，他們擁有一雙真正的科學之手，純潔的手。

柯霍發現了炭疽桿菌的祕密，但並沒有發明出抵抗炭疽桿菌入侵的疫苗。而幾乎與柯霍同一時代，有一位舉世聞名的法國人在微生物學界與柯霍齊名，正是他，把這個難題最後攻克了。二〇〇五年，法國舉行了「最偉大法國人」的評選活動，他名列次席，僅次於前總統戴高樂。他是誰呢？

抗疫防線

1. 隔離。炭疽病病患應該嚴格隔離至痊癒，其分泌物、排泄物及其汙染的物品（如衣服、用具、廢敷料等）與場所，均應按殺滅芽孢的消毒方法進行徹底消毒，不可隨意丟棄。患病或病死動物應焚燒或深埋，並填上生石灰，嚴禁食用和剝皮。對密切接觸者應進行醫學觀察八天，必要時盡早進行藥物治療。平時在野外不慎造成皮膚損傷時，傷口應盡快消毒清潔和轉移到醫院作進一步處理；食用牲畜的肉製品時，應徹底加熱煮熟。

2. 檢疫與防護。加強對炭疽病的檢疫，防止在動物間傳播。必要時封鎖疫區。畜產品加工廠須改善生產條件，加強防護設施，工人工作時要穿工作服和膠靴、戴口罩和手套。養成良好衛生習慣，防止皮膚受傷，如有皮膚破損，立即塗搽三％～五％碘酒，以免感染。

3. 疫苗接種。做好人、畜預防接種，尤其對從事畜牧業等有關人員接種疫苗。提高人群和家畜的免疫力。

4. 炭疽恐懼症的預防。軍隊對炭疽桿菌等生物武器襲擊的防護訓練應當加強，保證軍隊在戰時或重大事件後能及時採取有效措施，減少傷亡。

第十一章
狂犬病，喪心病狂

時　　間：西元十九世紀後期
災　　區：法國
疫病特點：被狗咬後，怕風、怕光、怕水，進而全身痙攣、四肢抽搐、牙關緊閉而死
影　　響：循著狂犬疫苗的研發思路，科學家們陸續找到了征服其他傳染病的途徑，世界傳染病防控史被翻開了新的一頁

第一節　路易．巴斯德，開創紀元

不甘落後的學界泰斗

二〇一三年七月初，臺灣突然爆出驚天新聞：一名臺東男子在家中居然遭到一隻鼬獾的襲擊，事後證實肇事動物患有狂犬病！受傷者在及時接受疫苗施打後，幸未發病。

豈料兩天後，一臺東婦女在家中被一隻錢鼠發瘋般地追襲。後來檢驗得知，這隻動物也患有狂犬病！七月下旬，WHO已將臺灣列入狂犬病疫區。狂犬病從鼬獾「跨越」到更為常見且數量龐大的錢鼠身上，很可能引發更大的疫情風暴。

臺灣不得不嚴陣以待。

狂犬病，在臺灣似乎已經銷聲匿跡多年了。這番折騰，固然很吸引人們的眼球。但回想一下，幾十年到一百多年前，在沒有狂犬疫苗的年代，不幸被狗咬傷的人，很難不被押到鬼門關上。

而人類打敗狂犬病的故事，還得從十九世紀後期講起。

從十八世紀末的拿破崙時代一直到二十世紀前中期的二戰，歐洲一直都在全球政治、軍事、文化、經濟舞臺上扮演著最重要的角色。在這個風起雲湧的時期，歐洲大陸上的兩個巨人——德意志和法蘭西，更是你方唱罷我登場，在激烈的競爭和角逐中，把人類歷史快速地翻開了一頁又一頁。

較量，大到殘酷的戰爭，小到細微的工藝，無處不在，不但在硝煙瀰漫和你死我活中，還在生老病死和衣食住行裡，這是人類文明進程的必然。正當柯霍的成就贏得了世界矚目和德意志民族的自豪與狂歡時，歐陸雙雄之一的法國也冉冉升起一位可與柯霍媲美的醫學微生物學巨匠。

路易・巴斯德（Louis Pasteur，一八二二～一八九五年），法國微生物學家、化學家，微生物學的奠基人之一。他早年因發現酵母菌和乳酸菌而聲名鵲起，後又因發明預防接種法而聞名遐邇，是第一個研製出狂犬病和炭疽病疫苗的科學家，被世人稱為「進入科學王國最完美無缺的人」，亦被視為細菌學之鼻祖。

巴斯德生於法國一個皮鞋匠家庭，家境並不富裕。父親曾是拿破崙騎兵軍的一名退伍軍人，雖沒有受過正式教育，但好學不倦；母親則是位活潑、敏捷，具豐富想像力的女性。巴斯德自幼就承襲了他們的優點。父母決心要讓兒子接受良好的教育，成為一個有用之才。他們節衣縮食，甚至不惜舉債讓小巴斯德上完小學，後又支持他到巴黎上中學。在父母的薰陶和教育下，巴斯德養成了勤奮學習、熱愛工作的習慣。他上小學時的成績雖並不優秀，也沒有得到老師的重視，但已日益顯露出一種難能可貴的品質，那就是他對理想的執著，同時具備一股韌勁，有耐心，有毅力。他還很愛提問題，想問題，凡事追根究柢，甚至因此竟成為某些老師的眼中釘。就在這樣不斷的發問、學習過程中，對化學、物理和藝術都有濃厚興趣的巴斯德漸漸嶄露頭角。

青少年時代的巴斯德曾在給妹妹們的一封信中說道：「立志是一件很重要的事情。因為行動和工作總是緊隨著意志的，而工作差不多總是由成功作伴的。這三者，工作、意志和成功，使人們不虛度一生。」

一八四三年，巴斯德考入高等師範學校，攻讀化學和物理的教學法。課堂上學來的知識，他都要用實驗來驗證。由於他整天埋頭在實驗室裡，因此竟被稱為「實驗室的蛀蟲」。在校期間，巴斯德雖曾半工半讀，每天需兩小時外出任教，

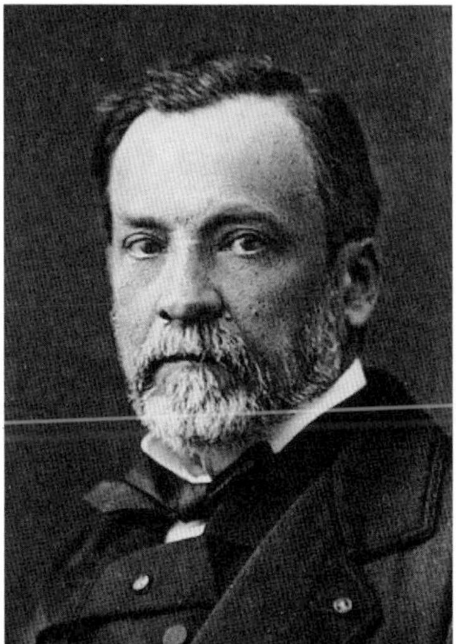

細菌學鼻祖——路易・巴斯德。（維基百科提供）

但他以少有的勤奮，出色地完成了各門課程的學習。他的實驗能力更是出類拔萃。

二十五歲時，他獲得博士學位並留校擔任助教。二十六歲那年，他發現了光性原理，這是當時許多科學家都不能解決的大課題。該原理使他成為立體化學研究的創始者，也為後來立體化學的研究開啟了一扇門窗。

一八五四年，巴斯德擔任了里昂理科大學教授，期間，他專心致力於教學及研究當地工業生產上所遇到的難題，理論與實際的結合在此時開始綻放光彩。眾所周知，法國的葡萄酒在世界是很有名的，但當時的酒常常很容易變酸，整桶芳香可口的美酒變成了酸不可聞的粘液，只得倒掉，這使酒商苦不堪言，有的甚至因此破產。巴斯德深入研究個中原因，結果發現，發酵液內有一種小生物生長繁殖（後來被稱為酵母菌），沒有這些小東西的存在，美酒無法自然生成。而在變酸的發酵液中除了它們外，還有另一種小壞蛋在惡搞（後來被稱為乳酸菌）。當時人們普遍認為酒精是由糖經化學變化而產生，並不知道有其他生物的參與，巴斯德的研究顯示，發酵製酒需有某種微生物的存在才得以進行，而酒精變酸恰恰也是另一種微生物在搗蛋。

巴斯德繼續深入探索。他把封閉的酒放在鐵絲籃子裡，泡在水中加熱到不同的溫度，希望殺死乳酸菌同時又不把葡萄酒煮壞。經過反覆多次的試驗，他終於找到了一個簡便有效的方法：只要把酒放在攝氏五六十度的環境內，保持半小時，就可殺死酒中的乳酸菌，延長美酒的保質期。這就是著名的「巴斯德殺菌法」（又稱高溫滅菌法），這個方法經改良後至今仍在使用，現在市場上出售的消毒牛奶就利用這個原理。巴斯德沒有申請專利，而將「巴斯德殺菌法」公諸於世，讓更多的人受益。利用科研成果獲利是學者的恥辱，這種信念，終巴斯德一生都沒有改變。

巴斯德共有過五個子女，可惜只有兩個活到成年，其餘三個不幸病死夭折，這些沉痛的經歷激發了他去研究各種疾病。在發現酒精變酸的祕密後，他正式向傳統的「自然發生論（無生源論）」發起挑戰。

古老的諺語說，破布可悶出小老鼠，說明古人認為生命乃至疾病都是自然產生的。新鮮的食品在空氣中放久了會腐敗變質，並出現微生物。這些微生物從何而來？當時有一種觀點認為，微生物是來自食品和溶液中的無生命物質，是自然發生的。這就是所謂的「自然發生論」。巴斯德對此早有懷疑。於是，他開始著手進行論證，一面思考，一面實驗。他特製了兩種瓶子（曲頸瓶、直頸瓶），裡面放著肉汁，然後分別用火加熱將肉汁及瓶子殺菌。結果，放在有著彎曲長管的曲頸瓶肉汁，由於很難和空氣中的細菌接觸，經過四年仍沒有腐敗，另一放在直頸瓶內的肉汁，很快就變壞了。他認為，由於微生物會滯留在曲頸瓶的頸中，無法順利進入湯汁內繁殖，使得湯汁常年不壞，而直頸瓶則相反。這說明萬事萬物都非無中生有的，必須有原因，即使生物亦如此。在重複多次實驗後，他最終用「疾病細菌論（菌原論）」證明傳染病的發生也是由某種微生物引發的。巴斯德的獨到見解，雖然曾遭到一些保守學者的強烈反對，但他毫不氣餒，經過多年的實驗和理論總結，終於慢慢令大眾信服。也正因為他的這個發現，人們才開始意識到傷口的腐爛和疾病的傳染，都是病菌在作怪。手術前消毒遂逐漸在醫學界盛行起來。

如果說，這還只是巴斯德與細菌的前哨暗戰的話，那麼，在年逾半百之後，他與細菌、疾病的戰鬥就是面對面的肉搏了。

不是醫師，卻挽救了無數生命

一八七七年，法國東部出現了炭疽病蔓延。巴斯德偶然發現與空氣接觸的舊培養菌，其毒性會變弱。根據這個啟發，他猜想，被處理過的細菌可能仍有免疫作用而毒性不至於引起發病，這或許可對付法國正在流行的炭疽病。

其時，炭疽病已被德國科學家柯霍揭去了神祕而恐怖的面紗。於是，巴斯德在死於炭疽病的動物身上分離出炭疽桿菌，並在試管培養它們，一代一代地繁殖使之毒性減弱。他又把炭疽桿菌培養在攝氏四十二~四十三度的雞湯中。這樣，此菌不能變成芽孢，從而便於被選擇出沒有毒性的菌株作為疫苗。他嘗試著把這些毒性減弱的細菌疫苗注射到健康動物的身上。不久，他又把毒性強的細菌注射給同一隻動物。結果發現，這隻動物居然沒有得病！這證明注射過減毒細菌的那隻動物已經獲得抵抗這種疾病的免疫力。

就這樣，巴斯德研發了炭疽疫苗，成功打敗了炭疽病，挽救了畜牧業，同時也給力圖與新興的德意志帝國一比高下的法蘭西贏得了顏面。一八八一年，他因為這項突出貢獻，榮獲十字獎章。一八八二年，他被選為法蘭西學院（Academie Francaise）院士，這是學者的最高榮譽。

到了年逾花甲之時，巴斯德開始全心全意轉到對人類疾病的預防研究上，雖然他不是醫師，但他依然為此嘔心瀝血。狂犬病疫苗的發明就是他事業的光輝頂點。巴斯德的成就涉及到好幾個學科，不過他的聲譽還是主要集中在發展疫苗以防止傳染病的方面。

長年累月、廢寢忘食的辛勤工作和不懈探索，嚴重損害了巴斯德的健康。他在一八六八年首次出現腦中風，身體左側刺痛、麻木，最後還一度失去活動能力。在這期間，他仍然口述一份備忘錄，論述他富有獨創性的實驗。一八八七年他再次中風，倒在書桌上，說不出話來。

巴斯德七十壽辰時，法國舉行了盛大的慶祝會。他由法國總統攙扶著，從熱烈的人群中走向主席臺，接受人們的歡呼和祝福。大會送給他一枚紀念章，上面刻著：「紀念巴斯德七十歲生日，一個感謝你的法蘭西，一個感謝你的人類。」

一八九五年九月二十八日，在親友及學生的環繞中，巴斯德安詳地與世長辭。

自從十九世紀中葉以來，世界大多數地區的人口預期壽命大約延長了一半。這有賴於現代科學和醫學的發展，幾乎為我們每個人提供了第二次生命。儘管功勞並非全部歸功於巴斯德，但他的貢獻是如此的重要，以至於可以毫無疑問地說，降低人類死亡率的大部分榮譽應屬巴斯德。他不僅是人類歷史上最具影響力的人物之一，也是最值得所有世人尊敬的人。

研製炭疽疫苗的成功極大地鼓舞了巴斯德，他要用這個思路去征服當時另一種可怕的傳染病。這一次，他主動出擊。

孜孜以求的狂犬病鬥士

中國人常說「談虎色變」，孰不知，在很早的時候，人們也「談犬色變」。在文明程度不甚高的近代以前，犬類，尤其是瘋狗，咬人導致的狂犬病，令中外人士都毛骨悚然。人一旦被犬、貓等病畜咬傷，數天後便會發病，數日之內便會死亡，倖免於難者極為罕見。這種病曾經和鼠疫一樣，奪去了無數人的生命。十九世紀中期以前，醫師們也無法攻克治療狂犬病的難關，人們只能用最古老的辦法——拿著木棍，沿街追打、擊殺瘋狗，試圖獲取不多的安全感。後來，細菌被發現了，人們一度認為狂犬病的病原是某種細菌，於是又有新的療法。歐洲人相信，火焰與高溫可以淨化任何事物，包括肉眼所看不見的細菌。當時只要是被動物咬傷的人，都會被村莊中的壯漢們強押至打鐵鋪，請鐵匠用燒紅的鐵棍去烙燙傷口，想藉此「燒」死看不見的病原，但如此原始、殘酷的作法，並沒有治好狂犬病，除了增加病患們撕心裂肺的慘叫之外，一無所獲，還常常加速死亡的來臨。

巴斯德就是生長在那個充滿恐懼的年代，小時候就曾經目睹過這形同酷刑、慘不忍睹的情景，九歲時還親眼看到好朋友被狂犬咬傷後致死的悲慘事實，於是從小就有征服狂犬病毒志向。在積累了豐富的知識後，他決定迎難而上，因為一旦他立志要做某件事，幾乎沒有不發憤而為，直至登上成功之巔的。

十九世紀八〇年代初，為了探索狂犬病的祕密，年近花甲而久病纏身的巴斯德可謂置個人生死於度外。他抓來瘋狗，冒著咬傷的危險，蹲下身甚至跪下來，極其耐心地等待這被捆綁的惡犬一滴一滴地流下口水。他又一點一點地把那些毒液收集起來，如獲至寶。要知道，他是一個患有中風的年邁老人，這需要多強的毅力支撐和多大的體力消耗啊！

隨後，巴斯德把瘋狗的口水提煉並注射到健康犬的大腦中，不久，被注射的犬發病死亡。經過多次的動物實驗，巴斯德推論出狂犬病的病原，應該都集中在被害動物的神經系統。

這是可喜的第一步。此刻，製備炭疽疫苗的過程又一次啟發了巴斯德。他大膽地提出一個設想，從患狂犬病死亡的兔子身上取出一小段脊髓，懸掛在一支無菌燒瓶中，使其乾燥，看它是否還有致命的危險。經過反覆實驗，他發現，沒有經過乾燥的脊髓是極為致命的，而經過乾燥的脊髓卻沒那麼致命。如果將未乾燥脊髓研磨後注入健康犬體內，此犬必死無疑；相反，將乾燥後的脊髓注入健康犬身上，這些犬都若無其事地活了下來。於是，巴斯德推斷出乾燥處理過的脊髓，病原體已經死了，至少毒力非常微弱。最後，他把乾燥的脊髓組織磨碎加水製成疫苗，注射到一條健康犬的腦中，再讓它接觸致命的病毒，奇蹟發生了，牠安然無恙！又經過反覆實驗後，巴斯德終於證明：接種過疫苗的犬即使腦中被注入狂犬病的病原也不會發病！

於是，巴斯德把多次傳代的狂犬病原體隨兔脊髓一起取出，懸掛在乾燥的、消毒過的小屋內，使之自然乾燥十四天減毒，然後又把脊髓研成乳化劑，用生理鹽水稀釋，這就製成了原始的巴斯德狂犬疫苗。

雖然在那個時代，人們無法知曉狂犬病是由病毒引起而非細菌作孽，但這並不妨礙偉大的科學家用實踐精神和經驗積累來對抗頑疾，就好比偉大的中醫學一樣。

經過五年的艱苦努力，巴斯德終於宣布狂犬疫苗研發出來了！可是，人類也能得到良好的預期效果嗎？誰也不敢打包票。

按當時的法律規定，巴斯德很難找到可供試驗的人。他要求在死刑犯人身上嘗試，但法庭堅決不同意。百般無奈下，他竟打算在自己身體上作試驗。家人和親友們得知後大驚失色，他們百般勸阻，最後竟將這位老人看管起來。

機會最終還是能讓給有準備的人。

一八八五年七月六日，一名九歲小男孩在母親的陪伴下，來到了巴斯德的實驗室。他被瘋狗咬傷了。

在四、五天前，小男孩一個人上學時，一條瘋狗朝他猛撲過來。孩子無力自衛，被咬翻在地。幸虧路人從瘋狗的嘴裡把他救出。在當地醫師的建議下，母親立即帶著滿身血汙的兒子直奔巴黎，尋訪巴斯德……

巴斯德望著這個皮開肉綻的孩子，卻不禁猶豫起來。這位勇敢的科學家在征途中一向所向披靡、無所畏懼。然而今天，他生平第一次猶豫了。他能從死神手中奪回小生命嗎？

如果不採用有效的療法，死亡是不可避免的。狂犬病傷者被咬傷後不會立刻發病，在這段病魔潛伏的時間裡，如果可以先打疫苗，也許疫苗就能和病原體來一場賽跑，只要疫苗喚起體內抵抗力的速度比病魔進攻快，也許傷者就能得救。巴斯德這樣想。

最終，懷著疑慮的心情，在孩子母親哀求的目光中，他決定放手一搏，決定開始一項驚心動魄的嘗試——用在狗身上試驗成功的疫苗給孩子治病。從七月七日開始，他天天給孩子種疫苗，療程共十天。

在第一天晚上，小男孩擁抱著「親愛的巴斯德先生」安然入睡。可對巴斯德來說，那絕對是殘酷的一夜。他輾轉失眠，他驚魂不定，他焦慮萬分，他甚至對自己長期積累的實驗成果也似乎失去信心。

七月十六日，治療結束。由於過分焦慮，巴斯德已經筋疲力盡，不得不到法國中部山區休養幾天。然而，他心裡依然時刻牽掛著男孩的健康。每天早晨，他都憂心忡忡地等待著有關孩子健康狀況的信件或電報。在寂靜的山林中，他常常默默地走著，默默地祈禱。直到八月三日，男孩安然無恙的消息傳來，他那顆懸著的心才徹底放了下來。

這位幸運的男孩挽著母親的手，活蹦亂跳地回到家鄉。

不久之後，巴斯德又用同樣的辦法治好了另一名見義勇為、不幸被瘋狗咬傷的牧童。狂犬疫苗在人類身上試驗成功了！消息很快轟動了整個歐洲。來自各國的賀信雪片般地湧向巴斯德。巴斯德的研究成果從此拯救了無數的病患。人們都為他傑出的成就而由衷地歡呼，並親切地稱他為「偉大的學者，人類的恩人」。

今天，狂犬病已經在發達社會很罕見了。回過頭來，現代人不禁要問，為何狂犬病能讓人們如此恐慌，能讓巴斯德如此費心勞神呢？

第二節　瘈狗噬人，九死一生

心愛寵物，反目成仇

犬是人類馴化最早的動物，也是人類飼養最多的寵物。牠們聰明、機警、靈敏、勇敢、活潑、好動、忠心，頗受人們的喜愛。此外，牠們在看門、軍事、緝毒、營救、導盲、通信、放牧、狩獵、醫藥和科研等方面用途廣泛，還可以作為一些人精神寄託的伴侶，特別深受婦女、兒童、老人和殘疾人的青睞。

不過，疾病是無情的，當它入侵到犬類等動物的身上時，這些平時乖巧敦厚而百依百順的小動物，很可能會突然露出猙獰的刃齒，變成置人於死地的怪魔。

狂犬病（rabies），就是這樣的傳染病。

這是一種非常古老的人獸共患惡性傳染病，曾給人類造成了一次次沉重的傷痛。

早在春秋時代，《左傳》中就有「襄公十七年（西元前五五六年），國人逐瘈狗，瘈狗入於華臣氏，國人從之。華臣懼，遂奔陳」的記載。故事背景是，宋國（今河南商丘一帶）人驅逐狂犬，狂犬闖入華臣的府第，人們跟在狗後窮追猛打不舍，華臣以為自己是被驅逐的目標，竟嚇得跑到陳國去了。由此誕生了一個成語「瘈狗噬人」，意即瘋狂的惡人做盡壞事。

瘈狗即瘋狗，看來中國人早在兩千五百多年前就已知道瘋狗的嚴重危害，因此人們見狂犬就群起而逐之。這可能是中國歷史上對狂犬病的最早記載。

戰國時期的《呂氏春秋》中還有「鄭子陽之難，猘狗潰之」的說法。西漢《淮南子》也載「因猘狗之驚，以殺子陽」，認為鄭國臣相子陽之死，是被狂犬咬傷後所致的。這可能是中國最早的狂犬病病例報導。連社會的上層頭面人物都慘遭狂犬毒口，一般的老百姓就更容易因此命喪黃泉了。

在古代兩河流域的楔形文獻中，考古工作者也發現了關於狂犬和狂犬病的記載。當地的先民把狂犬病爆發當作城邦即將毀滅的奇特預兆，出現了大量治療和對抗狂犬病的咒語和占卜術。在他們的諺語和書信，常用狂犬來比喻和諷刺惡人。在亞述王宮建築中，凶惡的狂犬神還被雕刻在宮殿大門上作守門之神。

狂犬病發作時是怎樣的？古人早就總結出特徵了，即「初中毒時，人不覺，平時忽然發驚，日久哮吼，嘶喊叫跳奔跑者，難醫」，又說「如受其毒，不早醫治，九死無一生」。

現代醫學告訴我們，狂犬病的主要發病特點為發燒、頭疼、怕風、怕強的光線和聲音、怕水，進而發生全身痙攣、四肢抽搐、頭背向後仰、牙關緊閉、吞嚥困難、呼吸困難、大汗流涎等，最終出現肢體麻痺、癱瘓，甚至精神錯亂，呼吸、循環衰竭而亡。發病的病患基本上都會在數日內死亡，病程一般不超過一週，病死率卻接近一〇〇%。

典型的瘋狗常表現為兩耳直立、雙目直視、眼紅、流涎、消瘦、狂叫亂跑、見人就咬、行走不穩，但也有少數瘋狗表現沉默，離群獨居、受驚擾則狂叫不已，吐舌流涎，牠們會慢慢發展到全身麻痹而死。有的狗、貓雖表面上沒有上述突出表現，依舊文靜可人，但可安全攜帶狂犬病毒，瞞天過海，牠們咬人後照樣可以使人得狂犬病。

為什麼曾經寄託了人類許許多多感情的愛犬，會有朝一日突然瘋癲噬人呢？

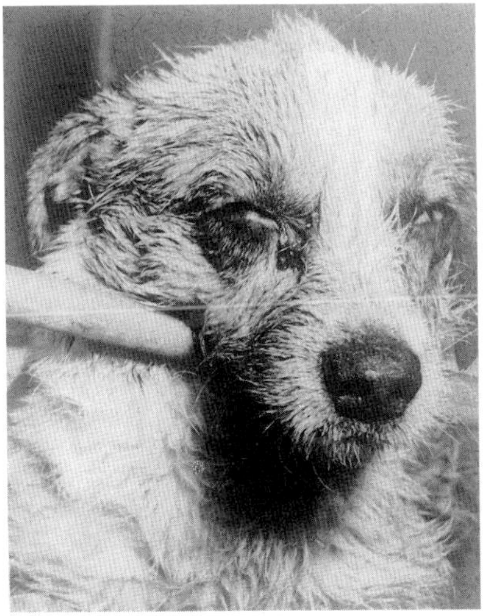

狂犬病末期的動物。（維基百科提供）

狗瘋？人瘋？

經過十九世紀巴斯德那一代科學家們的努力，人們終於知道，人和動物罹患狂犬病是由於感染了狂犬病毒。

狂犬病毒形似一顆蓄勢待發的子彈，外層為含脂質的囊膜，內部為含核蛋白的核心，屬於單股RNA病毒。這些疾病元兇，雖然製造了大量的恐怖，但色厲內荏，本身並不怎麼堅強。它不耐熱，對多種消毒藥物也頗為敏感。日光、紫外線、超聲波、酒精、碘液和肥皂水都能使之斃命。不過，它能抵抗殺滅細菌的抗生素，生性又喜歡冷凍的狀態，可在此長期存活。冬天野外病死的狗，其腦組織中就能找到這些病毒的活體。

狂犬病毒主要存在於患病動物的延腦、大腦皮層、小腦和脊髓中，其唾液腺和唾液中也常含有大量的病毒。人一旦不慎被患狂犬病的動物咬傷、抓傷後，都有可能遭到狂犬病毒的入侵，引起狂犬病。在很特殊的條件下，人也可以通過呼吸道的空氣飛沫感染這種可怕的病毒。

動物和人類的神經組織是這種病毒的特殊美味。從咬傷部位侵入後，病毒就在附近的肌肉神

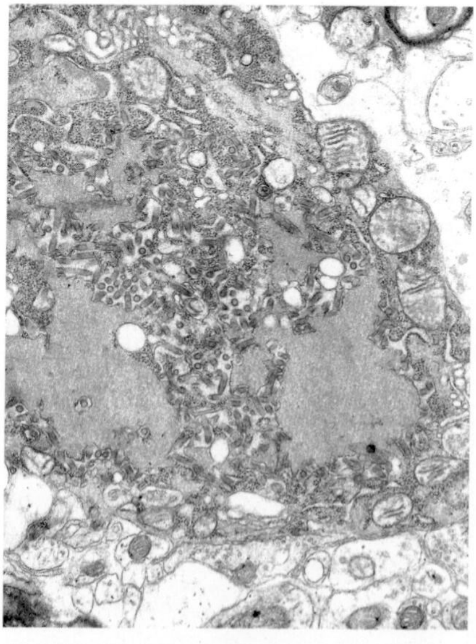

顯微鏡下呈黑灰色桿狀顆粒的狂犬病毒。（維基百科提供）

經纖維處聚集繁殖，以後再侵入鄰近的末梢神經，步步滲透，流著嘴饞的口水。從局部傷口到周圍神經，它需要花費的間隔時間一般為三天以內，也有人認為它可在入侵處停留兩週甚或更長。漸漸地，狂犬病毒再沿周圍神經的軸索漿向心性擴散，直達背根神經節後，病毒即又在其內大量繁殖，最後闖進了脊髓和整個中樞神經系統，主要侵犯腦和小腦等處的神經元（神經細胞）。在進入中樞之前，很多病患的症狀不很明顯，因為此時的病毒們大體上還在悄無聲息地潛行，尚未接近行軍終點。有時候，由於特殊原因，這些病毒的進展也受到阻礙，於是造成了狂犬病或長或短的潛伏期，一般是十天～三個月，很少超過一年，偶爾有十幾年的報導，視被咬部位距離中樞神經系統的遠近和咬傷的程度而異。但是，幾十年以後才發病的報導是缺乏科學依據的。

事實上，狂犬病毒侵入皮膚後，一早就把目標鎖定在神經細胞了。病毒把周圍神經細胞上的軸索當作「高速公路」，順著這條公路，正常情況下以每小時〇・五～四公釐的速度，慢慢進攻到脊髓和大腦。因此，從表皮傷口入侵到大腦的這一段時間，病患未必出現相關的症狀，疫苗也還有較多的時間和機會力挽狂瀾、絕地反擊，及時喚醒、誘發身體的免疫系統產生抗體，對抗和消滅病毒。這就是巴斯德可以拯救被瘋狗咬傷的小男孩，其中一個重要原因。

病毒逗留在中樞神經系統中，經過繁衍生息和飽食終日，把神經系統蹂躪得亂七八糟之後，又反過來向周圍神經離心性擴散，侵入到各組織與器官，其中尤以唾液神經核、舌咽神經核和舌下神經核受損，病患會隨之出現相應的症狀。

人類和動物的中樞神經系統無疑是重災區。在顯微鏡下，由於遭受病毒的蠶食，病理學家可以清晰地觀察到急性瀰漫性腦脊髓炎，腦實質呈充血、水腫及微小出血。

被狂犬咬傷後是否發病，還是受很多影響因素的，比如進入人體的狂犬病毒數量多少；咬傷是否嚴重（大面積深度咬傷就比傷口很小的淺表傷容易發病，多部位咬傷也比單一部分咬傷容易發病）；被咬傷後是否正確及時地處理傷口；受傷部位，如頭、面和頸部等靠近中樞神經系統的部位或周圍神經豐富的部位，較咬傷四肢者的發病率和病死率都要高；抵抗力高低，抵抗力差的人更易發病。雖然如此，任何人都不應該存在僥倖心理，萬一被傷，還是應該盡早就診，以免耽誤時間、害己害人。

典型病例進展過程可分以下三期。

首先是前驅期，在興奮狀態出現前，大多數病患有低燒、食欲不振、噁心、頭痛、倦怠、全身不適等，酷似「感冒」，繼而出現恐懼不安，對聲、光、風、痛等較敏感。還有的早期症狀是傷口及其附近感覺異常，有麻、癢、痛及蟻走感等，此乃病毒繁殖刺激神經元所致。

兩到四天後，病患進入了興奮期。他們逐漸呈現高度興奮狀態，其突出表現是極度恐怖、恐水、怕風、吞嚥障礙、呼吸障礙、排尿排便困難、多汗流涎等。恐水症（hydrophobia）是狂犬病的特殊症狀，乃咽肌痙攣所致，但不一定全部病患都有。典型病患見到水、聞流水聲、飲水或僅提及飲水時，均可引起嚴重咽肌痙攣，雖渴極而不敢飲，即使飲後也無法下嚥。怕風也是常見症狀之一，雖微風也能引起咽肌痙攣。其他刺激如光、聲、觸動等，均可導致同樣的發作，嚴重時，尚可出現全身疼痛性的抽搐和麻痺。呼吸肌痙攣則可導致呼吸困難及發紺。病患的神志大多清楚，雖極度恐懼和煩躁不安，但很少有傷人行為。隨著興奮狀態的惡化加劇，部分病患可出現精神錯亂、譫妄、幻視幻聽、衝撞嚎叫等。

以上表現，正是狂犬病毒侵犯中樞後，再向各器官擴散所致。這一階段，病程進展很快，很多病患在發作中死於呼吸衰竭或循環衰竭。這個時期一般持續一～三天。

在痙攣停止後，病患漸趨安靜，但出現弛緩性癱瘓，尤以肢體軟癱最為多見。這就進入了麻痺期。他們的呼吸漸趨微弱或不規則，並可出現脈搏細弱、血壓下降、反射消失、瞳孔散大，迅速死亡。臨終前病患多已進入昏迷狀態。

狂犬病，絕對不能顧名思義，因為病毒無情，它會把狗變瘋，也能把貓、狸、獾等其他動物，甚至人，變狂。目前，狂犬病仍呈全球性分布。在發展中國家，犬等家養動物仍是狂犬病的主要傳染源；而在歐美等發達國家，由於通過定期注射疫苗，這些飼養動物的狂犬病已經得到了有效的控制，蝙蝠等野生動物反而成為狂犬病的主要傳染源。WHO估計，全球每年死於狂犬病的人數超過五萬五千人，其中九十五％發生在亞洲和非洲的發展中國家。亞洲，特別是南亞和東亞是全球狂犬病疫情最

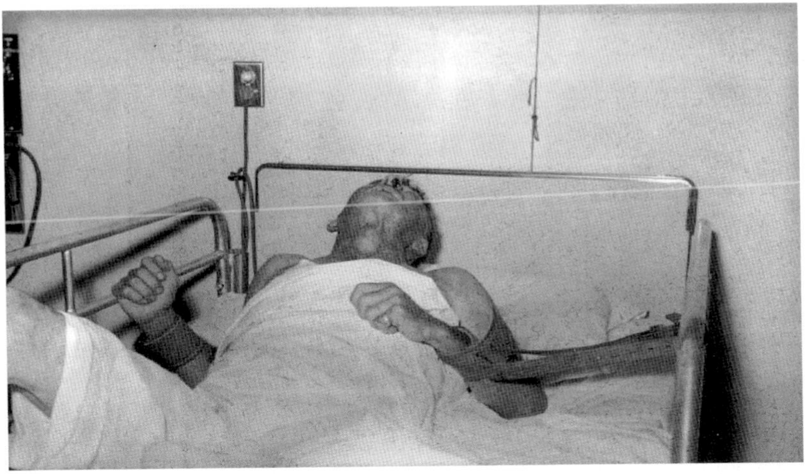

病患在驚恐中苦苦掙扎。（維基百科提供）

重的地區，印度和中國狂犬病報告發病數居全球的前兩位。總體來看，兒童是受狂犬病危害最大的人群。

狂犬病是如此的恐怖攝人與危害巨大，率先征服狂犬病的巴斯德真是功莫大焉！他得以取得這項偉大成就的工作精神，很值得所有對成功有所期待和追求的人學習。

第三節　堅持，生命的動力

很多人年輕或年幼時都有過理想，理想有高不可攀的，也有實實在在的，巴斯德也如此，你我也如此。但是，有了理想就一定意味著成功嗎？錯了，在這個星球上，成功的人永遠是少數，因為，理想僅僅是生命的燈塔，在人生的航程上，你有了理想，只是說明你看到了遙遠的一縷光芒，一個目標，但並非每一個人都有駛向目標的動力、到達彼岸的耐力、忍受痛苦的能力和百折不撓的毅力。在茫茫海面上，如果人人都能心想事成，那麼就不存在成功與失敗，不存在傑出與平庸了，畢竟，在這一望無際的大海中，到處隱藏著驚濤駭浪和尖礁深淵。

我們往往只看到了成功人士光鮮燦爛的一面，看到他們手捧鮮花、一臉的微笑綻放，但是很少有人注意到他們多年來背後的心酸和孤寂。雖然現代生物學都記載了巴斯德的重要成就，但當初幾乎所有的科學家都反對過他。巴斯德從不放棄他的看法，並提出食物腐爛乃是微生物作用的新觀點。他說：「微小的細菌，看起來是靜止的，但是只要有適合的環境，也會遵守生命的法則，進行活動。」這一說法使反對他的人更受刺激，紛紛提出棘手問題來刁難他。具有騎士戰鬥精神的巴斯德，是拿著科學的長矛，信仰的盾牌，孤身奮勇作戰的。

許多年後，當巴斯德功成名就時，有人問他成功的經驗。這位老者，只是微微一笑，彷彿一切的遭罪、一切的苦悶、一切的怨憤都是過眼雲煙，淡淡地說了一句：「告訴你我能達到目標的奧祕吧，我的唯一力量就是堅持的精神。」

堅持的精神，不僅是科學家的瑰寶，更是全人類實現夢想、達成理想的基石。英國前首相邱吉爾在演講的時候，提到成功的祕訣時，他只用了三句話：第一句是「絕不放棄」，第二句是「絕不絕不放棄」，第三句是「絕不絕不絕不放棄」。

在追求成功的道路上，除了要有成功的渴望、自信的衝勁，還要有鍥而不舍的精神。

海明威的小說《老人與海》曾令無數的讀者震撼不已。小說描寫的是一個年近六旬的老漁夫，在一次單身出海打魚時，釣到了一條大魚，卻一時拉不上來。老漁夫同大魚周旋了幾天後，才發現這是一條超過自己漁船數倍的大馬林魚，雖然明知很難取勝，但老人仍不放棄。「大馬林魚開始快速地圍著小漁船游動，將纜繩纏繞到了桅杆上，老人右手高舉著鋼叉，在它躍出水面的一瞬間，竭盡全力地向它的心臟擲去。一聲哀鳴結束了大魚的生命，它靜靜地浮在水面上……」

然而，大馬林魚傷口上的魚腥味引來了幾群鯊魚的搶食，老人依舊毫不退縮，他「左手正好在抽筋，只能使用右手，拿木棒、捕獲劍魚的嘴等一切可以用來攻擊的武器自衛，並最終趕走了這群鯊魚」，突出重圍後，他艱難地將大魚帶回了漁港。

生死較量，最終以老人的完勝收場。

在這場驚心動魄的拚搏中，老人只要稍有一絲的氣餒或放棄的衝動，勝利就會棄他揚長而去，只留下恥辱。有時候，成功只在於最後的五分鐘。但是，又有誰能看清這一點？那些痛苦、彷徨和無助，很可能已經把人折磨得六神無主、筋疲力盡。因此，越是困難的時候，越應該保持清醒，越應該想到光明，就如同馬拉松比賽，如果選擇了參與，就不要主動放棄，因為中途停下來就意味著自己之前的辛勞徹底化為泡影，每前進一步就距離終點近一點，每跨越一次障礙就距離成功近一點。人，有時候不是為了戰勝對手，而是為了戰勝自己，戰勝自己心中那懦弱的幽靈，從而獲取自強不息的生命能量。

畢生的奮鬥，畢生的不懈努力，才迎來人生的頂峰和後人的讚譽，這讓人想起了戰勝希特勒的英國前首相邱吉爾，想起了戰勝種族隔離政策的南非前總統曼德拉……

其實，生活中很多平凡事，並沒有多少風雲變幻、驚濤駭浪，更多的是平平淡淡。然而，堅持不懈的精神，卻無處不在，從不過時。

大陸作家劉震雲的舅舅曾經說過一句對他很重要的話：「像你這樣不聰明又不笨的人，一生只要幹好一件事就行了，而且做事一定要慢。」一生只要幹好一件事情。這看似簡單的一句話，卻隱含著多麼可貴的堅持精神！對於大多數不聰明又不笨的平凡人來說，之所以沒有成為大作家或其他有建樹的人，也許正因為他們缺乏專心幹好一件事的堅持精神吧。

俗話說：「行行出狀元」，即使是立志做一個普普通通的皮鞋匠，如果真的堅持下去，也會成為一個創造經典而了不起的皮鞋匠。只是，人們往往貪圖虛榮或附庸風雅，一味不甘寂寞、沽名釣譽、見異思遷，反而讓自己變成了一事無成的庸人。看來，一個人只要專心致志，持之以恒，做成功一件事並不難，難的是那份清靜的心境、那份堅定的執著、那份耐得住寂寞與嘲笑的定力。上天給了足夠的時間，讓我們做成一件事，重要的是不能三心兩意和半途而廢。

差不多十年前，有一位即將畢業的大學生，他給自己定下了一個當時很時髦的目標——考碩士研究生。

他在專業領域毫無天賦，表現平平，每年寒窗苦讀換來的考試成績都頂多是比上不足，比下有餘。然而，正因為如此，他才需要用這種方式來證明自己的存在，證明自己的能力，他，不需要知道考上的專業對日後發展有多少幫助，不需要考量研究生畢業後在哪個地方謀生，甚至不在乎這個行業是否令自己喜歡。他，只需要憑著很好的成績考得上，就可以了。

於是，他決心用一年的時間去征服自己，去征服碩士入學考試。在外面租了一間破舊的小房子後，他關起門來，便潛心開始了功課的復習。除了見習、實習，剩下的所有時間，他都花在準備考試之上，沒有歡樂，只有壓抑，沒有刺激，只有枯燥，沒有多姿多彩的熱鬧，只有離群索居的孤獨。一切僅僅為了「專心」二字。專心走自己的路，讓冷言冷語在身邊擦肩而過。

多少次，他不得不收起那顆喜歡奔騰的心，重新把腦袋埋在紙堆舊書裡，從盈盈皓月、浩浩繁星，一直到旭日當空、雄雞報曉。窗前的露珠乾了，杯中的開水冰了，眼裡的血絲更紅了。

想過放棄嗎？不！不能！開弓沒有回頭箭。

只有用堅持不懈去實現目標，才能證明自己的選擇沒有錯，才能證明那些否定自己的人，是錯誤和荒謬的！

不在乎別人的議論紛紛，不在乎旁人的冷嘲熱諷，不在乎周遭的急速變遷。暫時也好，永遠也罷。

情竇初開的年華，最怕就是遭遇思戀。人總是不能脫離社會，在那段特殊的日子裡，有一個女孩曾經走進他的心靈。他，從沒有打過愛情預防針的人，不知不覺有點慌神，有些心不在焉。無數次閉上眼睛時，那個異性的身影和微笑總是在腦海中不請自來，書本看不下去，題目做不下去，未來就像一片海市蜃樓。

那個時候，距離考試，距離這「最後」的較量，只有兩個月。十個月過去了，光陰似箭，沒有虛度，只有充實。兩個月就在前面，卻好像度日如年，艱難漫長。縱然沒想過放棄證明自己的機會，但卻著實動過放棄單調乏味的單身生活這一念頭。

長跑比賽，最痛苦的就是接近終點之時，身體疲憊不堪了，精神心猿意馬了……他狠狠地咬著牙，彷彿用錐子在自己的心上、身上用力地猛刺，不見血不罷休！為了最初的目標，他只有選擇放棄，放棄可能的快活，放棄可能的幸福，放棄一切可能干擾自己實現目標的想法。在不可名狀的痛苦和煩躁中，他找到了最安靜、最心無旁騖的方式——關掉手機、繼續看書。

在如此的玩命之下，考試理所當然地通過了，而且貌似還很輝煌。

不過，他最終沒有收穫那個女孩的愛情，也沒有從這個專業上獲得什麼豐厚的利潤，乃至日後滿意的工作狀態。但是，這都不要緊！重要的是，那些難忘的日日夜夜裡，他培養出了一種堅持不懈的精神。

物質都是暫時的，精神卻是永恒的！路漫漫其修遠兮，沿途布滿荊棘，只有精神的力量才能支撐走完這樣的人生路。

堅持的意義並不在於一時決心立志的氣勢，而在於立志之後，日復一日的平凡簡單和重重復復，就像順著屋檐流下的水滴，細水長流，日積月累，直到穿透了地上的堅石。

不是每個人都可以做巴斯德，都可以做偉人，但是每個人都可以不做庸人，只要他心中有那麼一種精神，在驅動著他的生命。

不容置疑，巴斯德和柯霍，都參與征服了歷史上最兇頑的疾病，讓無數悲慘地生活的人看到了光明。沒錯，人類的潛能無比強大，他們的文明也在加速地一往無前。可是，人類真的可以征服一切嗎？

抗疫防線

1.傷口處理

人被犬、貓等動物咬、抓傷後，凡不能確定傷人動物是否健康的，應立即進行受傷部位的徹底清洗和消毒處理。局部傷口處理越早越好，就診時，只要傷口未癒合就應按以下步驟進行傷口處理。

(1)徹底沖洗

用肥皂水或清水徹底沖洗傷口至少十五分鐘。

(2)消毒處理

徹底衝洗後用二～三％優碘或七十五％酒精塗擦傷口。

(3)沖洗和消毒後傷口處理

a.只要未傷及大血管、流血不止，則盡量不要縫合，也不應包紮。

b.傷口較深、汙染嚴重者酌情施打破傷風類毒素和使用抗生素等，以控制狂犬病以外的其他感染。

2.應盡快在醫師的指引下開始狂犬病疫苗的全程注射

一般在高危地區被動物咬傷後，應在六天內開始施打狂犬疫苗和注射一次免疫球蛋白。在理想的情況下，被咬後第一天，第三天，第七天，第十四天和第二十八天各施打一次狂犬疫苗，這樣幾乎完全可以避免發病，乃至病死。

3. 預防狂犬病的發生

(1)對寵物犬貓等加強管理。建立登記註冊、定期檢疫、免疫和安全保險制。

(2)定期給寵物注射狂犬疫苗。

(3)動物一旦發生狂犬病，一律立即捕殺不做治療。

(4)對無主人的犬、貓等一經發現立即捕殺，屍體深埋或燒掉。

(5)動物咬人後，盡可能把動物留下觀察十天，以便於病患診斷和疫情判斷。動物若得了狂犬病，通常會在五到八天內發病，若兇性大發則勿冒險捕捉。

(6)在臺灣，雖然過去數十年罕見狂犬病的報導，但近來偶見個案，不排除狂犬病已在野生環境中蔓延的可能，人們應該對鼬獾、棕簑貓、果子貍、麝香貓等動物保持距離。

第十二章

瘧疾，冷熱交逼

時　　間：西元前三二三年

災　　區：今屬伊拉克

疫病特點：全身忽冷忽熱，嚴重者昏迷而死

影　　響：亞歷山大帝國的擴張戛然而止，不久即土崩瓦解

第一節　亞歷山大大帝，英年早逝

西方世界的千古一帝

西元前四世紀末盛夏的一個黃昏，從哀樂聲聲的巴比倫城中走出了一列龐大的隊伍，護送著中間的靈車，向西逶迤而去。隊伍後面，成群的烏鴉攪動著暮色，嗚咽中的尖利與蒼涼，不禁令人膽戰心驚。

靈柩中靜靜躺著的，是一位征戰不息、滅國無數、令敵人聞風喪膽的君主，他唯一的敗仗就是輸

給了死神。此刻，他，亞歷山大大帝，終於可以好好地安憩了。

亞歷山大大帝（Μέγας Αλέξανδρος，西元前三五六～三二三年），古代馬其頓國王，世界歷史上著名的軍事家和政治家。他是歐洲最偉大的統帥之一，足智多謀，在身為馬其頓國王的短短十三年中，以其雄才大略東征西討，先是確立了馬其頓在全希臘地區的統治地位，後又滅亡了波斯帝國，在橫跨歐、亞的遼闊土地上，三十歲時就建立起了一個西起古希臘，東到印度恆河流域，以巴比倫（今屬伊拉克）為首都的泱泱大國，創下了前無古人的輝煌業績，促進了古希臘文化的繁榮，推動了東西方文化的交流和經濟的發展，對人類社會的文明進展產生了重大的影響。他的軍事指揮才能出類拔萃，後世許多軍事領導人和軍校都曾大力研究他的軍事思想。

馬其頓原是位於希臘北部邊陲一個貧瘠落後、默默無聞的城邦，馬其頓人屬多利亞人分布在希臘

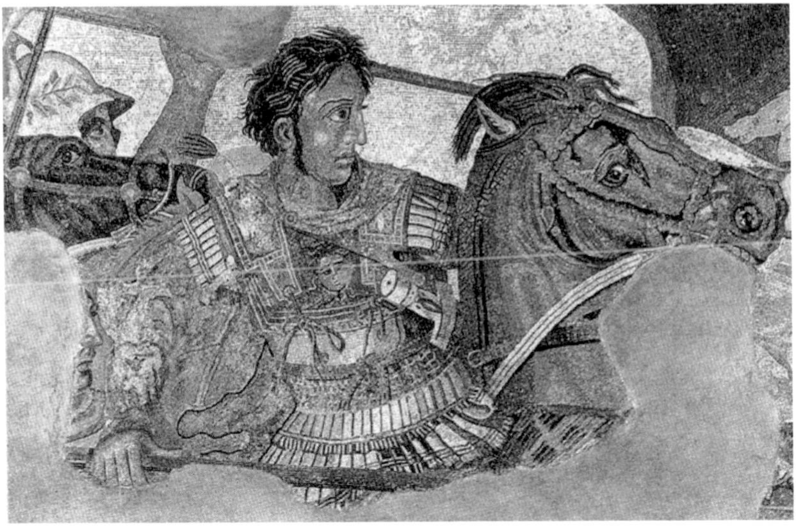

古代世界的征服者——亞歷山大大帝。（維基百科提供）

北部的諸多部族之一，是希臘人的近親，但文明開始比希臘晚。

西元前三三六年，老國王遇刺身亡，兒子亞歷山大迅速平定了馬其頓貴族的叛亂，鞏固了王位。在消滅了國內所有反對派之後，他用了不長的時間就降伏了希臘境內的三大勢力：雅典、底比斯、斯巴達，穩定了馬其頓在希臘的地位。接著，他開始東征波斯。據說，臨出征前，亞歷山大把自己所有的地產收入、奴隸和畜群全部分贈他人。當時有位將領迷惑不解地問道：「陛下，您把所有的東西分光，把什麼留給自己呢？」「希望！」亞歷山大乾脆俐落地答道：「我把希望留給自己！它將給我帶來無窮的財富！」就這樣，他懷著對無窮財富的渴望，離開故土，踏上了千里迢迢的征程。

在以少勝多擊敗波斯人並推翻其統治者大流士三世、征服了整個波斯帝國之後，為了尋找並抵達「世界的盡頭和大外海」，躊躇滿志的亞歷山大大帝在西元前三二六年計畫向印度進軍，但最終由於軍隊的強烈不滿而不得不撤軍。

然而，正當他的霸業蒸蒸日上之際，西元前三二三年五月底，正在謀畫入侵阿拉伯的亞歷山大在巴比倫突然發病，約十天後就死去了，其時還不滿三十三歲。

對於長勝不敗的亞歷山大英年早逝，人們猜想紛紛，假如他繼續活著會發生什麼事，假如他揮軍入侵西地中海諸國，很可能大獲全勝，那麼西歐，乃至整個世界的全部歷史就會被徹底改寫，今天的世界版圖和政治秩序也許會迥然不同。

從長遠的角度來看，亞歷山大征服所帶來的最重要影響是使得希臘和中東民族開始相互密切往來，因而極大地豐富了這兩個地區和民族的文化。他在世期間及死後不久，希臘文化迅速傳入伊朗、美索不達米亞、敘利亞和埃及；而此前的希臘文化僅以緩慢的速度傳播。亞歷山大還把希臘的影響播及以前從未到達的印度和中亞地區，他將希臘文化一直向東傳播，導致希臘時代的到來，直到十五世紀，仍然能在拜占庭帝國中發現這些痕跡。但是，文化交流絕不是單向傳播的，在希臘時代，東方文化，特別是宗教思想也開始慢慢傳入了希臘世界。就是這種希臘文化——具有希臘特徵但也深受東方影響的文化，最終又對羅馬產生了重要影響。

亞歷山大在其征戰生涯中，先後建立了二十多個城市，其中最著名的便是以他名字命名的埃及亞歷山大港，它很快成為世界主要的城市之一，一個著名的經濟、學術和文化中心。

這位帝王是歷史上最富有戲劇性的人物，他的經歷和個性一直是眾多文藝作品的源泉，關於他的名字就有許多種傳說，據說本意是「人類的守護者」。十六歲以前，他一直師從大學者亞里斯多德，老師把他訓練成體魄強壯、運籌帷幄的鬥士和國君。二十歲時他繼位國王，開始縱橫捭闔，他以古希臘神話中的英雄阿喀琉斯為偶像，最終自己也成為一個近乎神話的人物。他的志向是做一名不受時空間限制的最偉大的勇士，歷史似乎也應該給予他這種稱號。作為戰士，他智勇雙全；作為統帥，他無與倫比。他寬宏大量卻又冷酷無情；他聰明理智卻又失之放縱。在十年多的奮戰中，他幾乎戰無不勝，辛辛苦苦打造了一個威名赫赫的亞歷山大帝國。歷史這樣總結他的一生：不是為了趕超前人，而是為了讓後人無法超越他。

然而在他突然死亡後，由於無指定繼承人，王權內部爭奪激烈，部下將領爭權奪利，最終引發內戰，亞歷山大帝國不久即分崩離析。

曾統治大半個已知世界的帝王暴斃，各種猜測到處流傳實在不足為奇，但有些傳聞今天看來仍缺乏有力的佐證。綜合來看，亞歷山大之死大致有陰謀毒殺說和自然病歿說兩種，兩者各有理據但都有難以令人完全信服之處。後者細分下去，尚且有死於瘧疾、死於舊傷復發、死於酗酒引起的酒精中毒等等，甚至近年來美國一些科研人員還推論他死於「西尼羅河病毒」感染，觀點紛繁蕪雜，即使找到遺體並開棺驗屍，恐怕也無法確認死因。這一謎團可能永遠淹沒在歷史的塵埃之中，無法徹底找到真相，不過，亞歷山大死於急性傳染病——瘧疾，一直是流行最廣的說法。

征服者的溘然長逝

古希臘史學家阿里安在《亞歷山大遠征記》中記錄了他死前最後的日子：「五月二十九日他因發燒睡在浴室中。翌日他沐浴後進入寢宮，與米迪厄斯整日玩骰子。晚間沐浴，獻祭神明，進餐，整夜燒未退。五月三十一日依例再沐浴、獻祭，躺於浴室中之際，聽尼爾朱斯講述航行大海的探險經歷取樂。六月一日，他燒得益發厲害，整夜難安。次日仍整天高燒，他命人將床移至大浴池旁，躺在床上與諸將領討論軍中空缺及如何挑選補足。六月四日他病況更為惡化，須由人抬至戶外進行獻祭。之後他命高級將領在宮廷院內待命，命親兵指揮官夜宿寢宮外。六月五日他被移至幼發拉底河對岸的王宮中，略睡一下，但高燒不退。當將領們進到宮中，他已不能言語，直到六月六日均是如此。馬其頓的將士們此刻相信他已不久於人世，紛紛齊湧向宮門，要看他最後一眼……門扉推開處，他們列隊魚貫緩緩走過他床邊……」

阿里安的記述對後世影響至深。

前蘇聯學者塞爾格葉夫曾在《古希臘》中根據當時的情況進行了認真考察，推測亞歷山大很可能是在征途中染上了惡性疾病，而過量的飲酒則引起了疾病惡化而最終死於非命。

在《亞歷山大新傳》一書中，美國學者高勒將軍寫道：「亞歷山大由於長期在沼澤地區作戰而染上惡性疾病，在六月十三日晚上發作，從此離開人世。」他進一步考證指出，亞歷山大由於長期在沼澤地區作戰而染上了瘧疾，雖然曾經暫時止住了疾病的侵害，但臨死之前的那次酗酒引起了瘧疾復發，並奪走了他的性命。

英國著名史學家赫・喬・威爾斯認為：「在巴比倫，亞歷山大有一回酩酊大醉以後，突然發燒，從此一病不起，不久就死去了。」

《大英百科全書》也有類似的看法：「在一次超長的酒宴之後，他突然一病不起，十天之後，即西元前三二三年六月十三日去世了。」

如果亞歷山大真的患瘧疾而死，那麼，當時的情況大致應該這樣：

炎炎溽暑的一天，面容憔悴的亞歷山大正無精打采地縮在行軍床上，兩隻手顫動不已，還一刻不停地撕抓著身上厚厚的被蓋，那被子已經蓋了一層又一層，但仍無絲毫暖意，反像一個冰窟。這雙曾經在戰馬和長矛之間扭動乾坤的健壯大手，如今顯得枯瘦如柴，灰敗不堪。他的嘴唇也已經開始抽搐起來，在冰冷的內寒中甚至黯然發紫，每次抽動都帶來巨大的痛苦。他的一雙眼窩深陷的眼睛，慌亂無神地瞧瞧這又瞧瞧那，有時又彷彿無比懷疑地死死盯住身旁的每一個人。

從夜間到白天，寒魔在他的體內肆虐橫行。好不容易，旭日終於初升，一縷陽光透過巴比倫神殿的門窗投射到他陰暗的臥室內，寒氣似乎正在消退。然而，他睜開眼睛的次數卻越來越少了，被瘟神糟蹋得不成樣子的臉龐，在日光的映襯下，顯得越來越慘白。此刻，高燒好像一場暴風雨，接著寒氣向他瘋狂襲來，使他全身似乎無時無刻不處在火焰的煎烤，甚至焚燒中，汗水把全部的被單都浸濕了。他那蒸乾的軀體被病魔的長矛刺得千瘡百孔，被這非人的痛苦折磨得慢慢不省人事，被這從天而降的妖風吹得扭曲失形！

衛士們、大臣們、御醫們、巫師們束手無策，紛紛驚恐、彷徨不已。不久之前，國王還能與他們把酒狂歡，現在，這副殘軀還能支撐多久卻無人有信心去猜測。那一次次的祭祀，一次次向神靈禱告，完全徒勞。有的兵士看著自己愛戴的國王，曾經英雄一世的偉大領袖，如今卻如同一根即將被瘧疾燃燒殆盡的蠟燭，不禁失聲痛哭。

然而這一切，都不能阻攔死神的慾望和步伐……

奪去一代英主生命的瘧疾，到底是如何神祕地與死神結伴同行的呢？

第二節　嗜血毒蚊，助「咒」為「瘧」

上下求索數千年

今天，瘧疾（malaria）以及它與蚊子的親密關係，在全世界已經家喻戶曉了，但是在過去漫長的歷史時期，人們對這種古老疾病的認識，充其量只是恐懼和迷惑。

遠在兩千多年前的《黃帝內經．素問》中即有〈瘧論篇〉等專篇詳細論述了傳統中醫眼裡的瘧疾病因、症狀和療法，並已從發作規律上將其分為「日作」、「間日作」與「三日作」。

瘧疾在中國古代被歸類為「瘴氣」，在浩瀚的史海中從來就不乏它的可疑身影。三國時諸葛亮「深入不毛」南征孟獲、唐朝天寶年間李宓攻打南詔、大清乾隆年間清軍數度進擊緬甸，都不同程度地受到當地風土病的襲擾，有時竟會「及至未戰，士卒死者十已七八」。瘧疾在其中實在難辭其咎。

從「瘧」字的古代字形看，它從「虎」從「匕」，「虎」字的形象是鬼頭，「匕」字的形象是手執刀或叉。可見古人造「瘧」字的意象為：瘧之為病乃鬼以刀叉襲人致病。歷代很多書籍也記述古人以鬼為瘧疾病因，如《范東陽方》記有「瘧疾鬼」，《馬經通玄方論》言有「鬼瘧」，《太平御覽》則載有「溫鬼」等等。古人認為，既鬼魅為病，當避鬼為防，逐鬼為治。

在古代西方，情況也大致如此。長期以來，人們認為瘧疾是神的旨意或者魔鬼的詛咒，於是便有了亞歷山大被下了符咒患瘧疾致死的傳言。偉大的古羅馬作家和古典學者馬爾庫斯・圖留斯・西塞羅(Marcus Tullius Cicero)不止一次地說，瘧疾這種熱病的發生是源於神的意志，因此它是不可抗拒的。著名的古羅馬作家蓋烏斯・普林尼・塞孔都斯（Gaius Plinius Secundus）在《博物志》中還指出好幾種他認為可預防瘧疾的有效符咒。

古希臘和羅馬也有不少醫師判斷此病的發生與沼澤地上的水或有毒的水氣相關。有人甚至給瘧疾下了「敗壞了的水氣」或者「易致病的有毒物質」這樣一類定義。英文「瘧疾」一詞就是由「壞的」(mala)

和「空氣」(aria) 兩個詞根組成。這正體現了古代西方人認為瘧疾是邪惡精靈藉著夜間空氣進入人體的觀點。

人類就這樣在歷史的漫漫長夜中，摸索著認識瘧疾、躲避瘧疾、抵抗瘧疾，許許多多的生命就在這個過程中傷逝。

一八八〇年，外科醫生阿方斯•拉韋蘭（Alphonse Laveran）在阿爾及利亞用顯微鏡觀察到瘧疾病人血液中的瘧原蟲。十七年後，英國科學家羅納德•羅斯（Ronald Ross）終於發現了蚊子與瘧疾的關係。從此，瘧疾的真正病因才水落石出。一八九七年八月二十日，羅斯首先在一種學名為「anopheles」的母蚊胃壁上找到了他所尋求的目的物——瘧原蟲。第二天，他又解剖了一群蚊子中的最後一隻，也獲得了同樣的發現。在傳播瘧疾中起到關鍵作用的瘧蚊，就這樣被鎖定了！為表彰他的功績，羅斯在一九〇二年被授予諾貝爾獎。

顯微鏡下，惡行暴露

在世界大部分地區，每到雨季傍晚，瘧蚊就會飛來飛去搜索人汗的氣味。一隻母瘧蚊每三天就必須吸血一次。它每次吸血最長可達十分鐘，吸入的量可以是自己餐前體重的大約兩倍半。換算成人類的標準，相當於一次喝下一

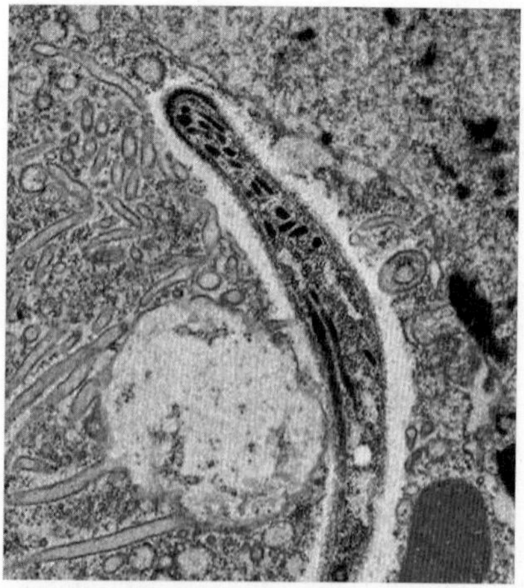

詭異的瘧原蟲。（維基百科提供）

浴缸的奶昔！

瘧疾就是由母瘧蚊叮咬人體後，將其體內寄生的瘧原蟲傳入人體而引起的。體內帶有瘧原蟲的病患或無症狀之人，是瘧疾的傳染源。此病以週期性冷熱發作為最主要特徵，可導致脾臟腫大、貧血以及腦、肝、腎、心、腸、胃等器官受損，嚴重時致命。它一年四季皆可發病，但以夏秋季蚊子最活躍時，病患最易受到侵害。由受到感染到出現發熱，稱為潛伏期。不同種類的瘧原蟲（如間日瘧、三日瘧、卵形瘧、惡性瘧），其潛伏期並不一致，大多從兩週到一個月左右不等。潛伏期末，病患可出現前驅癥狀，如頭痛、噁心、食欲不振等。

亞歷山大大帝發病於五月底的現伊拉克境內。當年這一帶有著許許多多沼澤和森林，而氣溫又炎熱、潮濕難耐，卻正是蚊子孳生的理想之處、正當之時。他病前又曾大量喝酒，酒精從皮膚猛烈揮發，帶出大滴大滴的汗珠，很容易刺激蚊子靈敏的嗅覺，以致招來這些飢腸轆轆的昆蟲。他自然就被蚊子叮咬，繼而受到感染。

典型的瘧疾多呈週期性表現，表現為間歇性寒、熱發作。一般在發作時先有明顯的驟然寒戰，病患全身發抖，面色蒼白，口唇發紺。若在盛夏，雖蓋棉被數層也感不暖。寒戰持續約十分鐘至兩小時，接著體溫迅速上升，常達四十攝氏度或更高，病患面色潮紅，皮膚乾熱，煩躁不安。高熱持續約二～六小時後，病患全身大汗淋漓，大汗後體溫降至正常或正常以下。其後，自覺舒暢而乏力，嗜睡，入睡數小時，醒後更覺暢快。但經過一段間歇期後，病患又開始重複上述的寒戰、高熱發作，周而復始。

這是因為，瘧原蟲在人體血液內的紅細胞中增殖為裂殖子，使紅細胞脹大破裂，此時，大量的裂殖子和瘧原蟲代謝產物進入血液循環，與免疫細胞一起，引發異性蛋白反應，使得機體肌肉收縮產熱。這些物質又可作用於大腦的體溫調節中樞，進一步引起發燒及其他相關症狀。瘧原蟲完成第二次增殖時，再重複以上的發病過程。不同種類的瘧原蟲，其增殖時間不一致，因而發作週期也不一致，比如間日瘧是四十八小時，三日瘧是七十二小時，而惡性瘧則時間不規則。部分瘧原蟲導致的瘧疾，雖導致病患反覆寒戰、發熱，但經過多個週期之後，有些病患是可以自行緩解、不治而癒的。不過，有一種叫「惡性瘧（熱帶瘧）」的瘧原蟲，它導致的瘧疾不經治療，難以自行好轉，能使肝臟、腎臟等器官急性衰竭，還能破壞腦功能，常可奪命。

可怕的是，目前全世界的瘧疾約有一半是由惡性瘧原蟲引起的，占了死亡病例中的九十五％。這是唯一能侵襲腦部的瘧疾，且它攻擊的速度奇快無比，很少有致病因子殘害人體的速度能與之比肩。一個非洲少年或許早上還快樂地踢著足球，當天晚上卻可死於惡性瘧。

瘧疾現在仍是一百多個國家的固有疾病，世界有一半的人口受到威脅，大多是五歲以下的兒童，大多住在非洲。

臺灣曾經也是瘧疾橫行的溫床。其抗瘧史可以追溯到早期日據時代，當時總人口約五百六十萬人，其中就有約一百八十八萬人感染，每年死亡的人數更達一萬以上。光復之後，在政府與民眾的努力之下，一九六五年十一月一日，WHO將臺灣地區列入瘧疾根除地區。雖然已經根除了近半個世紀，但是瘧原蟲還會潛藏在一些遠離人類的河川山林中伺機侵人，再加上地區間交流日益頻繁，境外感染再移入境內的機會也大增。人們斷不能放鬆警惕！

國王的鑑證實錄

讓我們重回兩千三百多年前的巴比倫，試著還原現場吧。

一切都是從不痛不癢的那一叮開始的。

那是一個濕熱的夜晚。有一隻蚊子藉著夜色飛來。它有著纖細的長腿和帶有花斑的翅膀，分類上屬瘧蚊，是唯一能夠攜帶人類瘧原蟲的昆蟲，而且它定是母的。因為公蚊對血不感興趣，喝植物汁即可滿足，但母蚊卻必須仰賴蛋白質豐富的紅細胞血紅素來孕育它的後代。

也許聽到了蚊子的嗡鳴，酒後的亞歷山大把腳不自覺地伸了一下，蚊子看清了目標，於是往下俯衝，然後又靜悄悄地降落。

這母瘧蚊停在亞歷山大大帝沐浴後裸露的皮膚上。此刻，由於它之前吸食過瘧疾病患的血，體內也就攜帶了一批寄生的微生物。只見它弓起背，低下頭，擺出一副蓄勢待發的姿勢。接著，它將那如短劍般又尖又細的口器刺進皮膚。這口器看似微細，但其實是由不同的工具組成的：有切割刀和攝食管，由兩個小小的幫浦輔助驅動。利刃鑽入表皮、穿過一層薄薄的脂肪，然後便進入了充滿血液的微血管網。由此，蚊子開始痛飲起來。

為防止血液凝固，蚊子會在它叮咬的區域灑上一層潤滑用的唾

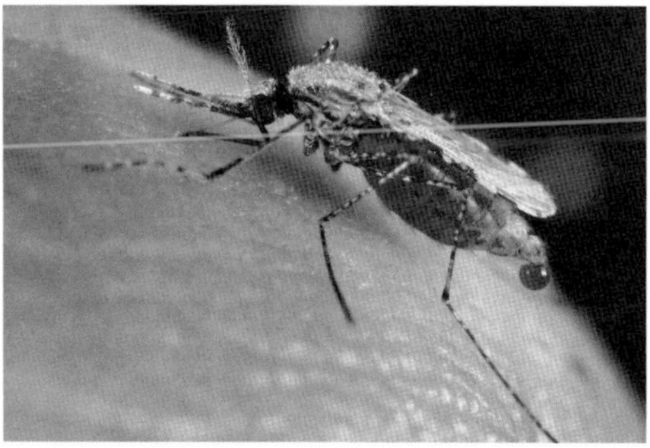

嗜血如命的母瘧蚊，瘧疾的傳播者。（維基百科提供）

液。壞事就是這時候發生的。它的唾腺內有極其微小的生物，會隨著那潤滑用的一噴，搭乘順風車進入人體。這些生物，正是瘧原蟲。在一滴與句號般大的液體中，可以有五萬條瘧原蟲在游動。一般而言，常會有幾條一同進入血液。但其實只要一條瘧原蟲就足以致命了！那母瘧蚊就如同一支帶毒藥的皮下注射針，吸食人血的同時，將瘧原蟲注入亞歷山大的體內。

這些瘧原蟲只會在血流內停留幾分鐘，然後就跟著循環來到亞歷山大的肝臟，那才是它們落腳的第一站。每條瘧原蟲都會入侵一個肝細胞，但幾乎可以肯定的是，此時的亞歷山大毫不察覺，好夢正酣。接下來的一、兩週內，他可能依舊「若無其事」，完全不知一個最可怕的敵人正在悄悄靠近。

從母瘧蚊的唾液腺到宿主的肝細胞是一趟看似平靜的旅程。就連肝臟，那個用於過濾血液毒素的紅色大囊袋，本身似乎也安然無恙。然而，當瘧原蟲從肝臟出發，開始攻擊紅細胞時，風雲開始突變了！鑽進這些紅細胞體內之後，瘧原蟲就開始一邊吃，一邊繁殖。就這樣大快朵頤了一個禮拜左右，原本紅細胞裡面的東西都被掏空了，擠滿的都是瘧原蟲，就如同一個腐敗變質的湯罐頭。

紅細胞於是開始膨脹破裂，一大群瘧原蟲被釋放到血流中，然而僅僅三十秒鐘之後，這些瘧原蟲又安全地鑽進了新的宿主紅細胞，繼續繁衍後代和啃噬果腹。酒足飯飽、獸慾滿足，而細胞被徹底榨乾吃淨後，它們又再次破門而出，尋找新的目標細胞，如此循環反覆。亞歷山大的整個血液系統內，很快擠滿了蠢蠢欲動的瘧原蟲。它們裹挾著自身的排泄廢物，終於刺激了免疫系統和體溫中樞。

此時，亞歷山大的身體才意識到自己中了埋伏。頭痛、全身肌肉酸痛隨之而來。免疫系統的警報鈴聲被拉響了，鬼鬼祟祟的瘧原蟲們迅速躲進那些紅細胞之內，隱蔽起來繼續生存，躲避免疫細胞的攻擊。

亞歷山大的溫度開始攀升了，這也是免疫細胞與瘧原蟲戰鬥的結果。它們試圖焚毀、消滅這些可恨的入侵者。

此後，亞歷山大覺得寒戰難忍，接著又是高燒、大汗淋漓。忽冷忽熱，這正是瘧疾的「招牌動作」！雖然遇到抵抗，但瘋狂的瘧原蟲還是狡猾地躲避著攻擊，仍舊繼續著它們的猖獗侵蝕之旅。

惡性瘧原蟲，還與眾不同，它甚至可以矯詔命令亞歷山大體內的某些細胞聽從其旨意，幫助它們存活。這些被感染的細胞，表面會長出令人不安的畫戟，在經過血腦屏障中的微血管時，便借此勾住而停留在此，其體內潛藏的惡性瘧原蟲隨之魚貫進入大腦。於是，最可怕的腦型瘧疾由此而生，人不幸發展到這一階段，必然九死一生。

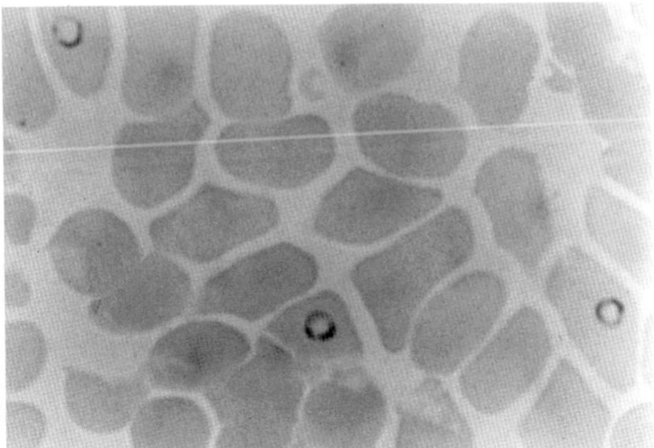

侵入血液紅細胞體內的瘧原蟲。（維基百科提供）

即使沒有惡性瘧，倘若瘧原蟲增長得太多太多，而人又缺乏有效的治療時，人體就不得不開始崩潰了。瘧原蟲已經摧毀了大量攜帶必要氧氣和養分的紅細胞，僥倖殘存的紅細胞不足以維持必要的生命功能，於是肺臟拚命縮張、心臟瘋狂波動，但循環系統終因缺乏必要的營養物質和堵塞了大量的垃圾廢物，導致酸臭不堪，生命的跡象遂漸漸停息。亞歷山大，很可能就在這冰炭雙重煎熬中，邊掙扎邊走向昏迷和死亡。

「國姓爺」鄭成功可能因為幾顆微乎其微的病毒和一隻蚊子，斷送了性命，過早結束了自己壯麗的事業和本該更璀璨的人生。

年代更遙遠、武力更強大的亞歷山大大帝，也可能因為幾條貌似弱不禁風的寄生蟲和一隻蚊子，失去了年輕的生命，提前終結了自己的宏圖大業，也不經意間讓歷史在那一刻改變了航向。這位曾經所向無敵的國王，也沒有打敗生前最後一個敵人——疾病。

人類，真的可以征服一切嗎？

第三節　人類，不能征服一切

二十一世紀的人類，正以征服者的姿態繼續傲視著地球的其他物種。

沒錯，在過去的一個多世紀裡，人類取得的進步比過去數百年甚至上千年的進步都要來得巨大，來得迅猛。僅在改造自然的歷史進程中，我們就取得了一個又一個輝煌的勝利。醫學領域，天花等一些曾嚴重危害人類的傳染病已被基本消滅，瘧疾、結核、霍亂等猖獗一時的疫病也已得到不同程度的控制，或已被人類找到克敵制勝的法寶。人類戰勝各種危險疾病的前景曾經似乎一片光明，以至於新一代的醫學生根本就無法親身在一些傳統疫病的病患身上取得學習的經驗，以至於美國政府一位前高級官員曾樂觀地表示，美利堅即將徹底「消滅傳染病」。

然而，事實沒那麼簡單，我們自視能征服一切的同時，真的就能完完全全地掌握一切嗎？我們真的能隨心所欲地發展嗎？我們自以為能馴服一切的同時，是不是也把自己關在了自制的牢籠中？我們是不是正在毀壞自己曾擁有的一切？

身為醫護人員，我切身感受到，現在的疾病，尤其是傳染病，其表現方式已經與典籍上的記載有著或多或少的出入了。而我們過去用之有效的抗生素，卻面臨著越來越頑強的抵抗，不得不把劑量一再提高，不得不把使用次數一再增多，不得不加倍努力研製更新式但又更昂貴的抗生素。可見，病菌在與人類的周旋中，也在適者生存，也在進步發展，也在優勝劣汰。由此，人類治療疾病的困難將不會慢慢減少，只會逐步增多。

新的傳染病，如不斷變種的流感，如來勢洶洶的SARS，如拋頭露面不過卅載的愛滋病，都曾把驚慌失措的人類打得丈二金剛摸不著頭腦。舊的瘟疫，如結核、梅毒，又捲土重來，變得更加狡詐猖獗。

疫病，是大自然的神祕使者。人類又何曾把自然界徹底征服？

亞歷山大大帝、成吉思汗，他們的麾下何其氣吞山河，他們刀劍下的奴隸豈止千千萬萬，他們馬蹄下的城邦可謂不計其數。然而，在自然規律底下，在疾病面前，他們又是那樣的不堪一擊、一蹶不振。他們充其量只是征服了自己的同伴——一小撮人類而已，卻連地球的邊界都無能觸及。

自大、貪婪是人類的致命弱點。人在自然界面前到底算什麼？過去曾有人揚言：人類是自然界的主人。應該說，人類是高智慧的動物，但從他學會直立行走之後，就開始藐視自然界的一草一木，將所有一切都看成是自己的私有財產。這就是人類的慾望、永無止境的貪慾，無限膨脹的根源。於是，人類極度自私地，無休止地向大自然索取，也正是這種瘋狂索取，把人類自己一次次推向災難的邊緣。從人類拿起工具的那一天起，就在想著去戰勝一切，去征服一切。人與人之間的爭鬥，人與動物之間的爭鬥，人與自然之間的爭鬥，因此，從沒消停過。

然而，人類的智慧以及科技成就，其實並不值得驕傲，相反，在大自然的面前，論資歷，人類永遠只是一個天真幼稚的孩童；論關係，人類只是大自然機體上普通的一小部分；論智慧，自然的智慧是茫茫大海，人類的智慧只不過是大海中的一滴小水珠。宣稱「征服自然」，實在是自不量力的一己狂想而已。

在浩瀚無垠的蒼茫宇宙中，也可能早已存在遠比人類智慧高得多的生物呢。

事實已在反覆告誡人類，他們其實好比牛身上的一群虱子，牛高興時的一個翻身或許就讓他們死無葬身之地。地震、乾旱、颱風，對於有數億年經歷的地球來講，實在是太司空見慣了，可對人類而言，絕對是滅頂之災。有朝一日，人類的科技能力達到了新的高峰，也不可能改變自然的現象和規律。人類所能做到的，只是盡量去了解它，學懂它，利用它，更重要的還有，學會與它和諧相處。

順其自然，是我們經常說的一句話。可人類的所作所為又往往在違背自然。樹木的濫伐已讓翠綠的山頭變成禿頭，過度的放牧已讓豐茂的草原露出黃沙，工業的發展已使天空出了「黑洞」乃至「破洞」。索取就要付出代價，這是一個亙古不變的規律。泥石流、大雪、暴雨、地震、海嘯不就是大自然讓人類付出的代價嗎？人類濫殺其他無辜的性靈種群，甚至迫使他們瀕臨滅絕或徹底滅絕，嚴重破壞了自然的生物鏈，自身又有恃無恐地繁衍生殖，無限地擴大種群，大肆破壞生態環境，因而，受到大自然的報復是必然的。

我們每個人短暫而有限的生命，與茫茫宇宙相比，真的猶如流星一樣，轉瞬即逝，痕跡杳然。無論你多麼偉大，多麼富有，多麼事業有成，無論你多麼權勢熏天，多麼聲名顯赫，多麼「永垂不朽」，請記住，這都不會在滾滾東逝的歷史中占有多少篇章。

實實在在地，人活著，應多做一些愛護自然、保護自然的事，哪怕是呵護一草一木，挽救一個弱小的生命，奉獻一份微薄但溫暖的愛心。因為人，不會永恒，最終一切都將化為煙塵灰土，甚至化為烏有。

人類在不斷謀求自身生存空間的同時，更應該時時處處敬畏自然，愛護自然，謀求人與自然的和諧共存與發展。

珍愛自然，珍愛生命，珍惜現在，珍惜未來……

抗疫防線

1. 控制傳染源

健全疫情報告，根治瘧疾現症病患及帶瘧原蟲者。尤其是對帶蟲者，這些人因為沒有症狀所以不容易被發現，但是他們在傳播瘧疾方面卻能起很大作用。

2. 切斷傳播途徑

預防瘧疾最有效的辦法是防蚊滅蚊。徹底消滅蚊子，防止被其叮咬，清除蚊子幼蟲孳生場所。要做好家庭內和周邊環境的滅蚊，包括用殺蟲劑噴灑和翻盤倒罐清除積水等蚊子的孳生地。盡量避免在蚊蟲活動高峰期（黃昏和夜晚）到野外活動；如必須在戶外活動，可穿長袖衣服和長褲，皮膚暴露處可塗抹驅避劑；睡前可在臥室噴灑殺蟲劑、驅蟲劑或點蚊香；睡覺時使用蚊帳；房屋安裝紗門、紗窗；使用低毒殺蟲劑浸泡蚊帳等。

3. 提高人群抗病力

瘧疾疫苗接種有可能降低本病的發病率和病死率，但瘧原蟲抗原的多樣性，給疫苗研製帶來了較大困難。前往瘧疾流行地區，可在醫師的指引下服用預防性藥物。

結語
我們，路在何方？——SARS十年祭

一、那些年，我們一起守望的日子

十年前，春天，一所醫學院的女生宿舍樓，大門被臨時森嚴地關閉，裡面的人幾乎被悉數轉移到陌生的住處，留下的幾個，據說是被一種正在肆虐的病毒感染了的學生。而旁邊的男生樓內，生活彷彿依舊，只是這群男孩子每天都會用好奇而焦躁的眼光打量著對面的女生樓，思索的是那些不幸的病患如何解決吃飯問題，思索的是何時可以解除隔離、何時可以重新到對方的窗下一展歌喉或琴聲相挑。

沒有恐懼，沒有疑慮，也沒有彷徨，因為大家少不更事，雖然這裡有許多人今天已經是醫療生死線上的馬前卒。

那些年，大家關心的是考試成績，在意的是個人幸福，思考的是職業未來，很少人真正在醫院裡直面過慘淡的人生，很少人知道什麼是生離死別和九死一生，社會上談虎色變的疫情，似乎離他們很遙遠。

在那個難忘的春天，其實有許多人的生活被打亂，有許多人的命運被改寫。

我就生活在那堆男生的中間，我就生活在十年前的廣州——在SARS的妖焰中哭泣、高歌而終於鳳凰浴火的城市。曾幾何時，我們和甚囂塵上的SARS是那樣的觸手可及，而我們中的大多數只是和它擦肩而過，倖免於難。驀然回首才發現，這當時的「幸」，實在是渾然不覺的僥倖。

二、那一年，我們一起抗爭的瘟疫

SARS是嚴重急性呼吸系統綜合症 (Severe Acute Respiratory Syndromes) 的英文縮寫，在二〇〇三年二月底，由義大利籍傳染病專家 Carlo Urbani 醫師提出和命名的。這是一種通過近距離空氣飛沫或密切接觸而傳播的烈性傳染性疾病，其病死率約五～十五%，在中國，又稱傳染性非典型肺炎，即大名鼎鼎的「非典」。二〇〇二年十一月十六日，中國大陸發現首例SARS患者；二〇〇三年四月十六日，世界衛生組織 (World Health Organization, WHO) 宣布：SARS的病原體是SARS病毒，屬冠狀病毒科。SARS病毒在常溫下，可在物體表面生存二十四小時以上，在人類垃圾中和病患的分泌物與排泄物中可生存四～五天，在寒冷氣候中存活時間更長。

從那時起，人類疾病譜上又增添了一種可怕的傳染病，人類的健康和生命又面臨著新的威脅，受到新的挑戰。

剛剛踏入二十一世紀，SARS就給了我們當頭一棒：大災期間，有三十多個國家和地區被捲入，尤其是東亞和東南亞，疫情尤為嚴重。受害者、殉難者，有青壯年，也有老人；有普通市民，也有在前線浴血奮戰的醫護人員，還有那些置生死於度外的科學家。Carlo Urbani 醫師就是這樣不幸地倒在救死扶傷的路上，永遠閉上了他睿智而警覺的雙眼；正是他，首先意識到這種嚴重肺炎即將爆發、肆虐全球，並為此發出警訊。

從他發現了這種新疾病的第一天起，Urbani 就一直守在病人身邊；當有人因為 SARS 而害怕在醫院工作時，他每天都到醫院去收集樣本，與醫護人員交談，指導醫生們加強對這種傳染病的控制；他還一邊親自救治病人，一邊給其他醫師講解治療方法。

在連續緊張工作了三個星期後，Urbani 要到泰國參加一個會議。三月十一日，他到達泰國，剛下飛機就病倒了，症狀與 SARS 一模一樣，他立即被送往醫院接受隔離治療。十八天後，即三月二十九日，四十六歲的 Urbani 死於自己一個月前新發現的疾病。

他十七歲的兒子曾這樣說：「一切都發生得那麼突然，我甚至都沒能和爸爸道一聲別；爸爸時常教育我，要成為一個對他人有幫助的人。」

讓我們永遠記住並緬懷 Carlo Urbani 醫師，以及千千萬萬像他這樣工作的人！

回到生死場上。

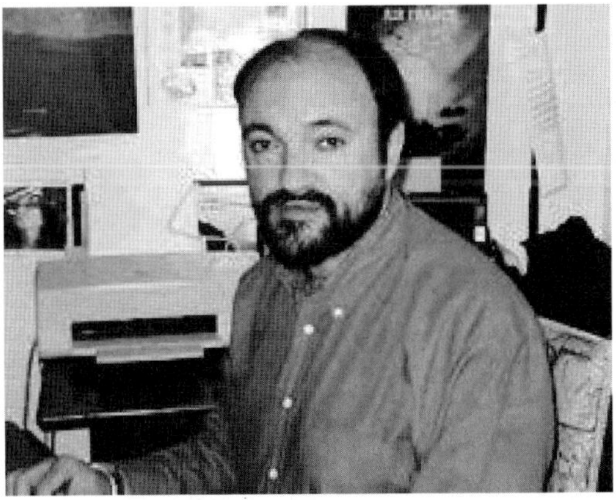

獻出寶貴生命的 Carlo Urbani。（維基百科提供）

冷血的SARS病毒威脅著社會上每一個人，哪怕是一聲哈欠，一個噴嚏，都可能讓人在鬼門關徘徊。它們隨著空氣或飛沫進入人體的呼吸道後，便大量繁殖複製，開始了沿途不斷地侵襲破壞，一直把災難帶到肺部。那令人毛骨悚然的「白肺」，就是肺部瀰漫性炎症、受損引起的影像學改變。在嚴重病例的典型胸部X光片上，正常的肺部結構蕩然無存，醫師看到的只是一團白色的霧霾。這意味著病患的呼吸功能已經油盡燈枯了！遺憾的是，疫情初期，人類尚未研製出針對這種新型冠狀病毒的疫苗，像預防結核和B肝那樣把病魔拒之門外；直到今天，人類也沒有發明出消滅進入人體的SARS病毒，像使用青黴素那樣把感染的細菌徹底剿滅。在疫情的高峰期，病患們絕望地發熱、咳嗽、咳痰、氣促，直至呼吸困難和窒息，醫師們除了隔離病患、切斷傳

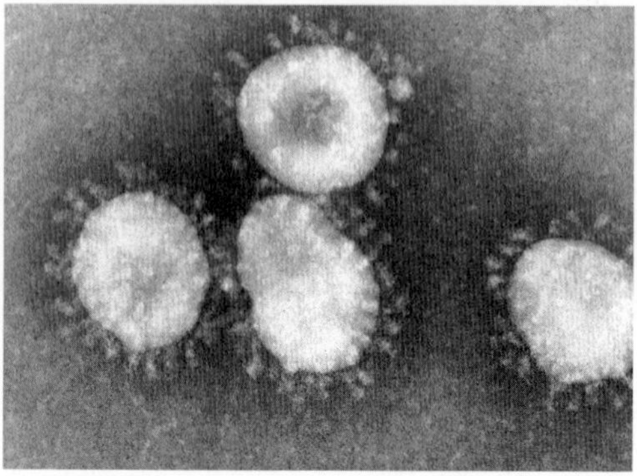

SARS冠狀病毒，全世界為之屏住呼吸。

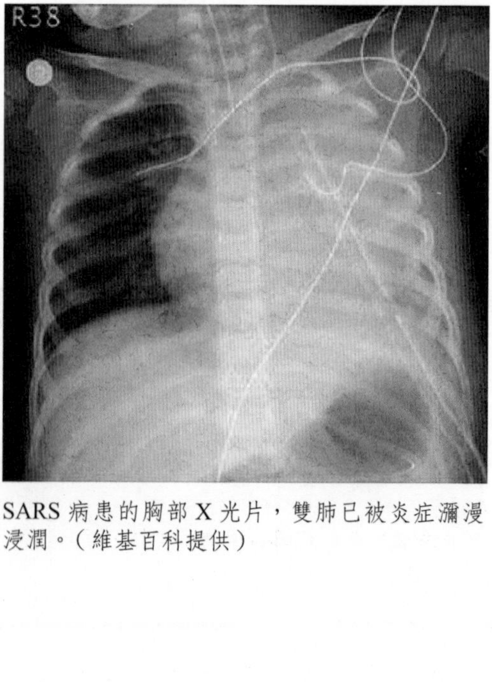

SARS病患的胸部X光片，雙肺已被炎症瀰漫浸潤。（維基百科提供）

染源；用藥物和呼吸機進行對症、支持治療，減輕病患的症狀、讓其度過危險期之外，並無任何高超的手段把肇事的病毒一擊即中。在春季的豔陽中，一想到在新鮮的空氣中會隨時飄來可能使人致命的SARS病毒，許多人感到前所未有的惶恐和無助。

整個大中華圈、整個東亞、整個世界，都被動員起來。沒有敵人真槍實彈的攻擊，卻有病毒無聲無息的偷襲；沒有可怕的戰爭，卻有殊死的搏鬥。應該說，大疫期間，許多故事都充滿著正能量！

就在廣州、北京、香港等大城市人人自危的時候，由於大多數SARS病患被有效地集中隔離並得到適當的治療，傳染源被控制，傳播途徑被切斷，到了四、五月間，也許覺得無從下手，SARS悄然無聲地消遁而去。

儘管類似「黑死病」和天花這樣駭人聽聞的大瘟疫沒有在人類社會再次猖獗橫行，儘管SARS的逞凶早早收場。可是，我們並非虛驚一場，在這場看不見硝煙的戰爭中，許多鮮活的生命離開了我們，離開了這個精彩的世界。

截至當年八月七日，全球累計SARS病例八千四百二十二例，其中死亡九百一十九人，平均的死亡率接近十一%。

中國大陸累計病例五千三百二十七例，死亡三百四十九人。

中國香港一千七百五十五例，死亡二百九十九人。

臺灣六百五十五例，死亡一百八十人。

加拿大二百五十一例，死亡四十一人。

新加坡二百三十三例，死亡三十三人。

越南六十三例，死亡五人。

……

SARS雖然狂虐一時，在當時也算是傳染病家族中的新人，不過，它的施暴手段並不見得有多麼的高明，它的傳染方式和普通的流感病毒也如出一轍，可以說，它真的沒什麼創意。倘若你一定要問，普通民眾如何躲避SARS的突襲？醫師也只能很無奈地回答：多洗手（建議使用酒精潔手液），勤戴口罩，少接觸病患，注意休息和鍛鍊身體以增強體魄，搞好衛生清潔，疫病流行時盡量不去人煙稠密的地方……不知道你會不會滿意這樣乏善可陳的回答。

SARS病毒從何而來？循何種路徑在全球傳播？緣何會有將近兩成病患都是醫務人員？它又為何突然銷聲匿跡？它是否已經消失？它是否還藏匿在人類所不知的某個角落裡，韜光養晦，伺機而動？這些，我們今天仍舊沒有找到準確的答案。

也許，純粹醫學和科學以外的世界，更值得人們關注；也許，探討如何預防疫情的爆發，比研究如何治療更有價值。

三、那些年，你是合格的公民嗎？

經歷了SARS肆虐的香港市民曾經喊出了一句肺腑之言：「要有一顆公德心！」這不僅是SARS疫情向人們發出的警喚，更是現代社會提出的最起碼的道德要求。生死界的躑躅，讓人感到生命的脆弱，也引發了人們對生存模式及道德意識的重新思考和深度反思。與SARS的這場戰爭，是中華民族的一場洗禮，這場突如其來的瘟疫擊中了我們千百年來的生活陋習，也暴露出了我們生活方式中存在的種種弊端。必須清楚的是，陋習的根源大多源於公德心的喪失與欠缺，這也為病毒的流行和傳播提供了土壤。

據資料顯示，SARS的最早病患是一名來自廣東河源的廚師；正是他，把病毒傳播給身邊的許多醫務人員，把病毒帶到廣州，儘管他也是無辜的。

有沒有想過為何疫情首先爆發在廣東？為何偏偏是一位廣東廚師點燃了導火線？一切都要從我們的飲食文化和生態觀說起。

美聯社駐廣州記者對廣東的飲食文化有這樣的評價：廣東省擁有八千萬人口，是中國目前比較發達的地區，但是在這裡卻保留著中國傳統文化許多落後的一面。「我剛剛被派來廣東的時候，就聽說廣東有人吃野味，吃老鼠，吃猴子，甚至吃昆蟲！後來我親眼看見過一個廣東人在酒樓裡吃白色的老鼠。但實際上遠不只這些，在廣東人的食譜裡，天上的孔雀、地上的梅花鹿、土裡的穿山甲，以及河裡有毒的河豚，他們都吃。廣東本來是中國政府宣稱的文明發達之地，卻在飲食上非常野蠻。」

香港科技大學的社會學家丁學良先生談到他的一次親身經歷。一九九五年初，他和幾個以色列教授在香港吃飯，教授們對香港存在現場「活宰」、「點殺」雞、鴨、魚、鱉、蛇等活的動物大惑不解。他們問：為什麼香港這麼發達的地方還有這種市場？這樣容易引起傳染病，大都市尤其不能如此，發達國家在這方面的管理很嚴格，這種屠殺方式基本上是看不到的。丁先生事後認為，發達國家的公民在「生猛鮮活」和公共衛生方面作出了文明的選擇。

就抵禦嚴重傳染病而言，一個國家的國民素質比物質的基礎設施更重要。英文 Infrastructure（基礎設施）不僅指「物體」，在現代社會，它更指國民素質，包括健康素質和教育素質，這才是所有基礎設施中最重要的基礎，是真正的國家工程。

而我們的素質到底是怎樣呢？在沒有發現SARS和果子狸的關係之前，在廣東的市場上，人們不時見到一個個籠子裡裝著一隻隻這種可愛而可憐的「花臉」小動物，牠們不是家居的寵物，而是餐桌上供有錢人朵頤大嚼的美食。這是一種軀體和四肢灰棕色、頭部灰黑有白斑、體長四十五～六十五公分的靈貓類動物，在野果熟透的秋冬季節，牠們體胖肉肥，煞是味美，一直是廣東食客的心頭所愛。在得知果子狸有重大傳染嫌疑時，數以千計這樣活生生的小動物被迅速集中捕殺。

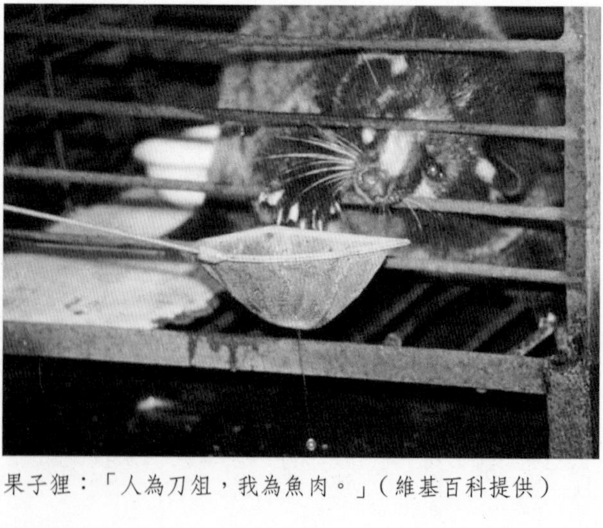

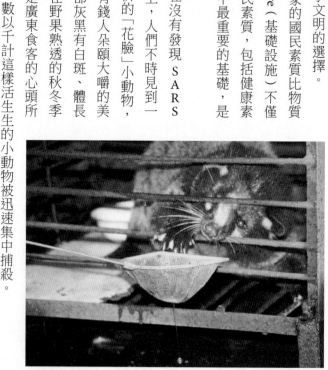

果子狸：「人為刀俎，我為魚肉。」（維基百科提供）

專家們已經從蝙蝠、猴子、果子貍和蛇等數種野生動物體內檢測到冠狀病毒的基因，並且已測出的病毒基因序列與SARS病毒的基因序列完全一致。據此，中國農業部動物冠狀病毒疫源調查組初步推定，SARS病毒或類SARS冠狀病毒很可能存在於部分野生動物，尤其是果子狸體內。雖然醫學界到目前為止尚未做出最終判定，但吃野味吃出怪病卻時有所聞：上海人食用毛蚶造成的Ａ型肝炎流行；哈爾濱人吃蝗蟲、甲殼蟲引起了嚴重過敏；杭州市民生喝蛇血「進補」，結果竟補出了鞭節舌蟲病來等等……林林總總，聽之不寒而慄。

除了飲食惡習，我們的國人還存在種種道德、行為缺失。

調查顯示，導致疫情的主要因素，首先是源頭病人的出現造成第一批感染個案；第二是人與人之間的直接接觸和間接接觸；第三是經過特殊渠道，如排汙系統以及環境汙染等。

當源頭的ＳＡＲＳ病患進入廣州的高等醫院接受治療時，他體內的病毒就已經無情地大量擴散到每一個茫然不知的醫務人員身上，這幾乎是不可避免的。不久，廣州一位患有輕微「感冒」的醫學教授攜妻前往香港探親，後來他被證實是ＳＡＲＳ患者。而病毒，正是通過他進入了香港，當其時，疫情尚未引起關注，這也許是不可避免的。就在他下榻的那家酒店，病魔開始張開血盆大口，捲起了幾乎吞沒維多利亞港的狂風惡浪，賓客們、市民們接連倒下，疫情迅速蔓延，緊接著是全港、全世界的驚悚。光是香港「淘大花園」住宅小區，就共有三百二十一人感染了ＳＡＲＳ病毒，事後發現，酒店的某位服務員在清潔了教授的房間（房門號居然是「九一一」）之後，沒有及時更換和清洗抹布，用沾滿病毒的工具，原封不動地繼續清潔下一間套房，一間接一間……這本來是可以避免的！

香港如此，大陸更甚，隨地吐痰遠未絕跡，公民意識亟待提高。

一家專門從事社會工作的公司，調查了ＳＡＲＳ對中國社會的影響。他們對北京、上海、廣州的三百一十四名十八～六十歲的當地居民採用隨機抽樣方式進行了問卷調查，結果發現：七十％的人減少了與親朋好友的迎來送往；四十七％的人停止了與親人之間的擁抱、親吻等親密接觸；六十％以上的人更願意待在家裡讀書看報，家庭似乎比以前更和睦了；但有五十％左右的人士減少了與人握手，甚至有人還呼籲要重拾中華民族打躬作揖的老禮。

更殘酷的事實是，有的病患康復之後居然受到家屬和同事的冷遇甚至歧視，他們感受不到親人的溫暖和關懷，心靈的傷害甚至遠甚於肉體，至今仍生活在SARS的陰霾之下，生活在別人的有色眼鏡底下。

令人扼腕嘆息的是，一向標榜自由民主的現代化香港，面對SARS的進攻竟然顯得措手不及、手忙腳亂，埋怨、推諉、詛咒的聲音比比皆是。政治理念至上的政客們在議會上忙於指手畫腳、口沒遮攔、唾液橫飛地攻擊政敵，一盤散沙的港人在與SARS早期的攻防戰中陣腳大亂，當年的「獅子山下」精神彷彿蕩然無存。只有心無旁騖的科學工作者和醫務人員，在工作崗位上夜以繼日地默默耕耘、暗自承受，作出了非凡的貢獻。

然而，一江之隔的澳門卻迥然不同；在這個人口密度超高、人員流動超頻繁、以旅遊業為唯一生命線的小城，當年的澳門人是那樣的眾志成城、未雨綢繆；結果，SARS在海島旁邊「逡巡畏義」，終於沒能踏進這個世界上賭徒最密集的城市。

在SARS的災難中，我們看到了無私奉獻者的忘我犧牲、前仆後繼，也看到了怯懦者、自私者的無知、卑微和猥瑣。其實，既然我們能看到陽光，也肯定能看到陰影。

四，這些年，我們反思過嗎？

曾有一位詩人這樣唱到：

蒼天在人們前行的路上
用單向透明玻璃
將幸福的人與苦難的人分隔開
痛苦的人雖步履艱難
但他們不僅能品嘗人生的痛苦
也能看到快樂是什麼樣子
……

從某種意義上來說，不幸的人生更加豐富，雖然，我們絕大多數人並非不幸者，但我們更應該從人類的痛苦當中汲取經驗教訓，為的是不讓自己和更多的人淪為痛苦的不幸者。

SARS的流行提示我們，人類濫捕濫殺，無限地擴大「食物鏈」，有可能使病毒對人類構成侵犯。中華民族傳統文化的精髓之一便是天人合一的自然倫理觀，人對自然應保持著和諧與尊崇，但在以往的一段時間乃至今天，人的開拓慾望過度地膨脹，以征服者的姿態傲慢地對待自然，肆意捕食野生動物，結果是搬起石頭砸自己的腳。一位哲人這樣說：「有節制的路才是寬廣的路。」我們不要過分陶醉於我們對自然界的勝利，對於每一次這樣的勝利，自然界都會報復我們。

世上萬物，編織成生命之網；「地球村」裡的人類為了和平與發展，更應對自然界保持幾分敬畏，我們做到了嗎？

沒錯，現在是很少有人再去品嘗垂涎欲滴的果子狸肉，但這些年，貪婪的人們並沒有完全戒除飲食上的陋習，還有其他不幸的動物繼續成為一些人的口福。人類對大自然的傷害依然日復一日，依然怵目驚心，動植物在哭泣，它們的生存空間在一天天縮小，它們的物種在一天天減少。

《瘟疫與人》的作者麥奈爾（William H. McNeill）說，當人類的行為扭曲了大自然的動植物分布模式，致病寄生物便趁機占據新的生態區域。目前，全球人口已從上世紀初的十五億增加到六十多億，人類急速膨脹中，種種盲目的不良動機和習慣，成為致命病毒、細菌繁殖、變異、蔓延的培養體，它們將更頻繁地懲罰人類自身。SARS、禽流感、人流感、豬流感等疫情，一次次向我們敲起警鐘：人類在發展物質文明的同時，必須首先關注環境問題，必須學會與大自然和諧相處！

自然界是仁慈的，它提供給生命所需要的陽光和空氣；但自然界又是冷漠的，甚至是殘酷的，因為它只用小小的伎倆就使生命之花在盛開之際就突然夭折，給活著的人帶來無窮無盡的思念和哀痛。雖然堅忍不拔的人類永遠不會停止與病原體的抗爭，但小小的病原體卻告誡我們切勿妄自尊大，因為，天地造化何其微妙！人類何其渺小！

SARS過去十年了。當年，災難中的人們沒完沒了地打電話，也接到了許多電話問候，其中不少來自一些多年都不聯繫的人。曾經有人說，如果人類在下一小時就要毀滅，大家都會撲向電話亭，他們說得最多的一句話將是：「我愛你！」人們突然發現，自己是這樣的愛家人、愛朋友、愛自己生活的城市、愛這個苦難多多的家園。當年，災難空前地紓解了以往緊張的醫病關係，那些冒著生命危險盡著自己本分的人贏得了全社會的尊重和愛戴，人們重新體悟到中國古人為什麼會說「醫者父母心」，體悟到為什麼中國從來就有「不為良相，便為良醫」的古訓，作為一個群體，醫護人員的形象猶如浴血重光。

今天，人們似乎又開始鬆懈了，社會的好風氣並沒有持續多久，不少人重新嘯聚酒海肉林、徹夜不歸，不少家庭又失去了依偎、對視、溝通和嬉戲，冷漠的眼光重新成為隔離人與人之間冰凍的牆壁。我們的社會總是缺乏溫暖與誠信，但不缺乏冰寒與虛偽；我們的醫務人員總是缺乏體諒和尊重，但不缺乏壓抑和惶恐；我們的生命總是缺乏理想和意義，但充斥著慾望、空虛和浮躁。

人作為生物圈中的一個組成部分，既與許許多多的微生物相互依存，又與許許多多的微生物和睦共處，但同時，還與許許多多的微生物進行抗爭，這是人類生存和發展過程中難以迴避的一個永恆主題。

人作為社會的一個組成部分，既與許許多多的其他人相互依存，又與許許多多的其他人和睦共處，但同時，還與許許多多的其他人產生矛盾。懂得原諒和寬容，用和諧的方法化解矛盾，而不是激化矛盾，這原本是人的一個最基本的生存技巧，但也是人類生存和發展過程中時刻面對的難題。我們應善於看到友愛與和平，學會珍惜已經擁有的，學會用冷靜、理智的眼光衡量自身與他人的價值。

迄今為止，歷史上最重要的傳染病大規模流行，不少都是工業化所帶來的惡果，它們使人類在文明的進程中付出了非常慘重的代價，同時也對人類本身提出了嚴重的挑戰。然而，人類文明每戰勝一次這樣的挑戰，就又獲得了更強有力的技術手段和社會組織方式。特別是隨著人類文明進步的加快和科學技術的不斷發展，某種傳染病威脅人類健康和生存的時間從幾十年、幾百年、甚至成千上萬年被縮減到幾個月，這的確值得我們慶幸並引以為榮，同時也使我們深刻地感悟到科學技術力量之強大；而且，憑藉當今發達的醫學、生命科學技術，科學家可以研製出各種特效藥，甚至破譯出了部分生命的遺傳密碼，人類的確可以通過種種努力來提高抵禦各種風險和危機的能力。

然而，這畢竟是物質世界的勝利，我們需要反思的是自己的精神世界！歷史的規律就是這樣：人類每一次的道德進步都是以重大危機的出現為契機的。儘管這個進步可能微乎其微，但是誰又能忽視？如果人類只是在物質文明的框框內打轉轉，只是滿足於口腹之慾、一己之私，在建設高度精神文明的目標上敗北，那麼，比SARS更大的災難隨時可能降臨。

因為，我們只不過是「邂逅」了SARS，實際上我們的身邊並不只有SARS。作為與人類共同生活在同一個地球上的各種生物病原體，基於其生存繁殖和生存競爭的生物本性，它們仍會對人類的健康構成現實的或潛在的威脅。如何有效預防瘟疫或傳染性疾病，特別是用一種全新的科學視角和世界觀去看待、預防它們，仍將是人類在公共衛生和自身健康問題上面臨的巨大挑戰。

二〇一三年一月，WHO全球預警和應對系統督促各成員，中東出現一種新型冠狀病毒，研究人員測定它的基因組全部序列，結果顯示，它與SARS冠狀病毒密切相關。這難道是SARS病毒進化後的升級版嗎？難道沉睡了十年的SARS，一朝甦醒了嗎？當年率先找出SARS病原體的香港專家警告，這種新的類ＳＡＲＳ冠狀病毒，其致死率比ＳＡＲＳ病毒更高，全世界都應提高警惕。截至七月二十二日，全球錄得的新型冠狀病毒（中東呼吸綜合症冠狀病毒，Middle East respiratory syndrome coronavirus，MERS-CoV）感染個案增加至九十例，其中四十五例死亡。受影響的中東國家包括沙烏地阿拉伯、卡塔爾、約旦和阿聯；法國、德國、英國、突尼西亞和摩洛哥亦有病例報告，目前資料顯示，該病毒可通過密切接觸傳染。

二〇一三年二月，一種新型的Ｈ７Ｎ９禽流感病毒在上海悄然登陸，華東地區確診的病例數持續和迅速增加。四月二十四日，一名長期往返於蘇州與臺灣之間的臺商被確診為臺灣第一宗Ｈ７Ｎ９病例……

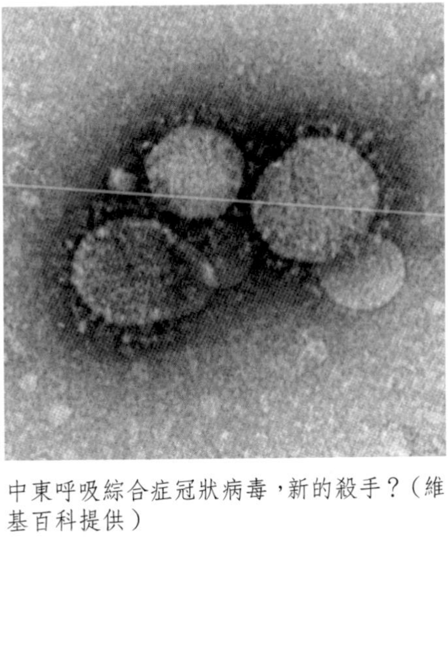
中東呼吸綜合症冠狀病毒，新的殺手？（維基百科提供）

歷史上，人類無數次迎戰過無情的瘟疫，我們已經認識了那麼多的受害者、抗爭者、不屈者和犧牲者。十年前，我們更是親身經歷過那一場沒有硝煙的戰爭，雖然當時的我，一個尚未踏出校門的大學生，只能為前線的醫務人員送上一個匠心獨具的口罩、一幅弘揚正氣的海報。今天，我們理所當然不能忘記過去，過去的輝煌，過去的傷痛。畢竟，疫病永遠是人類世界的常客，畢竟，書寫歷史的，不僅有青史留名的偉大人物，不僅有高尚的 Carlo Urbani 醫師和他的同道們，還有平凡而不可或缺的你、我、他。

跋

這真是一個多事之秋。

踏入元旦，人們對SARS十年的追憶尚未降溫，中東呼吸綜合症冠狀病毒——SARS的同門師弟——已經把許多人驚出一身冷汗。隨後的春天，依舊充滿著惶恐和謠言，新年的歡樂被迫消遁得無影無蹤，那是一場在中國大陸神祕浮現的新型禽流感，連臺灣都不能置身事外……

世界在進步，中國也在進步，新疫情似乎並沒有重走SARS的老路。然而不到半年，就在人們以為可高枕無憂的時候，臺東突然爆發狂犬病疫情！首先發難的肇事者竟然不是犬類，而是鼬獾，還有錢鼠。

我們不是生活在末世，卻怎麼也擺脫不了末世的必有情節。

科學家、醫生、防疫人員、普通民眾……演好自己的角色吧！這個地球，不是缺少了誰，就不能轉動；然而，機器如果少了一個微小的零件，總會有那麼一點點運作的不協調。

於是帶著一種莫名的衝動，作為內科醫師的我，冒昧地試圖用三個月的短暫時光，探討一下瘟疫的密碼，讓更多的人了解傳染病的祕密。而我，不是免疫學家，不是細菌病毒學家，也不曾擁有實驗室的資源，我有的只是一個不停運動的大腦，一枝寫過許多荒唐言的鉛筆，一臺老爺車般的舊式電腦，還有那一櫃的古籍雜書，只能從歷史的深處細細發掘，化身為一個業餘的「醫學考古學」研究者。它們，陪我走過許多風風雨雨，伴我度過無數的不眠之夜，現在，還是那樣的不離不棄。

自人類誕生之日起，瘟疫就與人類形影不離，成了揮之不去的夢魘。有時，它甚至會遲滯人類社會的發展進程，改寫人類的歷史。瑞典病理學家韓森（Folke Henschen）就曾說過：「人類的歷史，就是他們的疾病歷史。」

講瘟疫，談歷史，論名人，說到底，都是為了讓今人獲得更多的知識，開拓更闊的視野，走出更寬更長的未來之路。試問，人類歷史上的每一場瘟疫降臨，難道都是細菌、病毒之輩自己一手獨力導演的嗎？天災人禍，人禍天災，誰也離不開誰。慶幸而難得的是，我們還能從那些災禍中喝到挽救自己、激勵自己、鞭策自己的苦口良藥。

我與時間的競賽，我的不務正業，就這樣悄無聲息地開始了。

不管是露白嵐清，還是雲淡風和，不管是暴風驟雨，還是天昏地暗，我的業餘時間，總是那麼的充實。無數個寂寞的夜晚，都沒有磨滅一點點前行的信念，守得住耐得住寂寞的人，絕對不是生命的弱者。

生活依舊艱辛，日子依舊困頓，可這不妨礙一顆帶著希望的心，在熊熊燃起一堆篝火，哪怕只是照亮身邊的幾個人而已。

夏季的澳門，是一個多雨的小城。

在不免困惑、煩躁之時，我會到盧廉若公園散心，最好就是微雨潤物細無聲的時候；那雨的銀絲，拂面微涼，觸衣即潤；園中小徑，路輕濕，草未枯；兩旁樹木，葉未落，枝條扶疏；我振衣前行，清風作伴，默然相對，意逸神飛。

雨兒常會慢慢變得滴瀝滴瀝、潺潺而動，那聲音最是迴蕩，似有憔悴，似有憤憤，也似有憂傷。湖面彈奏起無數的漣漪，繼而泛著瑩瑩的目光。當平實的地面也充滿了內容時，人的胸襟豈能不闊？那星星點點，抽打著我的肌膚，稍稍作疼，敲打著我的魂靈，深深一慟，於是心中的土壤便植滿了晶瑩的種子，萌發著一個個憧憬和靈感……

星漢遙遙聆雨弄，鉛華東逝匆匆。棲息在一個狹小的天地，日復一日而將年復一年。每天在奔波和繁瑣中，讓歲月流淌在自己孤單的肩膀上，來無聲，去無影，只留下一絲白髮。但這，不是隨遇而安、自甘墮落的理由。

雖然，天地不仁，草木無情，宇宙浩瀚，天涯荒寒，人的生命永遠只是瞬間。但，有了一份熱愛和執著，即使自己是一顆再微不足道的雨珠，也能夠傾倒整個季節，整片土地；即使是一個再渺小再短暫的生命，也能夠在時間的角落裡點燃溫暖無比的蠟燭，發出經久不衰的光芒，然後，傾倒整個世界。

於是三個月後，一本小書誕生：這兒有一名醫師口中的疫病歷史、他眼裡的歷史名人、他筆下的心靈雞湯，還有他手上的防病之策；或膚淺無聊，或令人忍俊不禁，讓世人評說吧。

在七月二十五日完稿的那一天，我告訴自己，你成功了，不是因為你寫完了一本書，而是因為你在別人的冷嘲熱諷中，在他們的否定懷疑中，堅持走屬於自己的路，這條路的方向是否正確，只有歷史有資格判斷。

明朝大哲學家王陽明先生臨終前，只說了一句話：「我心光明。」我無怨無悔！在還沒有看到光明的這個夜晚，我還是衷心地感謝爸爸媽媽潛移默化的教育，感謝內人兒子難能可貴的體諒，感謝素未謀面的方鵬程先生熱心的鼓勵，感謝我現在工作的這個科室，程鯤和梁振盛兩位上級醫師的教導和關懷。

譚健鍬

二〇一三年七月二十七日 澳門

新萬有文庫

疫警時空

——那些糾纏名人的傳染病

作者◆譚健鍬
發行人◆施嘉明
總編輯◆方鵬程
主編◆葉幗英
責任編輯◆徐平
校對◆趙蓓芬
美術設計◆吳郁婷

出版發行：臺灣商務印書館股份有限公司
10046 台北市中正區重慶南路一段三十七號
電話：(02)2371-3712　傳真：(02)2371-0274
讀者服務專線：0800056196
郵撥：0000165-1
E-mail：ecptw@cptw.com.tw
網路書店網址：www.cptw.com.tw
網路書店臉書：facebook.com.tw/ecptwdoing
臉書：facebook.com.tw/ecptw
部落格：blog.yam.com/ecptw

局版北市業字第993號
初版一刷：2014 年 5 月
定價：新台幣 290 元

ISBN 978-957-05-2924-1

疫警時空：那些糾纏名人的傳染病 ／ 譚健鍬 著. --
初版. --臺北市：臺灣商務，2014.05
面 ； 公分. --（新萬有文庫）

ISBN 978-957-05-2924-1（平裝）

1. 醫學史 2. 傳染性疾病

410.9 103003295

廣　告　回　信
台北郵局登記證
台北廣字第04492號
平　　　　信

10660
台北市大安區新生南路3段19巷3號1樓
臺灣商務印書館股份有限公司　收

請對摺寄回，謝謝！

傳統現代　並翼而翔

Flying with the wings of tradtion and modernity.

讀者回函卡

感謝您對本館的支持，為加強對您的服務，請填妥此卡，免付郵資寄回，可隨時收到本館最新出版訊息，及享受各種優惠。

- 姓名：＿＿＿＿＿＿＿＿＿＿＿＿ 性別：□ 男 □ 女
- 出生日期：＿＿＿＿年＿＿＿＿月＿＿＿＿日
- 職業：□學生 □公務(含軍警) □家管 □服務 □金融 □製造 □資訊 □大眾傳播 □自由業 □農漁牧 □退休 □其他
- 學歷：□高中以下（含高中）□大專 □研究所（含以上）
- 地址：＿＿＿＿＿＿＿＿＿＿＿＿＿＿＿＿
- 電話：(H)＿＿＿＿＿＿＿＿ (O)＿＿＿＿＿＿＿＿
- E-mail：＿＿＿＿＿＿＿＿＿＿＿＿
- 購買書名：＿＿＿＿＿＿＿＿＿＿＿＿
- 您從何處得知本書？
  □網路 □DM廣告 □報紙廣告 □報紙專欄 □傳單
  □書店 □親友介紹 □電視廣播 □雜誌廣告 □其他
- 您喜歡閱讀哪一類別的書籍？
  □哲學・宗教 □藝術・心靈 □人文・科普 □商業・投資
  □社會・文化 □親子・學習 □生活・休閒 □醫學・養生
  □文學・小說 □歷史・傳記
- 您對本書的意見？（A/滿意 B/尚可 C/須改進）
  內容＿＿＿＿編輯＿＿＿＿校對＿＿＿＿翻譯＿＿＿＿
  封面設計＿＿＿＿價格＿＿＿＿其他＿＿＿＿
- 您的建議：＿＿＿＿＿＿＿＿＿＿＿＿

※ 歡迎您隨時至本館網路書店發表書評及留下任何意見

臺灣商務印書館 The Commercial Press, Ltd.

台北市106大安區新生南路三段19巷3號1樓 電話：(02)23683616
讀者服務專線：0800-056196 傳真：(02)23683626
郵撥：0000165-1號 E-mail：ecptw@cptw.com.tw
網路書店網址：www.cptw.com.tw 網路書店臉書：facebook.com.tw/ecptwdoing
臉書：facebook.com.tw/ecptw 部落格：blog.yam.com/ecptw